国医大师朱良春教授简介

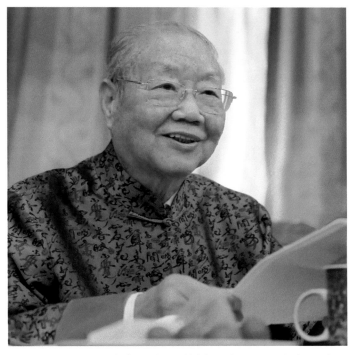

朱良春（1917.8～2015.12），主任医师、教授，首届国医大师，全国老中医药专家学术经验继承工作指导老师。早年拜孟河御医世家马惠卿先生为师。继学于苏州国医专科学校，并于 1938 年毕业于上海中国医学院，师从章次公先生，深得其传。历任南通市中医院首任院长（1956～1984）、中国农工民主党中央委员、江苏省政协常委暨南通市政协副主席、中国中医药学会第 1～2 届理事暨江苏省分会副会长、南通市科学技术协会副主席等职。1987 年 12 月获国务院批准为"杰出高级专家"，享有终身不退休待遇。1991 年 7 月，国务院颁予政府特殊津贴证书。曾任南通市中医院首席技术顾问，中国癌症研究基金会鲜药研制学术委员会名誉主任，南京中医药大学终身教授、博士生导师，上海同济大学特聘教授、广州中医药大学第二临床医学院及长春中医学院客座教授，中国中医科学院学术委员会委员，中国中医药学会终身理事，中医教材顾问委员会委员，《世界中医药》杂志顾问委员会副主任委员，新加坡中华医学会专家咨询委员，美国中医针灸医师联合会高级顾问等职。

朱良春教授是全国著名中医内科学家，治学严谨，医术精湛，对内科杂病的诊治具有丰富的经验，提出对时兴热病应"先发制病"，痹症具有"久痛多瘀、久痛入络、久病多虚、久病及肾"之特点，慢性久病"从肾论治"等论点。先后研制了"益肾蠲痹丸"、"复肝丸"、"痛风冲剂"等具有自主知识产权的医院制剂，"益肾蠲痹丸"获部、省级科技奖。主要学术著作有《虫类药的应用》、《章次公医案》、《医学微言》、《朱良春用药经验集》、《中国百年百名中医临床家丛书·朱良春》、《现代中医临床新选》（日文版，合著）、《章次公医术经验集》、《朱良春医集》、《朱良春虫类药的应用》（第2版）等10余部，发表学术论文190余篇。曾先后应邀赴日本、新加坡、法国、马来西亚等国家做学术演讲。

2015年12月13日22点20分，国医大师朱良春先生因突发急性肺栓塞，在南通市中医院仙逝，享年98岁。

国家中医药管理局王国强局长在惊闻噩耗后发来唁电"朱老为中医事业殚精竭虑，躬身而行，是中医界的楷模，先生仁义仁术，仁爱厚德永恒"。

在朱老百岁诞辰纪念会上，王国强局长指出："朱良春先生的名字已经深深的镌刻在中医药发展的历史丰碑上，他的医术学术和医德医风得到了人民的肯定。"

主编朱婉华教授简介

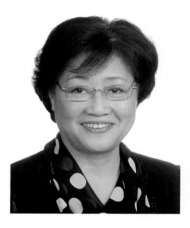

朱婉华（1949.11～），江苏省名中医，硕士研究生导师，尽得其父亲首批国医大师朱良春真传。中国农工民主党党员暨南通市原市委委员、江苏省第八届人大代表。1992年6月评选为首批南通市中青年技术拔尖人才，2009年获江苏省"五一"劳动奖章，2016年评选为南通市"十佳巾帼创业明星"。现任南通良春中医医院院长暨良春中医药研究所所长、国家中医药管理局重点专科风湿病科全国痛风协作组组长、中华中医药学会风湿病分会名誉副主任委员、中国民族医药学会风湿病分会副会长、世界中医药学会联合会风湿病专业委员会副会长、海峡两岸医药卫生交流协会风湿免疫病学专业委员会常务委员、中华中医药学会名医学术思想研究会副主任委员、中国癌症基金会北京鲜药研制中心副主任委员、中国中医药研究促进会肿瘤专业委员会副主任委员、海峡两岸医药卫生交流协会中西医结合专业委员会常务委员、澳门中国中医药文化研究促进会资深专家委员会副主任委员、《实用中医药杂志》顾问、《世界中西医结合杂志》、《风湿病与关节炎杂志》编委等职。

朱婉华教授从医40余年，善于继承和创新，在整理朱良春教授经验的基础上，在中医药治疗风湿病、肿瘤领域率领团队归纳总结了朱老独特的临床治疗体系。在风湿病领域已获得七项部、省、市级科技成果进步奖，主持参与研发国家级新药"益肾蠲痹丸"；主持国家科技部"十五"重点攻关项目2项，国家科技部"十一五"科技支撑计划课题2项，江苏省科技支撑计划一项，主编《痛风（浊瘀痹）诊疗与康复手册》、《朱良春益肾蠲痹法治疗风湿病》，参与14本著作和5部大型工具书的编写，在各级各类杂志发表学术论文60余篇。

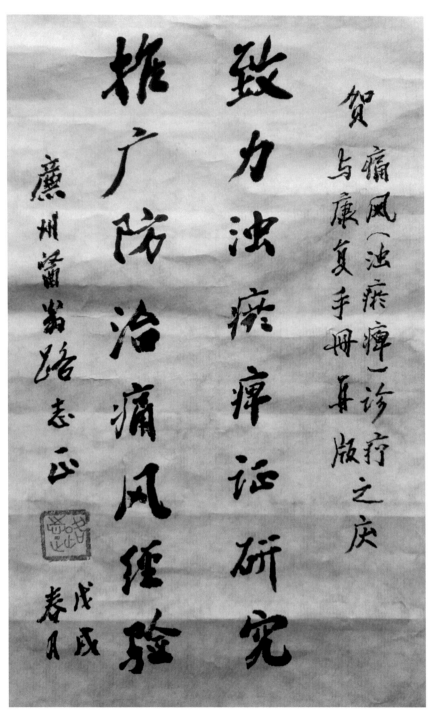

贺痛风（浊瘀痹）诊疗与康复手册再版之庆

致力浊瘀痹证研究

推广防治痛风经验

广州嵩嵛路志正

戊戌春月

图1　国医大师路志正题字

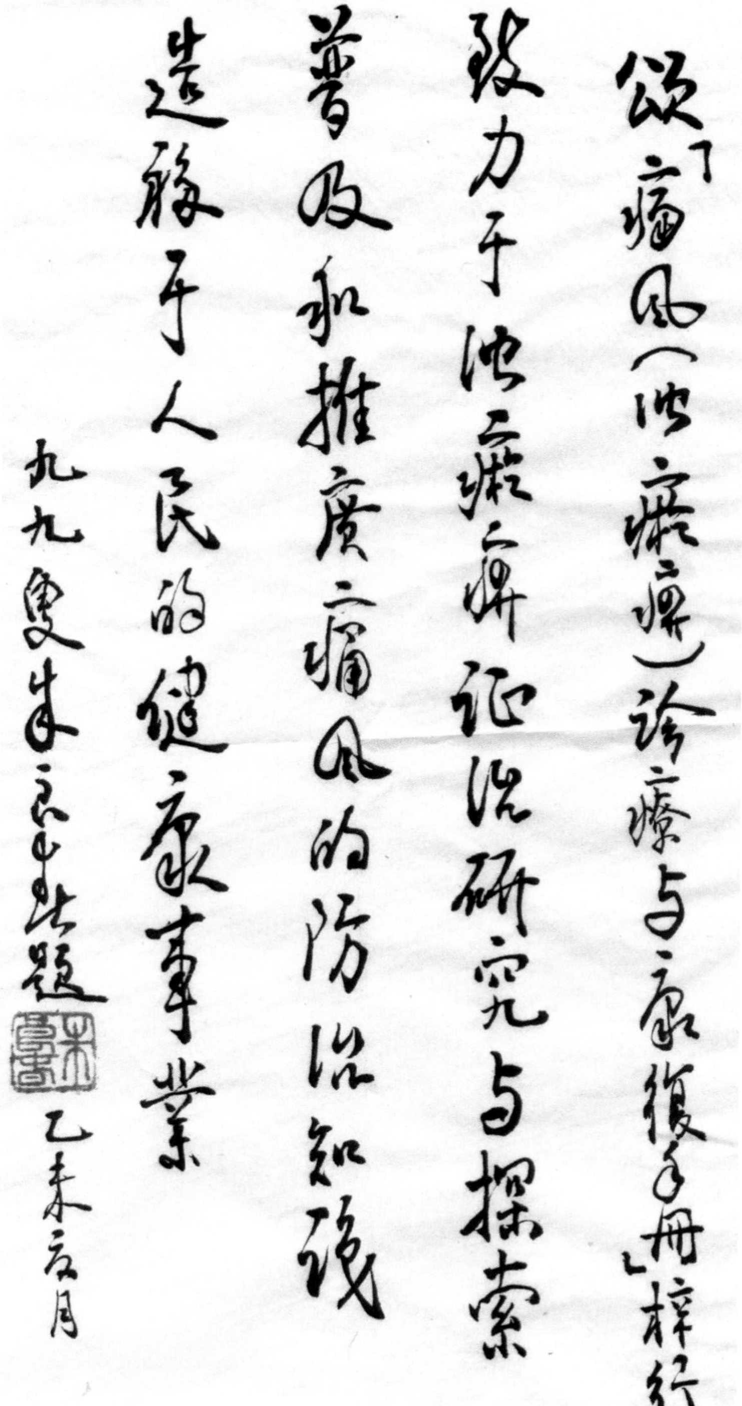

欲"痛风"（治"痹"疗"痹"）诊疗与康复手册"样行

致力于治痹群研论研究与探索

普及和推广"痛风"的防治知识

造福于人民的健康事业

九九夏良春朱拱题

乙未春月

图 2 国医大师朱良春题字

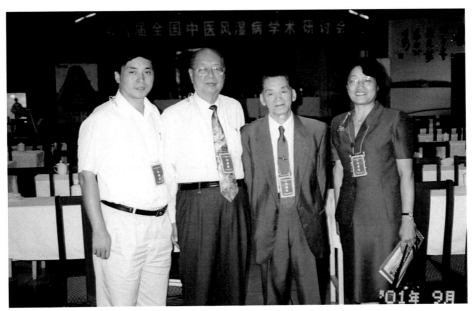

图 3 2001 年 9 月 4 日，作者参加第八届全国中医风湿病学术研讨会，与国医大师路志正教授（右二），国医大师朱良春教授（左二），中国中医科学院首席研究员、香港浸会大学中医学院吕爱平院长（左一）合影

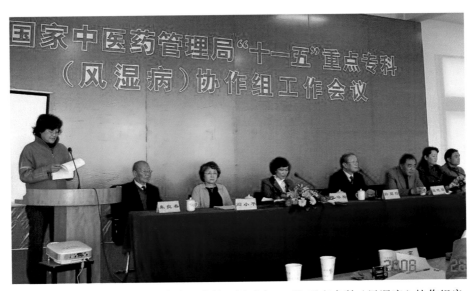

图 4 2008 年 3 月 28 日，国家中医药管理局"十一五"重点专科（风湿病）协作组启动仪式在南通良春中医医院召开，朱婉华院长致辞

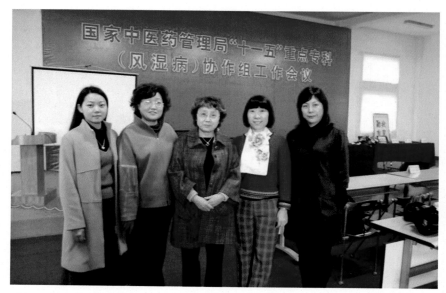

图 5　国家中医药管理局"十一五"重点专科（风湿病）协作组启动仪式上，作者与中日友好医院阎小萍主任（中）、中国中医科学院广安门医院姜泉主任（右一）、天津中医药大学第一附属医院刘维主任（右二）、南通市良春中医药研究所蒋恬副所长（左一）合影留念

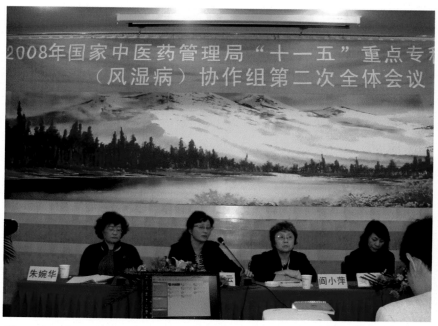

图 6　2008 年 10 月，国家中医药管理局"十一五"重点专科（风湿病）协作组第二次全体会议在云南省中医院召开，在此次会议上确定了优势病种协作组组长：中日友好医院阎小萍主任（右二）为大偻（强直性脊柱炎）协作组组长，中国中医科学院广安门医院姜泉主任（右一）为尪痹（类风湿关节炎）协作组组长，云南省中医院彭江云院长（左二）为骨痹（骨关节炎）协作组组长，朱婉华院长为痛风协作组组长

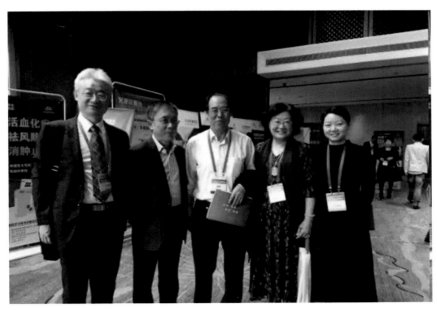

图7　2017年10月13日，在中华中医药学会第二十一次全国风湿病学术会议上，世界中医药联合会风湿分会王承德会长（中）、中华医学会风湿病分会候任主任委员赵岩教授（左二）、中华中医药学会风湿病分会副秘书长唐晓颇主任（左一）与朱婉华、蒋恬合影留念

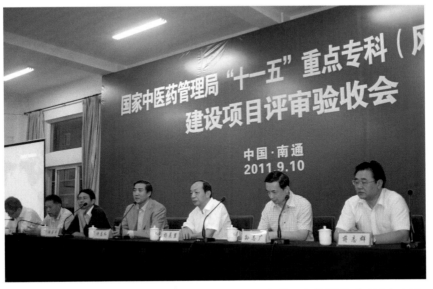

图8　2011年9月10日，南通良春中医医院风湿病科以高分顺利通过国家中医药管理局"十一五"风湿病重点专科验收，国家中医药管理局医政司许志仁司长（右四）给予高度评价，总结归纳为7点：士气高、发展快、特色浓、疗效好、影响大、有创新、工作扎实

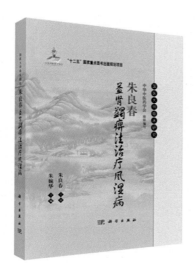

朱老提出的"浊瘀痹"，
从理论到实验再到临床实践，
是痛风病研究的一个创新突
破成果。

国家卫生计生委副主任
国家中医药管理局局长
中华中医药学会会长
2015 年 12 月 15 日

图 9　王国强为《朱良春益肾蠲痹法治疗风湿病》作序，并指出：朱老提出的"浊瘀痹"
从理论到实验再到临床实践，是痛风病研究的一个创新突破成果

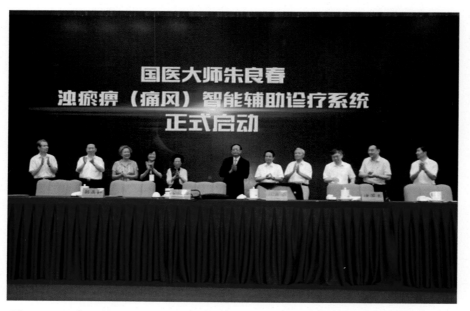

图 10　2017 年 8 月 19 日，由全国名老中医学术传承工作团队指导老师朱婉华率团队
研发的"国医大师朱良春浊瘀痹（痛风）智能辅助诊疗系统"在国医大师朱良春学术
思想研讨会上正式启动

"十二五"国家重点图书出版规划项目

国医大师临床研究

中华中医药学会 组织编写

痛风（浊瘀痹）诊疗与康复手册

朱婉华 主编

科学出版社
北京

内 容 简 介

本书系统介绍了痛风的病因病理、诊断、治疗、康复与保健知识，突出中医辨证论治特色，围绕"浊瘀"致病的病理实质，重点介绍了国医大师朱良春创立的"泄浊化瘀、调益脾肾"治痛风（浊瘀痹）大法，精选介绍了国医大师朱良春及其弟子、国内名家治疗痛风的效验方药；以分型论治、分期论治、条分缕析，精方简药、汇集百家、注重实用为特点；同时，介绍了中医特色疗法、中医外治疗法、针灸疗法、饮食疗法和自我康复指导等方面的防治知识。

本书内容丰富、精炼实用、可操作性强，适合广大中医临床医师、中西医结合工作者和科研人员参考，也可供中医药院校学生、患者和中医药爱好者阅读。

图书在版编目（CIP）数据

痛风（浊瘀痹）诊疗与康复手册 / 朱婉华主编. —北京：科学出版社，2018.5

（国医大师临床研究）

"十二五"国家重点图书出版规划项目

ISBN 978-7-03-057316-2

Ⅰ.①痛… Ⅱ.①朱… Ⅲ.①痛风–中医治疗法–手册 Ⅳ.①R259.897-62

中国版本图书馆 CIP 数据核字（2018）第 088487 号

责任编辑：刘　亚　曹丽英 / 责任校对：张凤琴
责任印制：赵　博 / 封面设计：黄华斌

科学出版社 出版
北京东黄城根北街 16 号
邮政编码：100717
http://www.sciencep.com
北京建宏印刷有限公司印刷
科学出版社发行　　各地新华书店经销
*
2018 年 4 月第　一　版　　开本：787×1092　1/16
2025 年 4 月第七次印刷　　印张：11 1/2　插页：4
字数：255 000
定价：**88.00 元**
（如有印装质量问题，我社负责调换）

本书编委会

《国医大师临床研究》丛书序

2009年6月19日,人力资源和社会保障部、卫生部和国家中医药管理局在京联合举办了首届"国医大师"表彰暨座谈会。30位从事中医临床工作(包括民族医药)的老专家获得了"国医大师"荣誉称号。这是中华人民共和国成立以来,中国政府部门第一次在全国范围内评选国家级中医大师。国医大师是我国中医药事业发展宝贵的智力资源和知识财富,在中医药的继承创新中发挥着不可替代的重要作用。将他们的学术思想、临床经验、医德医风传承下来,并不断加以发展创新,发扬光大,是继承发展中医药学,培养造就高层次中医药人才,提升中医药软实力与核心竞争力的重要途径。

为了弘扬中华民族文化,广泛传播和充分利用中医药文化资源,满足中医药人才队伍建设的需要;进一步完善中医药传承制度,将国医大师的学术思想、经验、技能更好地发扬光大。科学出版社精心组织策划了"国医大师临床研究"丛书的选题项目,这个选题首先被新闻出版总署批准为"十二五"国家重点图书出版规划项目,后经科学出版社遴选后申报国家出版基金项目,并在2012年获得了基金的支持。这是国家重视中医药事业发展的重要体现,同时也为中医药学术传承提供良好契机。国家出版基金是国家重大常设基金,是继国家自然科学基金、国家社会科学基金之后的第三大基金,旨在资助"突出体现国家意志,着力打造传世精品"的重大出版工程,在"弘扬中华文化,建设中华民族共有精神家园"方面与中医药事业有着本质和天然的相通性。国家出版基金设立六年以来,对中医药事业给予了持续的关注和支持。

作为我国成立最早、规模最大的中医药学术团体,中华中医药学会长期以来为弘扬优秀民族医药文化,促进中医药科学技术的繁荣、发展、普及推广发挥了重要作用。本丛书编辑出版工作得到了中华中医药学会大力支持。国家卫生和计划生育委员会副主任、国家中医药管理局局长、中华中医药学会会长王国强亲自出任丛书主编。

作为中国最大的综合性科技出版机构,60年来科学出版社为中国科技优秀成果的传播发挥了重要作用。科学出版社为本丛书的策划立项、稿件组织、编辑出版倾注了大量心血,为丛书高水平出版起到重要保障作用。

本丛书同时还得到了各位国医大师及国医大师传承工作室和所在单位的大力支持,并得到各位中医药界院士的支持。在此,一并表示感谢!

本丛书从重要论著、临床经验等方面对国医大师临床经验发掘整理,涵盖了中医原创思维与个性诊疗经验两个方面。并专设《国医大师临床研究概览》分册,总括国医大师临床研究成果,从成才之路、治学方法、学术思想、技术经验、科研成果、学术传承等方面疏理国医大师临床经验和传承研究情况。这既是对国医大师临床研究成果的概览，又是研究国医大师临床经验的文献通鉴，具有永久的收藏和使用价值。

　　文以载道，以道育人。丛书将带您走进"国医大师"的学术殿堂，领略他们深邃的理论造诣，卓越的学术成就，精湛的临床经验；丛书愿带您开启中医药文化传承创新的智慧之门。

《国医大师临床研究》丛书编辑委员会

2013 年 5 月

序　一

拜读朱婉华教授之《痛风（浊瘀痹）诊疗与康复手册》，受益良多。该书系统全面地论述了中西医对痛风的病因病机认识和辨证论治，介绍了朱良春国医大师、朱婉华教授及朱老的弟子、国内名家治疗痛风的效验方药，科研论文，饮食保健，科普常识等，内容丰富，切合实际，对痛风的分型、分期论治注重实用，既对临床具有指导意义，又具有极强的科普可读性。

朱良春是我国首批国医大师，是中华中医药学会风湿病分会创始人之一，风湿泰斗，历任专家顾问，指导学会发展，对中医风湿病学科建设与发展做出了重大贡献。朱老是我的恩师，我与朱老相识 30 余年，每年藉学术活动、会议交流之际聆听教诲、口传心授，面命提点，拜读大作，教益甚深。我虽未入室侍奉，但早已心归恩师门下。朱老乃我中医学界奇才，他师出名门，熟读经典，精究医理，勤于临床，疗效卓著，实为苍生大济。他居东南而誉美全球，执岐黄而学贯中西，奖掖后学，桃李芬芳。朱老在风湿病、疑难病、虫类药的应用等方面多有创新灼见，建树良多。他博采众长，精研探索，首倡"浊瘀痹"为痛风之中医病名，并创立了"泄浊化瘀、调益脾肾"的治疗大法，这是对风湿病学科建设的创新和发展，难能可贵。

痛风之病，乃属风湿，为口腹之患、富贵之疾，古今中外医家多有阐述。《黄帝内经》云："高粱之变，足生大丁"，就是对痛风的描述，丹溪首列痛风病名，历代医家继承发挥。20 世纪 50 年代国内文献尚少，80 年代临床研究亦不多见。新近统计全国痛风患者已逾千万，高尿酸血症更有亿万之众，严重危害人民健康及生活质量。近年我在门诊日亦可见数例，实为生活水平提高及不良生活方式所致。病虽缠顽，亦有可治之法。

朱婉华教授秉承家学，勤奋治学，潜心探索，实得真传，在痛风方面有深入研究。她将朱老的学术思想系统地总结整理，将其研究成果公之于世，是薪火传承的典范，是创新发展的楷模，实为中医药界之大幸、风湿病界之大幸、医者之大幸、患者之大幸也，可庆可贺。值《痛风（浊瘀痹）诊疗与康复手册》付梓之际，余乐之为序。

王承德[①]
乙未年春月于北京

[①] 王承德，主任医师，教授，博士研究生导师，现任北京顺天德中医医院院长，全国政协委员，世界中医药学会联合会风湿病专业委员会会长。

序　二

　　喜闻《痛风（浊瘀痹）诊疗与康复手册》一书即将付梓，并约我作序，匆速阅读受益颇丰。当前随着社会富裕程度的提高、饮食结构及生活方式的改变，痛风的发病率正在不断上升。由于漏诊、误诊、对本病宣传不够深入普及等原因，使许多急性痛风患者频频发作、迁延不愈，以致造成痛风石甚至骨质破坏、关节畸形及痛风肾等，严重影响着人民群众的健康，给个人、家庭、社会均带来严重的危害。该书的问世将给风湿病医生提供中西医诊治痛风的思路和参考，同时也给痛风患者认识了解痛风、改变生活规律、配合医生诊疗、改善病痛、提高生活及工作质量带来了福音！

　　该书可贵之处在于突出了中医辨证论治的特色，阐释了国医大师朱良春将"痛风"定名为"浊瘀痹"的理论依据，揭示了痛风由"浊瘀"致病的病因病机；阐述了国医大师朱良春创立的"泄浊化瘀、调益脾肾"治痛风（浊瘀痹）大法；并精选了国医大师朱良春及其弟子、国内名家治疗痛风的效验方药；且较详尽地介绍了"痛风"中医药外治疗法和饮食宜忌等防治知识。该书的可贵之处还在于作者朱婉华医师系国医大师朱良春之爱女，深得真传。其聪慧机敏，长期临床实践，不断总结，经验颇丰，主持多项国家及省部级课题，且获科研成果，她在"十一五""十二五"国家临床重点专科期间担任全国痛风协作组组长，工作踏实，认真带领协作组的全体成员把"痛风"优势病种的诊疗方案、临床路径等工作做得井然有序，深得业内好评。同时她还发表了论文，参编了专著，成绩斐然。该书的问世是她潜心学术多年心血的结晶。

　　《痛风（浊瘀痹）诊疗与康复手册》一书内容丰富、经验宝贵，是医者指南针、患者福音，值得庆贺与推介，爰为之序。

阎小萍[①]

乙未年春月于北京

---

① 阎小萍，主任医师，教授，博士研究生导师，全国名老中医焦树德学术经验继承人，全国第四批、第五批、第六批名老中医药专家学术经验继承工作指导老师，首都国医名师，享受国务院特殊津贴。中国民族医药学会风湿病分会会长。

前 言

　　痛风是由于嘌呤生物合成增加、尿酸产生过多或尿酸排泄不良而致血中尿酸增高、尿酸盐结晶在关节腔沉积，而反复发作的炎性代谢性疾病。随着人们生活水平的不断提高，痛风的患病率不断上升并呈年轻化趋势，现正成为第二大威胁人类生命和健康的代谢系统疾病。痛风因其较多的并发症及较高的致残率，还被世界卫生组织（WHO）列为21世纪人类十大顽症之一。

　　痛风是一种难治但可治愈的疾病，中医药治疗痛风虽然有较多成功经验，并有相应的中成药面市，但如何将血清尿酸保持在正常范围、减少痛风的发生和复发，仍是当前临床研究的薄弱环节。我们在国医大师朱良春教授的带领下潜心研究痛风证治，探讨其辨治规律，逾10余年。近20年来，我们又先后在国家科技部"十一五"支撑计划、国家中医药管理局"十一五"重点专科建设单位等项目的资助下，开展了中医药对痛风性关节炎综合治疗方案的研究，从中积累了一些经验。

　　本书试从中西医学对痛风的认识、生理病理、辨证论治、专家经验、科研科普等方面进行论述和介绍，部分内容来自我们多年研究的工作结果，又将中医著名风湿病专家、国医大师朱良春多年来对"浊瘀痹"（痛风）论述的真知灼见，以及"泄浊化瘀、调益脾肾"治痛风的宝贵经验收载书中，同时又融入了2014年第四届痛风论坛中的新观点、新疗法。所有这些努力旨在向广大临床工作者、患者、民众普及痛风防治知识，帮助患者建立健康的生活方式，以期有助于创建痛风的临床诊治与康复的新路径，造福于人民健康事业。

　　本书共四章。第一章概述了对痛风研究的历史沿革、流行病学概况、痛风对人类健康的危害、痛风的病因病理和中医学对痛风病因病机的认识。详尽介绍了痛风的检查与诊断技术、中医诊断标准及痛风的鉴别诊断。临床治疗部分，突出中医辨证论治特点，精选介绍了国医大师路志正、国内名家治疗痛风的效验方药；分型论治，分期论治，条分缕析；精方简药，汇集百家，注重实用。中医特色疗法部分介绍了中医外治法、针灸疗法，同时介绍了痛风的饮食疗法和调摄护理、自我康复指导等方面的防治知识，内容丰富，融知识性、科学性、实用性于一体，操作性强，对临床医务工作者及广大读者较为全面地掌握痛风防治知识和技能，具有积极的指导意义。第二章专篇阐释了国医大师朱良春将痛风定名为"浊瘀痹"的理论依据，揭示了痛风由"浊瘀"致病的病理关键，围绕"浊瘀"致病的病理实质，重点介绍了国医大师朱良春创立的"泄浊化瘀、调益脾肾"治痛风（浊瘀痹）之大法，临床运用30余年，并经动物实验和临床研究证实了该疗法的有效性、安全性、可操作性。第三章精选国医大师朱良春教授及朱婉华院长的部分病案，让读者能更深入了解"泄浊化瘀、调益脾肾"治疗大法的临床运用。第四章遴选朱老及其弟子关于"浊瘀痹"论治的部分论文，旨在帮助读者准确认识痛风的病理实质，熟悉和掌握痛风的证治精要，提高临床医务工作者的临证思辨能力。

在本书编写过程中，有幸经北京协和医院赵岩教授推介，得到北京积水潭医院著名风湿病专家伍沪生原副院长的合作指导，使得本书的中西医知识框架更加完美，在此表示最诚挚的感谢。

由于编者学术水平有限，书中不足之处在所难免，恳请同道及广大读者批评指正。

朱婉华

戊戌年正月

目 录

第一章　痛风病概论

第一节　痛风的历史沿革

痛风（gout）是由于嘌呤代谢紊乱致血尿酸增高引起的一组疾病，主要见于中老年男性和少数绝经后妇女，常有家族遗传史，饮食条件优越者易患本病。主要病理是尿酸盐结晶（MSU）沉积于以关节、肾脏为主的身体各组织部位。临床上以高尿酸血症、特征性急性关节炎反复发作、痛风石沉积、痛风性慢性关节炎和关节畸形、肾小球和肾小管等实质性病变及尿酸结石形成为特点。其病程漫长，易损害肾脏，后期并发肾衰竭、动脉硬化、冠心病、脑血管硬化等。

痛风是一种古老的疾病。据埃及的考古学资料显示，在很早的骨骼遗骸中就发现了痛风的线索。考古学家在埃及的一个古墓中发现了三个有价值的证据：第一，在一个老年男性大拇趾骨骼上有一个包块，经化学分析鉴定是尿酸盐；第二，从一个至少 7000 年前的木乃伊上，发现了古老的尿酸盐肾结石，该结石虽不能证明是痛风所致，但有 10%～20% 的可能性；第三，从公元前 1500 年埃及的草纸处方印章翻译出，这些草药是属于番红花属的秋水仙碱类。因此，在古代疗法中秋水仙碱是唯一被确认的抗关节炎制剂，为有效治疗痛风性关节炎做了准备。

痛风在古巴比伦时代即被确认为一种疾病，是古代流行的疾病之一，特别是在埃及、希腊、罗马等宫廷中盛行，多为帝王将相、富贵者所患，故被称作"王者之疾""帝王之病""富贵病"，这个名称道出了易患这种病的人群和痛风病的可怕。在古代一般只有达官贵人容易得痛风，这是由于痛风发生的原因是人体过多摄入嘌呤含量高的食物导致高尿酸，尿酸升高后不及时控制就会导致痛风，如动物内脏、牛羊肉、海鲜、酒类等都含有大量嘌呤，古代只有达官贵人才能经常吃到、喝到这些嘌呤含量高的饮食。

由于痛风有骤然发作性疼痛的特性，而且历朝历代的不少皇帝、教皇、智者、富人等，均有备受痛风折磨的经历，因而引发了人们对此病的恐惧和猜想。古希腊人认为"痛风女神"（据说是酒神和阿弗洛狄忒的女儿）由于偏爱"杰出人物"，产生了这一"神的疾病"。如《圣经》中最早记载亚撒（Asia）皇帝患有痛风，他肯定不是第一个痛风患者。其后历朝历代记载更多，如罗马皇帝查尔斯五世和其子菲利普二世均患痛风，并因病致残。在法国和英国皇家的历史上，有多位皇帝患有痛风，其中著名的麦狄西家族中有两位皇帝因严重痛风不能执政或继位数年就死于痛风。外国的名人如培根、达尔文、马丁·路德、牛顿、富兰克林都是痛风患者。我国古代一些名人也患有这种由"风痹证"引起的"足疾"，如唐太宗时期的太子少师李纲、"初唐四杰"之一的卢照邻、中唐的著名诗人白居易和文学家刘禹锡、清代书画家高凤翰等。痛风给他们的生活带来诸多痛苦，卢照邻为风痹证所困，辞官归隐山中，因受不住疾病的折磨，竟投河而死。元朝开国皇帝元世祖忽必烈晚年就因饮酒过量而饱受痛风之苦，使他在晚年无法走路和骑马领兵上阵。

古代人们并不知道痛风是什么原因造成的，所以也没有很好的治疗方法，只能尝试用禁欲、针刺、放血、冲凉水或泻剂来治疗，当然不会有显著的效果。那时候西方人认为痛风是"魔鬼咬住了脚"。

古希腊医生希波克拉底（公元前 460～前 370 年，被称为"西方医学之父"）最早记载了痛风，称痛风为"不能步行的病"，并指出痛风是富者的关节炎，而风湿则是贫者的关节炎。在他的《格言》（Aphorisms）中，对痛风下了结论："太监不会得痛风，女人在更年期以后才会得痛风，痛风的发炎在发生后 40 天内就会消退，痛风在春秋两季较易发生。"他认为丰富的食物和葡萄酒与发病有关，并提出"体液论"，为后来探索出痛风的病因属高尿酸血症奠定了理论基础。

盖伦（Galen，公元 130～200 年）首次描述了痛风石（尿酸盐）。他认为，由于淫乱、遗传和体液在体内的蓄积而造成痛风发病，强调节食、戒酒、禁欲，他有句名言："痛风是酒神和维纳斯的女儿。"这一论点被长期广泛认同，其影响直到 17 世纪之后。这期间绝大多数痛风光顾于达官贵人，以至于安格鲁撒克逊说："痛风是国王的疾病，也是疾病之王。"

痛风在西方称为"gout"，这个名字来自拉丁文 gutta，是一滴的意思。以当时中世纪的医学概念"四体液说"，痛风被认为是关节的部位多了流滴着的恶毒液体，意思就是一滴一滴的毒素进入关节造成的疾病。13 世纪时 gutta 衍生为 gout，而且一直使用至今。不过，当时"gout"的含义并非真正意义上的痛风，在相当长的一个时期内，古人普遍混淆了痛风与各种风湿病的界限。

直到 17 世纪，英国著名的内科医生托马斯·赛登哈姆（Thomas Sydenham，1624～1689 年）才第一次把痛风作为单独疾病从风湿病的混合体中划分出来。他本人在 30 岁时患上了急性痛风性关节炎，后来又得了肾结石并伴长期血尿，作为患者，他具有长期与疾病作斗争的经验和对痛风的感受。他首先开始了识别风湿病中各种不同疾病的尝试，准确无误地从"痛风"中区分出青壮年人急性发热性关节炎（符合急性风湿热）、慢性致残性关节炎（可能是类风湿关节炎）、纤维肌痛、舞蹈病等。在他的许多论文中详尽地描述了痛风的症状和体征，借以与其他疾病鉴别。至此，痛风这一疾病才真正得以命名。

1776 年瑞典化学家 Sheel（1742～1786 年）证实痛风患者尿结石中含有一种有机酸。1797 年英国化学家 Wollaston 从自己耳郭上取下了一个痛风结节，并从中分离出了尿酸，人们才认识到沉积在关节和组织内的这种毒物就是尿酸。1798 年法国化学家 Antoine Fourcroy 发现上述有机酸是正常尿液中的成分，取名为尿酸。1824 年英国内科医生 Garrod 用化学分析法在痛风患者血液中测出了高浓度的尿酸，他指出痛风发生的关键是尿酸生成过多，从此，人们对痛风的认识有了新概念。

1850 年英国医师 Garrod Alfied（1819～1909 年）确定痛风患者血液中尿酸浓度增高，并于 1855 年出版了第一部痛风专著，被誉为"现代痛风之父"。

1898 年德国人 Emil Fischer 发现尿酸来自嘌呤代谢；1913 年 Folin 和 Denis 首次介绍了血尿酸的测定方法。

在痛风治疗的历史上，有三个药物具有里程碑意义。一是 13 世纪即开始正式用于急性痛风性关节炎治疗的秋水仙碱,但直到 1820 年秋水仙碱才能准确定量。二是 1950 年开始使用的第一个促尿酸排泄的药物——丙磺舒,但因其不良反应较大,现在已经较少使用,目前临床上使用较多的促尿酸排泄的药物是 1970 年 Labaz 发明的苯溴马隆。三是 1961 年 Rundel 发明的抑制尿酸生成的药物——别嘌醇。随着科学技术的不断发展,还有更多、更新的药物进入临床使用,如非布索坦、尿酸氧化酶、尿酸转运蛋白抑制剂等。

近代对于痛风的研究,特别值得注意的专著有《痛风与风湿病的历史》(1900 年),Copenman 著有《痛风和关节炎的历史》,此后有 Grahans、Bywaters 和 Rodnan 所撰写的专题论著。20 世纪 50～80 年代有关痛风的系统论著有《痛风与痛风性关节炎》(1953 年)、《痛风》(1964 年)、《痛风与尿酸代谢》(1976 年)、《痛风与高尿酸血症》(1976 年)及《痛风肾与高尿酸血症》(1982 年)。

在我国,1997 年孟昭亨所著《痛风》是我国第一本有关痛风基础与临床的专业书。2002 年先后出版了赵圣川的《痛风的诊断与治疗》、何戎华的《痛风现代诊疗》。2006 年苗志敏主编的《痛风病学》、2009 年张开富编著的《痛风病诊治新法》、2012 年何青所著的《高尿酸血症》、2014 年伍沪生主编的《痛风与晶体性关节炎》等专著相继问世。

第二节　痛风的流行病学概况

20 世纪以前,有报道的痛风国外发病率远远超过中国,且多流行于欧美国家。在我国,1948 年仅报道 2 例痛风;至 1958 年国内见诸报道的也只有 20 多例。改革开放后,随着社会富裕程度的增加,饮食结构改变,肉食增多,酒类消费数十倍增加,营养相关性疾病日益增长,痛风患病率有明显上升趋势,痛风在我国发病率已上升至 7.6/10 万,南方和沿海经济发达地区发病率尤高。据统计,较 15 年前,患者增加了 15～30 倍。而且目前痛风患者正出现年轻化趋势,据调查,不足 40 岁的初次发病者比 10 年前增加了将近 30%。

2004 年,北京协和医院曾对该院参加年度体检的国家机关和事业单位人群进行了调查,研究结果显示该人群中痛风的患病率为 1.0%,其中男性的患病率为 1.5%,女性为 0.3%。

近年来的统计结果表明,我国高尿酸血症和痛风的患病率也呈直线上升趋势。人群中 2.3%～17.6%有高尿酸血症,5%～12%的高尿酸血症患者患有痛风。有人对 1979～1993 年国内 21 家医院各年度痛风住院人数调查后发现,南方 13 家医院、北方 8 家医院痛风住院人数占总住院人数的构成比呈直线上升趋势,南方比北方更明显,这种差异体现了发病与经济发展、饮食结构之间的相关性。据相关调查,1987～1997 年,汕头地区 3 个城乡原发性痛风的发病率分别为 0.17%、0.15%、0.26%。2003 年有人在上海 4 个社区随机调查 15 岁以上 7603 名居民痛风的患病率在年龄、性别标化后为 0.22%。2003 年南京的调查显示痛风患病率为 1.33%,其中男/女接近 3/1。另一项在山东的调查显示痛风患病率为 1.14%,男/女为 5/3。台湾为我国痛风高发省份,据报道其发病率约为 3.2%,18 周岁以上人群的痛风患病率为 11.70%。

痛风病在任何年龄都可以发生。患者大多为 40 岁以上的男性,其男、女性别比例大约是 20:1。国内的一项调查发现,高尿酸血症和痛风的患病率都随年龄的增加而增高,而女性高尿酸血症和痛风的平均年龄分别比男性晚 7.5 周岁和 8.5 周岁。进一步调查显示,女性 70 岁以上为高发年龄组，男性 50 岁以上为高发年龄组。

痛风具有一定的家族性，有调查认为 10%～25%的原发性痛风患者具有阳性家族史，另一项来自台湾的调查显示家族性痛风平均发病年龄比非家族性低 7.5 周岁。现代基因研究认为影响痛风及代谢综合征（MS）的基因有载脂蛋白基因、瘦素（LEP 脂肪抑制素）基因、β_3 肾上腺素能受体基因、节俭基因、G6PD 基因、PRS1 基因、MTHFR 基因等。

有医学家应用家系连锁分析法对台湾地区 21 个痛风家系共 91 例患者进行了痛风易感基因染色体定位研究，发现痛风的易感基因定位于染色体 4q25 区，这是国际上首次应用全基因组扫描方法对痛风易感基因染色体定位获得的成果。

在我国长沙地区的一次调查中发现高尿酸血症在超重及肥胖组中占 27.4%，是正常或轻体重者的 2～3.4 倍。2004 年苗氏对山东沿海居民调查显示，高尿酸血症组与痛风组的体重指数（BMI）、腰臀比、收缩压、舒张压、尿素氮（BUN）、肌酐（Cr）、胆固醇、三酰甘油、低密度脂蛋白胆固醇（LDL-C）、高密度脂蛋白胆固醇（HDL-C）均明显高于正常组。

古罗马时代人们注意到铅中毒与痛风发病相关，当时人们普遍用含铅的容器酿造、储存葡萄酒，饮用葡萄酒越多者越容易发病。台湾地区有人研究认为，血铅水平高者尿酸清除率降低，治疗后随着血铅降低，尿酸清除率恢复。

20 世纪 40 年代人们发现月经期女性不易患痛风，进而采用放血疗法治疗痛风有一定效果，并推测铁的蓄积或许影响痛风发作。有人通过 89 例血清微量元素测定认为血清铁元素高低并不是影响痛风发作的重要因素，而女性低发病率的主要原因是女性雌激素对肾脏排泄尿酸有促进作用，并可抑制关节炎发作。

种族与地域环境的影响不可忽视。有研究显示，在高原缺氧地区，痛风的患病率比较高，这是因为高山缺氧使红细胞增多，导致内源性嘌呤产生过多，引起血尿酸水平升高。此外，缺氧使血中乳酸增多，抑制尿酸排泄和促使尿酸在组织中沉积。这表明地理环境确实可以影响痛风的发病率。这可能与长期生活在高海拔地区的人群，容易伴发红细胞增多症、蛋白尿及高尿酸血症有关。

高尿酸血症与痛风的患病率因种族和地域的不同而存在差异。虽然痛风可见于世界各地，但是黑种人患病率高于白种人；亚洲的日本和我国台湾地区患病率上升较快，欧美地区的高尿酸血症患病率为 2%～18%。美国的一项横断面调查显示，1990～1999 年美国高尿酸血症和痛风的患病率呈上升趋势。通常认为痛风发病率：黑人＞白人＞黄人，岛民＞沿海＞内地。

综上所述，通过以上流行病学研究，痛风具有遗传性，其发病与年龄、性别、肥胖、饮食、酒、铅、铁、高脂血症等均有密切相关性。随着经济的发展、人们生活方式的改变，无论在发达国家抑或发展中国家，高尿酸血症和痛风的患病率均在迅速上升。通过现代分子生物学研究，人们对痛风的流行病学、发病机制及其生理病理变化有了进一步的研究，对其病因学、遗传流行病学、分子遗传学等方面的研究方兴未艾。

第三节　痛风的主要危害

痛风急性发作期剧烈疼痛，慢性期病情顽缠难愈，均对患者身心健康造成了极大影响，并对多个靶器官尤其是肾有损害，是危及生命的主要疾病之一。

一、痛风给人带来难忍之"痛"

痛风因高尿酸血症（hyperuricemia，HUA）使血中尿酸浓度增高及尿酸盐结晶沉积所致。主要表现为反复发作的关节疼痛，累及的关节以第一跖趾关节最多见，一般下肢多于上肢，小关节多于大关节。突出的症状或说首发症状是疼痛。痛风之痛被称为"生命第一痛"，其痛苦程度是目前人类所能承受的最高极限。因此，有人将痛风之痛称为"天下第一痛"。文学家关于痛风最经典的描述出于托马斯·西德纳姆之笔："病人上床入睡时感觉良好。凌晨两点光景，他在大脚趾的尖锐疼痛中惊醒；罕见脚后跟、脚踝或脚背疼痛者……起初尚和缓的痛感愈演愈烈……一会儿是韧带的剧烈拉扯撕裂，一会儿是噬咬般的疼痛，一会儿又是压迫感和收缩痉挛。与此同时，患处的感觉如此尖锐切肤，就连被子的重量都变得难以承受，若有人在房间走动发出声响，也会感觉忍无可忍。"另外，名作《痛风：贵族之恙》《亨利四世》《荒凉山庄》《米德镇的春天》等，均对痛风患者的痛苦作了详细的描述。英国著名漫画家詹姆斯·吉尔瑞于 1799 年发表了名为《痛风》的漫画，将痛风描绘成一个正在啃噬人脚的黑色魔鬼，用画笔形象而深切地表现出痛风患者的痛苦。

元代名医朱丹溪说："痛风夜间痛甚，叫号撼邻"；明代李梴在《医学入门·痛风》中说："其痛甚如虎咬""痛必夜甚"，足见痛风给患者带来的惨烈之痛。

二、痛风石蚀骨残身

痛风石是慢性痛风的标志之一，它是由脂质、蛋白质、黏多糖等包绕微晶型尿酸钠（MSU）形成的慢性肉芽肿组织，是 MSU 晶体沉积的结果。研究证实，痛风石形成早期对骨表面产生机械性外压力，此后随着痛风石持续增长，导致局部软骨下骨小梁塌陷和吸收，损害骨质，X 线显示骨质破坏区呈穿凿样、蜂窝样、虫蚀样缺损，严重者数块或整块骨骼被结石蚕食取代。结石可继续向外增长，冲破软组织和皮肤，形成溃疡与窦道，结石碎屑随着糊状的 MSU 乳从破溃处流出，关节逐渐变形、脱位乃至致残。由于痛风石常常导致外界与关节腔、骨直接相通，从而导致骨髓炎，严重时还可能引起败血症或脓毒血症而导致死亡。此外，痛风并发股骨头缺血坏死的病例也屡见不鲜，主要是因为痛风并发的一些疾病会影响股骨头的血运，从而导致股骨头坏死。

从中医的观点分析，痛风日久或失治，痰湿滞阻于血脉之中，难以泄化，与血相结而为浊瘀，滞留于经脉，则导致骨节肿痛，结节畸形，甚则蚀骨溃破，渗溢脂膏。

三、痛风引起肾损害

用中医的眼光看，高尿酸血症是"浊瘀"在体内流溢的一种表现形式。国医大师朱良春教授认为，浊瘀或郁闭化热，聚而成毒，损及脾肾，初则腰痛、尿血，久则壅塞三焦，而呈"关格"危候，即"痛风性肾病"而致肾衰竭之症。

痛风肾病的危害主要表现在：①急性尿酸性肾病多继发于淋巴及骨髓增生性疾病、恶性肿瘤及放化疗时，如不能及时有效地对症处理，可迅速出现肾内外梗阻，肾小管内压增加，变性坏死，肾小球滤过率下降，发生氮质血症及尿毒症。②慢性尿酸性肾病发生率很高，国外有人对患过痛风的人进行尸体解剖发现，98%～100%存在肾损害。早期漏诊率较高，等到出现腰痛、高血压、水肿等症状时，才检查发现尿素氮、肌酐显著升高，出现蛋白尿时，多数病例已经到了中、晚期。凡以肾脏病变为主要表现时则属中医"腰痛""虚劳""水肿""关格"之范畴，其病机仍以"浊瘀"内郁化毒伤肾为切要。

四、痛风性肾结石（石淋）之害

痛风性肾结石属于泌尿系结石的一部分，其发生率多数报道在 20%～25%，引起的临床症状大致相类似，所不同的是痛风性肾结石大多是由 MSU 结晶构成，含有不同比例的草酸钙、磷酸钙等，属酸性结石，并且不容易被 X 线发现。其危害主要在于临床症状，可以引起腰、腹放射性剧痛，甚至痛性休克，结石梗阻于输尿管可致肾积水，结石划破周围组织可致血尿，可并发尿路感染（如中医学所谓的"淋证-石淋"），最终导致肾实质损害。

由上可见，痛风最大的危害是肾损害与骨破坏，除此之外，痛风还偶见有如下危害：①合并肺纤维化（痛风肺，但极少见）；②尿酸盐可沉积于心脏任何部位，并发心脏病变（痛风心）；③并发代谢综合征或其中任何一种疾病。此外，痛风结石也可见于消化道，如胆囊、胆管等处。曾有报道在唾液中可找到尿酸盐结晶。目前所知，仅脑组织无痛风石形成。

五、痛风与高尿酸血症并发症

痛风应以朱老"浊瘀痹"之定义作为认识疾病本质的前提，"痛风"再也不能单纯从中医"痛风痹""痹证""历节风"去认识其病因病机，因为浊瘀是导致痛风的主要病理因素，它可以流注于身体的任何部位，故而又是引起各种代谢性疾病的病理因素。现代医学也认为，即便是高尿酸血症期没有症状，也容易合并代谢综合征或其中任一种疾病，造成相关并发症。目前所知的主要并发症如下。

（1）糖尿病：糖尿病与痛风两者都是因为体内代谢异常所引起的疾病，很容易并发于患者身上。糖尿病是因为调节血糖的胰岛素缺乏，导致体内持续处于高血糖的状态；而尿酸值与血糖值之间相关性大，通常尿酸值高者，血糖值也会比较高。有调查表明，高血糖合并高尿酸血症多见于 50 岁以后，血糖和高尿酸血症的相关性与高龄有关。究其原因，痛风易患糖尿病的原因仍以遗传缺陷为基础，其他一些并存因素如肥胖、高脂血症及高血压、高热量饮食、饮酒等不良生活习惯均为促进糖代谢紊乱发生的相关因素。

（2）高血压、高血脂、肥胖：原发性高血压人群中约 30%伴发高尿酸血症，有研究认为，高尿酸血症可能是高血压患者发生动脉粥样硬化的独立危险因素。多个心血管流行病学研究一致证实血尿酸是高血压发病的独立危险因素，血尿酸水平每增加 59.5μmol/L，高血压发病相对危险增加 25%。有动物试验发现，大鼠血尿酸水平升高 95.2μmol/L 并维持 7 周，收缩压随之平均增加 22mmHg。

国内学者研究发现血尿酸与三酰甘油、总胆固醇呈正相关。有资料显示，痛风患者

75%～80%伴有高脂血症。而高脂血症患者 60%～80%伴有高尿酸血症。而原发性高尿酸血症及痛风患者伴血脂代谢紊乱在合并肥胖、超重及糖尿病的患者尤为常见。

还有研究表明，肥胖是高尿酸血症及痛风的重要原因，高尿酸血症与肥胖各项指标均呈正相关，75%的痛风患者有肥胖症，他们的体重比正常人高出 18%～30%。肥胖的人比较容易得痛风，体内蓄积过多的脂肪还容易使动脉硬化而引起高血压。且由于痛风患者日常饮食上偏向摄取高脂、高热量食物，因此，体内的中性脂肪含量都相当高，胆固醇值通常也都超过正常标准。

（3）冠心病、心肌梗死：尿酸盐可在心脏内膜、外膜、瓣膜、心肌、心肌间质和传导系统中沉积，甚至形成结石，引起心肌损害、冠状动脉供血不足、心律失常和心功能不全。对此，有人称之为"痛风性心脏病"。文献中，有在二尖瓣或心脏传导系统发现尿酸盐结石，甚至引起完全性房室传导阻滞的报道。但痛风患者的心脏表现直接为尿酸盐引起者尚属少见，大部分是由于合并冠心病所致。

值得重视的是，痛风患者的心脏血管容易发生动脉硬化，导致血液无法充分送达心脏，血液循环机能不良，引起心肌梗死的概率很高，尤其是原本就患有高脂血症的痛风患者更容易发生冠心病。流行病学资料显示，对于已确诊冠心病患者，血尿酸＞433μmol/L 人群的死亡率是血尿酸＜303μmol/L 人群的 5 倍。病理学证明，动脉硬化斑块中含有较多的尿酸盐结晶，它可与脂蛋白结合沉积于血管内膜引起血管炎症反应而促进血栓形成。血尿酸升高尚可刺激远曲肾小管钠的重吸收并增加肾血管阻力，激活肾素分泌而促进高血压的发生，加之其他一些并存因素如肥胖、高脂血症等，更易促进动脉粥样硬化的发生。高尿酸可促进血小板聚集，导致急性冠状动脉综合征患者冠状动脉内形成血栓，是导致心肌梗死的关键因素。

（4）动脉硬化、脑血管障碍：脑血管障碍和冠心病一样是动脉硬化的问题，差别是在脑部发生。其症状包括头痛、头昏眼花、手脚发麻或麻痹等。研究证实,血尿酸＞416.5μmol/L 是脑卒中发生的独立危险因素。

国内外大量临床资料证实，高尿酸血症可能是急性脑梗死的危险因素之一，测定血尿酸含量有利于判断病情及评估预后。有研究发现急性脑血管病患者脑脊液尿酸改变程度明显高于对照组，认为脑脊液尿酸改变可能反映脑血管病变时脑组织损伤的严重程度。由于心脑血管病的发病率仍在上升，因此，迫切需要在患这类疾病的人群中确定高度流行且易干预的新的危险因素，高尿酸血症可能是这样一种危险因素，对其基础和临床研究具有重要意义。

早期发现痛风最简单而有效的方法，就是检测血尿酸浓度。对人群进行大规模的血尿酸普查可及时发现高尿酸血症，这对早期发现及早期防治痛风有十分重要的意义。

第四节　痛风的病因病理

一、痛风的病因

目前认为痛风是多基因遗传性疾病，其发病原因为遗传因素和环境因素相互作用的结果。有研究发现，原发性痛风 60%与遗传有关，40%与环境因素有关。

（一）遗传因素

1. 与尿酸合成有关的易感基因

在嘌呤合成及嘌呤核苷酸代谢形成尿酸的过程中，若某些酶基因突变导致酶活性改变都可以最终导致血尿酸升高，其中包括磷酸焦磷酸酰胺转移酶活性增加、次黄嘌呤鸟嘌呤磷酸核糖转移酶活性降低或缺乏、5-磷酸核糖-1-焦磷酸合成酶变异、黄嘌呤氧化酶活性增高、葡萄糖-6-磷酸酶缺乏等都能导致嘌呤代谢异常。另外有报道，G6PC、SLC37A4、AGL、PYGM、PFKM、CPT2、ALDOB 等与戊糖代谢有关的酶异常可能会引起 6-磷酸葡萄糖累积，促进戊糖旁路代谢而导致嘌呤代谢异常。

2. 与尿酸排泄有关的易感基因

尿酸的排泄需经过肾小球滤过、肾小管分泌和重吸收，最终仅 10%～20% 的尿酸排出体外。因此，与肾小管尿酸分泌及肾小管尿酸重吸收相关的易感基因异常都可能影响尿酸的排泄。与肾小管尿酸分泌相关的易感基因有 ABCG2、SLC17A1、UMOD、SLC22A6、ABCC4；与肾小管尿酸重吸收相关的易感基因包括 SLC22A12、SLC2A9、SLC22A11、SLC12A9、SLC22A13；还有其他功能不清的基因，如 SLC16A9、LRRC16A、PDZK1、RREB1、SLC2A12。

3. 与痛风炎症有关的易感基因

当血尿酸超过 420μmol/L 时即会析出尿酸盐结晶，并沉积在组织器官中。尿酸盐晶体是一种强烈的炎症刺激因子，当机体内部环境发生改变时，尿酸盐结晶会与部分血清蛋白结合成自由晶体，并释放转移到关节部位，发生红、肿、热、痛的炎症反应，其主要机制环节是尿酸盐晶体与单核/巨噬细胞的相互反应，进而趋化中性粒细胞，并发生暴发式级联扩增反应，一方面它们通过激活细胞，激发细胞的吞噬反应、溶酶体融合、呼吸暴发及炎症介质的释放；另一方面尿酸盐晶体与膜糖蛋白交联直接激活吞噬细胞内的任何一种前炎症信号通道。与炎症反应有关的易感基因主要包括 IL-8 基因、IL-12B 基因、TGF-α 基因、TGF-β 基因、MCP-1 基因、NLRP1、NLRP3 NLP、AIM2、IPAF。

具有酶活性的免疫球蛋白——补体，也参与痛风炎症反应。当补体系统被活化后，产生溶菌和溶细胞现象，促进吞噬细胞的吞噬作用，并使肥大细胞脱颗粒、释放组胺，导致血管通透性增高，从而产生炎症反应。

另有研究认为，cGK II基因、KCNQ1 基因、BCAS3 基因、RFX3 基因也参与痛风的炎症反应，有关研究仍在进行中。

（二）环境因素

影响痛风的环境因素包括内环境因素和外环境因素。

内环境因素主要有肥胖、高血压、脂质代谢紊乱、糖代谢紊乱、饮食及药物等。临床资料显示，肥胖可以引起肝脏合成尿酸增加，肾脏排泄尿酸减少，体重指数每升高 1 个单位，痛风的患病率增加 5%；25%～50% 的痛风患者伴有高血压，50%～75% 的痛风患者伴有高三酰甘油血症；胰岛素能促进肾脏对尿酸的重吸收，导致尿酸排泄减少，因此胰岛素抵抗与痛风的发病也密不可分；过量食用高嘌呤食物和酒类也是痛风及高尿酸血症的主要诱因；部分药物可以通过影响肾脏转运尿酸使得尿酸排泄减少而诱发痛风，如排钾利尿药、喹诺酮类、青霉素类、头孢菌素类、左旋多巴、吡嗪酰胺、胰岛素、格列本脲、洛伐他汀、阿司匹林等。

外环境因素主要包括海拔、气温、环境污染、社会环境因素等。海拔高的地区痛风患病率明显升高，可能与缺氧导致尿酸排泄减少和继发性红细胞增多相关；尿酸钠在 37℃时溶解度为 408μmol/L，30℃时为 268μmol/L，所以寒冷是诱发痛风发作、加重病情的重要因素；空气污染导致人体吸入 SO_2、SO_3、H_2S、NO_2、N_2O、N_2O_3、HCN 等有毒气体增多，其代谢产物能抑制尿酸排泄；铅、铍等重金属污染导致慢性中毒而损害肾，影响肾脏排泄尿酸能力；另外，长期焦虑、烦躁、失眠也可影响肝肾功能，抑制尿酸、肌酐、尿素氮等代谢产物排泄。

二、痛风的病理

痛风是由于血尿酸长期增高、尿酸盐晶体广泛沉积而导致的炎症性关节病，其主要生化基础即高尿酸血症，与人体缺乏必要的尿酸氧化酶、嘌呤代谢紊乱、尿酸合成增加或排泄减少有关。

（1）痛风急性期：主要病理变化为滑膜充血、产生滑液、中性粒细胞渗出及纤维素样坏死、滑膜表层细胞灶样增生、滑膜弥漫性炎细胞浸润或血管周围炎细胞浸润。

（2）痛风慢性期：主要标志为关节畸形和痛风结节形成。典型的肉芽肿反应表现为结节中心针状、负双折光的尿酸盐结晶平行或呈放射状排列，周围包绕成纤维细胞、淋巴细胞、白细胞、大量组织细胞及异物巨细胞。

（3）高尿酸性肾病：主要表现为三种类型，急性尿酸性肾病、慢性尿酸盐性肾病或痛风性肾病、尿酸结石，其病理表现可见肾间质内尿酸和尿酸盐结晶呈双折光针样，周围单核细胞、淋巴细胞、多核细胞浸润，间质纤维化，肾小管萎缩。

三、中医对痛风病因病机的认识

在《内经》《金匮要略》《格致余论》等古代文献中，有许多记载相似于现代之痛风。国医大师朱良春教授认为痛风虽属于中医学"痹证""痛痹"范畴，但其又具有独特的表现，"浊""瘀"是导致痛风的主要病理因素，其病因病机可归纳为正虚邪实。临床上痛风呈发作性，多由疲劳、房室不节、厚味多餐或感受风寒湿热等外邪诱发，发作时表现为某一局部剧烈疼痛，甚则被单覆盖患处都难以承受，或手不能举，或足不能履地，并且有日轻夜重和转移疼痛的特点。经休息和治疗后虽可获得好转，但时息时发，日久可致受损部位出现肿胀、畸形，恢复较为困难。本病的病位初期在肢体、关节之经脉，继则侵蚀筋骨，内损脏腑。其实本病在出现症状之前，即有先天肝肾不足和后天脾运失司，不可忽略。

痛风的发病过程是正邪相争，脾肾功能失调的过程，浊毒内伏，复因劳累，暴饮暴食及感受外邪而诱发。如《类证治裁·痛风》指出："寒湿郁痹阴分，久则化热攻痛。"《证治准绳·痛风》认为："风湿客于肾经，血脉瘀滞所致。"但亦有血气虚劳者，如《医学入门·痛风》曰："血气虚劳不营养关节、腠理，以及嗜食肥甘酒酪以致湿郁成痰流注关节者。"

中医学认为，痛风的病因和发病机制主要在于人体正气不足，脾肾功能失调，痰浊内蕴，复感风、寒、湿、热之邪，或饮酒伤食、过度疲劳、七情内伤，或外伤、手术等诱因，内外合邪，浊瘀邪毒闭阻经脉，流注关节，发为痛风。主要的发病原因有以下三个方面。

1. 内因

先天禀赋不足，正气亏虚，脾肾失养，脾肾清浊代谢功能紊乱。脾主运化，主升清，脾运失司，湿浊内生；肾主水，主持调节人体的水液代谢，肾脏失司，则影响排泄，湿浊内停，化生痰瘀，凝滞关节，筋骨失养，经脉闭阻，气血运行不畅而发为本病。也就是说，先天禀赋不足，脾肾功能失调为痛风的发病基础。

2. 外因

感受风、寒、湿、热之邪。如居住湿地或水中作业，或冒雨涉水，或汗出当风，或环境湿冷等原因，在正气不足，且卫外不固之时，风寒湿邪，或湿热之邪，即可入侵人体经脉，留着肢体、筋骨、关节之间，闭阻不通，发为本病。元代名医朱丹溪《格致余论》指出："彼痛风者，大率因血受热已自沸腾，其后或涉冷水，或立湿地，或扇取凉，或卧当风。寒凉外抟，热血得寒，污浊凝涩，所以作痛。夜则痛甚，行于阴也。"

3. 诱因

正虚邪侵，受寒劳累；或饮食不节，酗酒厚味；或复感外伤，或手术，或关节损伤等，均可加重经脉痹阻，气血通行不畅诱发本病。

痛风发病之病机主要是先天不足，正气亏虚，经脉失养；或湿浊排泄缓少，留滞经脉；或脾运失司，痰浊凝滞关节；或感受外邪，邪痹经脉，气血运行不畅，均致关节、筋骨、肌肉疼痛、肿胀、红热、麻木、重着屈伸不利而形成本病。本病急性期多为湿热蕴结，恢复期则多为寒湿阻络。久病不愈则血脉瘀阻，津液凝聚，痰浊瘀血闭阻经络而关节肿大、畸形、僵硬，关节周围瘀斑、结节。后期可内损脏腑，并发有关脏腑病症，尤以肾气受损多见。肾元受损，气化失司，则水湿内停，外溢肌肤，而成水肿。湿浊内停，郁久化热，湿热煎熬，可成石淋。若肾气衰竭，水毒潴留，可为肾劳之证。其中根据邪气种类大致区分如下。

（1）湿热：是导致本病的重要因素。居处潮湿，淋雨涉水，感受外湿，积渐日久，郁而发热，或脾运不健，水湿内聚，酿生湿热。湿浊热毒之邪阻于经脉，气血运行不畅，流注关节，发为痹证。久痹不愈，可化寒湿为湿热，化湿热为毒火。其实质仍然是"湿浊"之毒"瘀"阻经脉为患。诚如《丹溪心法》所云："肥人肢节痛，多是风湿与痰饮流注经络而痛""大凡痰火多痛，风湿多肿……亦必血热与瘀滞污浊，所以作痛，甚则身体块瘰"。

（2）痰浊凝滞关节：是重要的病机根源。如《万病回春》所言"一切痛风肢节痛者，痛属火，肿属湿……所以膏粱之人，多食煎炒炙煿、酒肉、热物蒸脏腑，所以患痛风恶疮痛疽者最多"。饮食不节，嗜食膏粱厚味，痰浊内生，积热既久，熏灼津液为痰，痰浊流滞经络，一旦为外邪触动，气血愈加凝滞不通，则发为痛风。

（3）瘀血：为实证最常见的病理因素。湿热、痰浊久滞体内，必影响气血运行，不唯血瘀气滞，而且瘀血气滞又可为湿热痰浊胶结之处、凝聚之所而成为痛风。其中瘀浊凝滞不得泄利，闭阻关节，为痛风病因病机之关键。饮食失节，脏腑失调，日久湿热毒邪酝酿而生，蒸灼气血津液，而成痰瘀。久则可由无形而变有形，闭阻经络、关节、皮肤、肾脏等可成痰核、肿块。有形之瘀更阻气血，导致关节持续疼痛，甚或畸形。朱丹溪在《格致余论·痛风》中称痛风系"恶血入经络证，血受湿热，久必凝浊，所下未尽，留滞隧道，所以作痛"。湿热之毒本应经肾之蒸化，从膀胱排出，而湿热之邪留注于肾，损伤肾之精气，使肾脏失其蒸腾气化之司，故痛风反复发作者，可致肾脏功能衰退。

对于痛风的成因，医家颇多阐微。张朋凌等认为饮食不节、形体肥胖、起居不慎为基本病因，脾肾亏虚、清浊不分、热毒为患是病机关键，热毒、痰浊、瘀血是主要病理产物。正如《外台秘要》曰："热毒气从脏腑中出，攻于手足，则赤热肿痛也，人五脏六腑并荥输，皆出于手足指，故此毒从内而生，攻于手足也。"故其病机多为湿热痰浊闭阻经络，不通则痛。任世玉认为本症之发热有外邪入里，郁久化热及痹证日久，耗气伤阴，阴虚则热，故其发热有虚实两端，病机关键多为本虚标实。陈汉玉等认为古代医家对本病病因的认识值得重视，如孙思邈在《备急千金要方》与《千金翼方》中论述历节时提出了"骨历蹉跌"的证候特征，在病因病机方面提出了"风毒"的概念，用"毒"邪的病理概念去认识历节病的发病规律，在辨证治疗上也开始确立了清热解毒的方法。王艺黎等认为，无论是六淫诸邪，还是痰浊瘀血，对本病而言，最终可归结为"毒"，其邪毒的来源主要有三：一是饮食偏嗜致毒，二是"六淫之毒"，三是七情化毒。国医大师路志正认为，本病大多为居处湿地，平素喜食肥甘，致正虚脾弱，卫外不固，运化失司，使湿浊内生，聚而成痰，阻碍血行，血滞成瘀，滞留骨节筋膜，而发为本病。

国医大师路志正先生进一步强调，"因人之体质强弱不同，禀赋各异，地土方宜、生活习惯不一，而受邪各有偏盛"。派生出行、着、痛、热痹之殊；五体痹、五脏痹，则是六淫之邪侵犯机体后，蕴久化热酿痰，致痰浊、瘀血、毒热等阻于肌肤、筋、脉、骨骼，"久痹不已，复感于邪"的基础上，进一步发展演变而来。故其赞同朱丹溪对痛风病因病机的认识，即"主要强调了内因，而认为风、寒、暑、湿、热、毒等外邪，仅是在内因病变前提下之诱发因素"。本病的病因病机主要有血中有热，污浊凝涩；饮食不洁，酒色过度；正气不足，外感风、寒、暑、湿之毒；情志不畅，伤脑动神等，致内脏功能失调，气血偏盛，阴阳失衡，而诱发本病。中医学认为其发病或因内有血热，外受风寒，涉水冒湿；或因饮食不节，恣啖肥甘，饮酒过度，损伤脾胃；或因劳倦过度，思虑伤脾所致。脾虚胃弱，升降失司，久必伤及肾气，肾气虚则气化不利，清浊不分，水湿内蕴久则化热。内外之邪相引，则易诱发本病。

如上所述，痛风应以朱老"浊瘀痹"之定义作为认识疾病本质的前提。痛风为嘌呤代谢紊乱和尿酸排泄障碍所致血尿酸增高的一种特异性疾病。不能单纯从中医"痹证""历节风"去认识其病因病机，因为浊瘀（高尿酸血症）是导致痛风的主要病理因素，它可以流注于身体的任何部位，故而又是引起各种代谢性疾病的病理因素。要从病机演变上将痛风与现代医学中诸如风湿性关节炎、类风湿关节炎、硬皮病、皮肌炎、结节性多动脉炎、老年性关节退行性病变等区别对待，加以重新认识。古人对痛风的病理要点的描述诸如"污浊凝涩""恶血入经络证"，都是形容血液的"浊瘀"状态。现代医学已有研究认为，传统的归属痹证之痛风，其血液流变学的改变与血瘀证和痰浊证均密切相关，痰（浊）瘀（血）相兼证反映血液"浓、黏、凝、聚"不同程度的增高。其中痰浊证突出表现在纤维蛋白原、血浆比黏度的异常增高，反映血液高凝、高黏的状态。

第五节　痛风的检查与诊断

一、痛风的实验室检查

1. 血尿酸测定

血尿酸参考值：男性为 208～416μmol/L（3.5～7.0mg/dl）；女性为 149～358μmol/L（2.5～6.0mg/dl），绝经后接近男性；男性和绝经后女性血尿酸＞420μmol/L（7.0mg/dl）、绝经前女性＞358μmol/L（6.0mg/dl）即可诊断高尿酸血症。

血尿酸增高主要见于痛风；当细胞增殖周期快、核酸分解代谢增加时血尿酸也可升高，如白血病、恶性肿瘤、真性红细胞增多症；肿瘤化疗后血尿酸也明显升高；肾功能损害、氯仿中毒、铅中毒、妊娠反应、进食高嘌呤食物等都可引起血尿酸增高。

血尿酸降低见于痛风和高尿酸血症经降尿酸治疗后，另外，恶性贫血、钠潴留、妊娠、抗利尿激素分泌亢进、Fanconi 综合征等可引起血容量增加，尿酸重吸收减少而出现血尿酸降低。

血尿酸检测注意事项：清晨空腹（8 小时以上）抽血检查；抽血前一周，停服影响尿酸排泄的药物；抽血前避免剧烈运动。

2. 尿尿酸测定

尿尿酸（Uua）测定有助于了解尿酸排泄情况，指导合理用药，为临床诊断提供线索。

（1）24 小时尿尿酸定量：24 小时尿液收集法为从早上 8 时（或 7 时）起到隔天早上 8 时（或 7 时）止，总共 24 小时，完全收集。留尿的容器应放防腐剂，留尿前几天起即停用服用影响尿酸排泄的药物，避免高嘌呤饮食；留尿前一天及留尿当天避免剧烈活动及大量出汗等；留尿期间不喝咖啡、茶、含可可饮料，不吃维生素 C 及小苏打。

普通饮食情况下尿尿酸排泄＜800mg/d、低嘌呤饮食情况下尿尿酸排泄量＜600mg/d 属于排泄不良型；反之则为生成过多型。

（2）尿酸清除率（Cua）：尿尿酸测定方法是准确收集 60 分钟尿，同时采血测血尿酸，计算每分钟尿酸排泄量与血清尿酸值之比，正常范围为 6.6～12.6 ml/min。Cua＞12.6 ml/min 属生成过多型，Cua＜6.6ml/min 为排泄减少型。

（3）Cua 与肌酐清除率（Ccr）比值：本检测方法可以排除肾功能对尿酸排泄的影响，比值＞10%为生成过多型，5%～10%为混合型，＜5%为排泄不良型。

（4）随意尿中尿酸/肌酐比值：随意尿与 24 小时尿的 Cua/Ccr 值呈正相关，在门诊可以采取简便的随意尿酸/肌酐比值测定，比值＞1.0 为生产过多型，比值＜0.5 为排泄不良型。

3. 滑液组织及痛风结节内容物检查

取材：关节腔穿刺抽取滑液，或对痛风结节进行活检或穿刺吸取其内容物，或从皮肤溃疡处采取白垩状黏稠物质涂片。

（1）普通显微镜检查：用普通显微镜观察滑液、滑膜及结节组织，可见细胞内或细胞间隙的尿酸结晶，呈针状及杆状，可见双折光现象。急性痛风性关节炎关节滑液中主要为中性分叶核细胞，为（1～7）×10^9/L。滑液查见尿酸结晶是痛风的标志。普通显微镜检出率仅为偏振光显微镜的一半。若在滑液中加肝素后，离心沉淀，取沉淀物镜检，可以提高其检出率。

（2）偏振光显微镜检查：将滑液置于玻片上，在细胞内或细胞外可见双折光细针状尿酸钠结晶的缓慢振动图像。用第一级红色补偿棱镜，尿酸盐结晶方向与镜轴平行时呈黄色，垂直时呈蓝色。

（3）尿酸盐溶解试验：在有尿酸盐结晶的滑液中，加入尿酸氧化酶保温后，尿酸盐结晶被降解为尿囊素可见结晶消失。

（4）紫外分光光度计测定：采用紫外分光光度计，对滑囊液或疑为痛风结节的内容物进行定性分析来判定尿酸钠，是痛风最有价值的方法。方法是首先测定待测标本的吸收光谱，然后与已知尿酸钠的吸收光谱比较。若两者相同，则测定物质即为已知化合物。

（5）紫尿酸胺（murexide）试验：对经过普通光学显微镜或偏振光显微镜检查发现有尿酸钠存在的标本，可行本试验以便进一步予以确认，此法简便易行。其原理是尿酸钠加硝酸后加热产生双阿脲，再加入氨溶液即生成呈紫红色的紫尿酸胺。

4. 尿酸排泄分数

（1）12小时尿酸排泄分数：留取12小时夜尿，避免收集24小时尿液的不便，以及饮食、运动对随机尿的影响。尿液留取方法：晚上20时排尿弃去，随后收集至第二天早晨8时排出的全部尿液，取2～3ml送检，用生理盐水稀释10倍。抽取留尿当天早晨的空腹血，2小时内离心分离血清。标本当日检测。

（2）24小时尿酸排泄分数：留取24小时尿，取2～3ml送检，用生理盐水稀释10倍。抽取留尿当天早晨的空腹血，2小时内离心分离血清。标本当日检测。

研究发现12小时尿与24小时尿的尿酸排泄分数具有很好的相关性，可以替代24小时尿标本。

5. 肝功能

检测肝功能的目的在于了解痛风是否伴发脂肪肝及药物对肝脏的损害情况。痛风合并严重肥胖症、糖尿病或长期使用别嘌醇等药物时，肝功能可以出现不同程度的异常。在糖原贮积症和果糖不耐受症引起的继发性痛风患者，肝功能甚至出现明显异常，一般为转氨酶升高、白蛋白下降、白/球比倒置、血清胆红素升高等。因此，痛风患者用药前必须检测肝功能。

6. 肾功能

痛风患者肾损害率很高，可引起肾小球滤过率（GFR）、内生肌酐清除率下降，血肌酐、尿素氮（BUN）升高。

BUN 受摄入饮食所含蛋白质的量影响较大，仅作参考，推荐评估 GFR。

肾功能根据 GFR 分为 5 期：1 期，肾功能正常，GFR≥90ml/min；2 期，肾功能轻度下降，GFR 为 60～89ml/min；3 期，肾功能中度下降，GFR 为 30～59ml/min；4 期，肾功能重度下降，GFR 为 15～29ml/min；5 期，肾衰竭，GFR＜15ml/min。

7. 血脂

痛风患者常易合并脂质代谢紊乱，主要表现为总胆固醇（TC）、三酰甘油（TG）、低密度脂蛋白（LDL）、载脂蛋白 B（ApoB）、载脂蛋白 E（ApoE）升高，高密度脂蛋白（HDL）、载脂蛋白 A（ApoA）下降，符合致动脉粥样硬化血脂谱的典型特征。

8. 血糖、糖化血红蛋白

大约有 30%的痛风患者伴有糖尿病，怀疑患糖尿病的患者应检测空腹血糖（GLU）、糖耐量试验（OGTT）、糖化血红蛋白（HbA1c），GLU 正常值为 3.9～6.0mmol/L，OGTT 正常值＜7.8mmol/L，HbA1c 正常值＜6.0%。

9. 电解质

痛风性肾病引起肾功能受损时可出现电解质紊乱，表现为水钠潴留、高钾血症、低钙、高磷。

10. 血常规、红细胞沉降率

急性发作期外周血白细胞计数升高，通常为（10～20）×10^9/L，很少超过 20×10^9/L。中性粒细胞相应升高。肾功能下降者，可有轻、中度贫血。

红细胞沉降率（简称血沉，ESR）可见增快，通常＜60mm/h；部分 C 反应蛋白（CRP）升高。

11. 尿常规

肾功能受损时可有蛋白尿、血尿、脓尿，偶见管型尿；肾结石者可见明显血尿，或有酸性尿石排出。

如果尿 pH＜5.5，可能是尿尿酸浓度增高所致，应进一步检测 24 小时尿尿酸含量。降尿酸治疗后尿 pH 维持在 6.5～6.9 为最佳。

痛风患者尿比重升高通常见于痛风合并尿酸性肾功能不全或伴发糖尿病或高血压性肾病，需进一步检查内生肌酐清除率（Ccr）、血糖、肾核素扫描等。尿比重下降常见于痛风合并肾功能严重损伤。

当尿红细胞和血检查呈阳性时，首先考虑合并肾结石可能，需进一步进行肾脏 B 超检查。

尿中出现较多白细胞，是痛风合并泌尿或生殖系统感染的征象。

尿糖阳性提示伴发糖尿病可能性大，尿酮体阳性多见并发糖尿病酮症，酗酒的痛风患者也可出现尿酮体阳性。

12. 尿蛋白

尿蛋白定量正常值为 20～80mg/24h，＞150mg/24h 为蛋白尿。痛风性肾病引起的尿蛋白升高一般不严重。

13. HLA-B5801

别嘌醇为降尿酸治疗的首选药物，但该药容易引起严重药疹。有数据统计：别嘌醇引起的不良反应中，皮肤黏膜损害占 88.28%，别嘌醇超敏反应致死率达 40%。研究发现，人类白细胞抗原 HLA-B5801 位点与服用别嘌醇发生严重不良反应事件高度相关，在别嘌醇引起的严重药疹患者里 HLA-B5801 的阳性率达到 95%，而在普通人群里阳性率只有 10% 左右，因此在服用别嘌醇前进行 HLA-B5801 检测，可有效避免严重不良反应的发生。

二、痛风的影像学检查

1. X 线检查

X 线检查在一定程度上反映患者的病情，但患病早期往往无阳性表现，随着病情发展，能明确病变损害范围及严重程度，反映痛风各期的典型改变，对临床治疗及判断预后具有重要价值，是痛风的重要辅助检查手段。

早期只在急性发作期显示出软组织肿胀、密度增高，皮肤及皮下脂肪分界及肌间脂肪线模糊，皮下和肌间脂肪密度增高并可呈网格状。这些 X 线表现都是可逆的，关节间隙、骨关节面和关节周围骨质多是正常的。急性期的软组织肿胀的 X 线表现与其他关节炎无特异性，不具备临床确诊价值。

发病多年之后，随着病情加重，X 线可见明显的骨质破坏，晚期出现的明显的骨质破坏、关节面破坏和明显的关节变形常常不可修复。

痛风结节的 X 线表现多呈圆形、卵圆形或梭形，密度高于软组织肿胀影，较均匀，也有的呈现均匀钙质样密度或斑点状致密影，有时伴钙化边缘，也有的可见轻微花边状骨膜反应等。

病程转为慢性，痛风结节增大，关节面下面或边缘可出现直径数毫米至 2cm 大小的圆形、卵圆形囊状穿凿样或虫蚀样骨质破坏，边缘锐利清楚，可伴边缘硬化。被破坏的骨质的相邻骨皮质可见膨胀、缺损、边缘翘起。较大的骨质破坏可导致邻近的关节面缺失或塌陷，骨端可形成杯口状凹陷。与类风湿关节炎不同的是骨质破坏区周围骨质结构和密度多无改变。

严重者可见骨端破坏区向骨干延伸，骨质多发破坏，骨端可呈蜂窝状，但其边缘仍锐利清晰。部分骨可见病理性骨折。

综上所述，痛风反复发作后，有关节软骨缘破坏，关节面不规则，继之关节间隙狭窄，软骨下骨内及骨髓内均可见痛风石沉积，以致骨质呈虫蚀样、穿凿样缺损，大小不等，边缘锐利呈半圆形或弧形鞘突，也可有增生钙化，严重者骨折。X 线肾盂造影及 B 超可显示尿路的纯尿酸结石、肾盂积水。当结石外包绕草酸钙时，X 线平片可见阳性结石。

2. CT 检查

（1）普通 CT：急性关节炎时呈局限性或弥漫性偏心或非对称性密度较低的软组织影；关节腔有积液时可呈低密度影；纯尿酸盐结节时 CT 显示低密度影；钙化结节可呈斑块状或均匀的钙质密度影。如果 CT 显示一种新月形中等密度影像，提示结石周围出现尚未形成结石的尿酸盐乳。骨质破坏时 CT 可见低密度虫蚀样、打孔样骨质缺失区，其边缘可见密度较高的硬化缘。如 CT 扫描见大片密度不均匀的钙化区提示数块骨骼大部分或全部同时被破坏。软骨破坏、钙化、增生时 CT 可见关节腔狭窄、低密度骨质缺损，伴有骨端密度增高或有赘生物出现。

（2）双源 CT：通过对组织成分分析鉴别组织内是否含尿酸盐结晶，并利用处理技术为不同组织标记不同的伪色彩，为早期痛风的诊断提供确凿的证据，同时对一些不明原因的关节炎患者起到排除或协助诊断的作用。双源 CT 可以评估痛风患者周围关节的总尿酸沉积量，可以在痛风的潜伏期探测到尿酸盐沉积，这对预防和治疗痛风、延缓病情发展、减少并发症的发生具有重要意义。

（3）宝石能谱 CT：利用物质分离技术把每种组织分解成任意两种已知物质的组合，得到不同的配对基物质图像，并定量分析组织内配对基物质的含量。宝石能谱基物质图像可以方便快捷地检测痛风患者外周关节内的尿酸盐沉积及定量测量痛风石内的基物质浓度，为无创性诊断痛风提供新方法。

（4）胸部 CT：对于病史较长，有肺系症状的患者做肺部 CT 有较大价值，如痛风侵犯肺部，可见肺间质网状和蜂窝状改变。

（5）肾脏 CT：可清晰显示肾脏内部结构的改变、集合管尿酸盐沉积情况及有无结石形成。

3. MRI 检查

虽然 MRI 对骨病变的显示不及 CT 和 X 线，但它对软组织分辨率良好，在诊断痛风性关节炎方面仍然具有优越作用，能清楚显示关节肿胀并确定病理性质，能显示关节积液、关节囊及周围软组织水肿及软骨板、韧带等结构，显示关节及滑囊内游离体，发现邻近关节骨和软组织的小病灶，能确定病变的范围及对血管、神经、髌板、肌肉的浸润。MRI 能早期发现关节内的尿酸盐沉积及小的痛风石，并能明确病因进行有效评估，为早期治疗提供依据。

4. 超声检查

超声检查具有无射线、价格低廉、软组织分辨率高、可实时动态检查等特点，被广泛应用于肌肉、骨骼、肌腱及关节病变的检查。

高频超声能够早期准确发现关节积液、关节滑膜炎、肌腱炎、腱鞘炎、滑囊炎、关节软骨破坏、骨质侵蚀等，并能评估积液多少，滑膜炎、肌腱炎、腱鞘炎、滑囊炎等炎症活跃程度，以及关节软骨破坏和骨质侵蚀程度等。

（1）骨关节：B 超对关节腔积液有良好的显示，表现为无回声、混浊性回声、混合性回声等。高频探头可以清楚地显示正常肌腱、韧带及区分关节周围软组织在炎症早期的充血、水肿等表现。尿酸盐结晶在关节内、腱鞘内、肌腱内、滑膜囊内、关节周围软组织析出沉积，形成云雾状稍强回声，被称为"暴风雪征"。尿酸盐结晶在关节软骨表面沉积，形成特异的"双轨征"，在诊断痛风性关节炎方面具有较高特异性。

（2）肝脏：50%痛风患者具有脂肪肝的 B 超影像，超声下可见微细而致密的回声，如云雾状改变，少数呈局限性脂肪细胞浸润而显示局限性回声减低区；重度脂肪肝可见回声增强，血管结构紊乱，边缘变钝而规整，提示肝实质纤维化变。

（3）肾脏：痛风肾病可见肾脏缩小，外形不光滑呈锯齿样，肾皮质变薄，肾窦增宽，结构紊乱；肾窦部及椎体部可见大片微颗粒状光点或光团，直径超过 2mm 的结石可在 B 超上显示强光团，超声对尿酸盐结石的诊断率远高于 X 线。

5. 放射性核素显像

有条件的情况下可以考虑此项检查，其临床意义在于 ^{99m}Tc-MDP 骨关节扫描可以显示关节内尿酸盐沉积或软骨和骨质破坏情况，表现为局部同位素浓聚图像；还可以评估尿酸池大小、关节损害的范围，前后对比可作为治疗效果的参考指标。本项检查的缺点是缺乏特异性，通常在已排除其他疾病的情况下考虑做，而不能用作诊断依据。

三、痛风的诊断

临床上不分年龄、性别，将血尿酸＞420μmol/L（7mg/dl）称为高尿酸血症。高尿酸血症是痛风的重要生化基础，以及引起痛风性关节炎、痛风石、痛风性肾病和肾结石的原因，也是诊断痛风和判断痛风疗效、预后的重要指标。

高尿酸血症与痛风并不是同义词，只有 10%左右的高尿酸血症患者会出现痛风，高尿酸血症患者只有出现尿酸盐结晶沉积、关节炎（或）肾病、肾结石等时，才能称之为痛风。高尿酸血症在关节炎、肾病、肾结石等临床表现前称为无症状高尿酸血症。有些高尿酸血症可以持续终身，但始终不出现关节炎和（或）肾脏损害，也称为无症状高尿酸血症。

1. 美国风湿病学会（ACR）1977 年制订的诊断标准

滑液中查见特异性尿酸结晶，或痛风石经化学方法或偏振光显微镜检，证实含尿酸钠结晶，或具备下列临床实验室和 X 线征象 12 项中的 6 项者：①一次以上的急性关节炎发作；②炎症反应在一天内达高峰；③单关节炎发作；④患病关节皮肤发红；⑤第一跖趾关节疼痛肿胀；⑥单侧发作累及第一跖趾关节；⑦单侧发作累及跗骨关节；⑧有可疑痛风石；⑨高尿酸血症；⑩1 个关节非对称性肿胀；⑪X 线片示骨皮质下囊肿不伴骨质侵蚀；⑫关节炎发作期间关节液微生物培养阴性。

注：此标准常用于急性痛风性关节炎的诊断。

2. 中华医学会风湿病学分会制订的《原发性痛风诊断和治疗指南》（2011 版）

（1）急性痛风性关节炎：是痛风的主要临床表现，常为首发症状。反复发作的急性关节炎、无症状的间歇期、高尿酸血症，对秋水仙碱治疗有特效的典型病例，临床诊断并不困难，然而也有不典型起病者。在关节滑液或痛风石中检测到 MSU 晶体可以确诊。目前多采用 1977 年 ACR 的分类标准。进行诊断时应与蜂窝织炎、丹毒、感染化脓性关节炎、创伤性关节炎、反应性关节炎、假性痛风等相鉴别。

（2）间歇期痛风：此期为反复急性发作之间的缓解状态，通常无明显关节症状，因此间歇期的诊断有赖于既往急性痛风性关节炎反复发作的病史及高尿酸血症。部分病史较长、发作较频繁的受累关节可出现轻微的影像学改变。此期在曾受累关节滑液中发现 MSU 晶体，可确诊。

（3）慢性期痛风：皮下痛风石多于首次发作 10 年以上出现，是慢性期的标志。反复急性发作多年，受累关节肿痛等症状持续不能缓解，结合骨关节的 X 线检查及在痛风石抽吸物中发现 MSU 晶体，可以确诊。此期应与类风湿关节炎、强直性脊柱炎、银屑病关节炎、骨关节炎、骨肿瘤等相鉴别。

（4）肾脏病变：慢性尿酸盐肾病可有夜尿增多，出现尿比重和渗透压降低、轻度红白细胞尿及管型、轻度蛋白尿等，甚至肾功能不全。此时应与肾脏疾病引起的继发性痛风相鉴别。尿酸性尿路结石则以肾绞痛和血尿为主要临床表现，X 线片大多不显影，而 B 超检查则可发现。对于肿瘤广泛播散或接受放射治疗、化学治疗的患者突发急性肾衰竭，应考虑急性尿酸性肾病，其特点是血及尿中尿酸急骤显著升高。

3. 2015 年美国风湿病学会/欧洲抗风湿联盟（ACR/EULAR）痛风分类标准

本标准（表 1-1）包含一个适用标准、一个确定（诊断）标准和一个分类（诊断）标准，分类诊断标准中包含 3 个项目、8 个条目，共 23 分，评分≥8 分可诊断痛风。该标准诊断效力较高，敏感性、特异性达 92% 和 89%，并同时适用于急性期和慢性期痛风的评估。本分类标准仅适用于有或曾有痛风发作症状的患者，无症状的高尿酸血症患者和有 MSU 晶体沉积但无临床症状的患者排除在外。

表 1-1   ACR/EULAR 痛风分类标准（2015 年）

	评分
适用标准（符合准入标准可应用本标准）：存在至少 1 次外周关节或滑囊的肿胀、疼痛或压痛	
确定标准（金标准，无须进行分类诊断）：偏正光显微镜镜检证实在（曾）有症状关节或滑囊或痛风石中存在尿酸钠晶体	
分类标准（符合准入标准但不符合确定标准时）：累计≥8 分可诊断痛风	
临床特点	
受累关节分布：曾有急性症状发作的关节/滑囊部位（单或寡关节炎）*	
踝关节或足部关节（非第一跖趾关节）受累	1
第一跖趾关节受累	2
受累关节急性发作时症状：①皮肤发红（患者主诉或医生查体）；②触痛或压痛；③活动障碍	
符合上述 1 个特点	1
符合上述 2 个特点	2
符合上述 3 个特点	3
典型的急性发作：①疼痛达峰<24 小时；②症状缓解≤14 天；③发作间期完全缓解。符合上述≥2 项（无论是否抗炎治疗）	
首次发作	1

续表

反复发作	2
痛风石证据：皮下灰白色结节，表面皮肤薄，血供丰富；典型部位：关节、耳郭、鹰嘴滑囊、手指、肌腱（如跟腱）	
没有痛风石	0
存在痛风石	4
实验室检查	
血尿酸水平：非降尿酸治疗中、距离发作＞4周时检测，可重复检测；以最高值为准	
＜4mg/dl（＜240μmol/L）	−4
4～6mg/dl（240～360μmol/L）	0
6～8mg/dl（360～480μmol/L）	2
8～10mg/dl（480～600μmol/L）	3
≥10mg/dl（≥600μmol/L）	4
关节液分析：由有经验的医生对有症状关节或滑囊进行穿刺及偏振光显微镜镜检	
未做检查	0
尿酸钠晶体阴性	−2
影像学特征	
（曾）有症状的关节或滑囊处尿酸钠晶体的影像学证据：关节超声"双轨征"**，或双能CT的尿酸钠晶体沉积***	
无（两种方式）或未做检查	0
存在（任一方式）	4
痛风相关关节破坏的影像学证据：手/足X线存在至少一处骨侵蚀（皮质破坏，边缘硬化或边缘突出）****	
无或未做检查	0
存在	4

　　*急性症状发作：外周关节或滑囊发作肿胀、疼痛和（或）触痛；**双轨征：透明软骨表面的不规则强回声，且与超声探头角度无关，如在改变超声探头角度后"双轨征"消失则为假阳性；***双能CT尿酸钠晶体沉积：通过80kV和140kV两个能量进行扫描，采用特定软件进行物质分解算法，将关节及关节周围的MSU晶体标上绿色伪色，需鉴别甲床、亚毫米、皮肤、运动、射线硬化和血管伪影与尿酸钠沉积的区别；****骨侵蚀需除外远端趾间关节和"鸥翼征"。

4. 中医诊断标准

　　本病诊断参照国家中医药管理局1995年发布的《中医病证诊断疗效标准》。

　　（1）多以多个趾（指）关节，猝然红肿疼痛，逐渐疼痛剧如虎咬，昼轻夜甚，反复发作，可伴发热、头痛等症。

　　（2）多见于中年老年男子，可有痛风家族史。常因劳累、暴饮暴食、吃高嘌呤食物、饮酒及外感风寒等诱发。

　　（3）初起可单关节发病，以第一跖趾关节多见。继则足踝、跟、手指和其他小关节，出现红肿热痛，甚则关节腔可有渗液。反复发作后，可伴有关节周围及耳郭、耳轮及趾（指）骨间出现"块瘰"（痛风石）。

　　（4）血尿酸、尿尿酸增高。发作期白细胞总数可增高。

（5）必要时作肾 B 超探测，尿常规、肾功能等检查，以了解痛风后肾病变情况。X 线摄片检查可示软骨缘邻近关节的骨质有不整齐的穿凿样圆形缺损。

四、痛风的鉴别诊断

1. 中医类证鉴别

（1）风寒湿痹：为大关节游走性疼痛或肿胀，无痛风石，抗链球菌溶血素 "O"（ASO）升高，而血尿酸不高，病愈后关节不遗留强直变形。

（2）尪痹：多见于青年女性，虽好发于小关节，但非突起，表现为游走性对称性多关节肿痛，多伴晨僵，类风湿因子阳性，血尿酸不高。

（3）热痹：关节灼热肿痛，无拇趾、跖趾关节起病的特点，无痛风石，血尿酸、尿尿酸不高，关节液内含大量白细胞，培养可查出致病菌。

2. 西医鉴别诊断

急性期痛风需与风湿性关节炎、化脓性关节炎、创伤性关节炎、假性痛风、丹毒等相鉴别。慢性期需要与类风湿关节炎、强直性脊柱炎、骨关节炎、结核性关节炎等相鉴别。痛风性肾病需要与原发性肾病相鉴别。详见表 1-2～表 1-14。

表 1-2　痛风性关节炎与风湿性关节炎相鉴别

	痛风性关节炎	风湿性关节炎
发病年龄	35 岁以上多见	青少年多见
起病	1 天达高峰	数天达高峰
诱因	与饮食、外伤、受寒、手术等有关	与受寒湿、咽喉炎、化脓性扁桃体炎、猩红热等病情有关
前驱症状	轻微	此前有感染
发病关节	首发多见于单侧足、踝关节，较固定	多见于肘肩膝等大关节，对称性、游走性明显
结节	多出现在四肢关节伸侧及耳郭，逐渐增多增大，难消失	出现于关节伸侧，豌豆大小，坚硬易移动，2～4 周可自行消失
皮肤	局部暗红色灼热	游走性环形红斑
脏器损害	肾损害常见	心肌炎、心包炎、心内膜炎、风湿性心瓣膜病多见
其他	易伴发代谢综合征	偶见舞蹈症
化验	血/尿尿酸升高，CRP、WBC、ESR 可升高。关节液找到 MSU	ASO、CRP、WBC、ESR 可升高。咽拭子培养链球菌阳性

注：儿童或青少年患痛风，痛风首发于大关节，短期内痛风在多关节反复发作，伴有 ASO 升高的痛风比较容易误诊为风湿性关节炎。

表 1-3　痛风性关节炎与化脓性关节炎鉴别

	痛风性关节炎	化脓性关节炎
起病	急暴，1 天内即不能行走	发作时间无规律，病情逐渐加重
病程	自限性，多在 7～14 天内缓解	无自限性，逐渐恶化甚至发生败血症
关节液	淡黄色透明，易抽出，可见 MSU 结晶	脓性关节液，涂片或培养见大量细菌，多为 G^+ 球菌
化验	尿酸升高，WBC 及中性粒细胞轻微升高	尿酸正常，WBC 及中性粒细胞显著升高
诊断性治疗	秋水仙碱特效	抗生素有效，秋水仙碱无效

表 1-4　痛风性关节炎与创伤性关节炎鉴别

	痛风性关节炎	创伤性关节炎
诱因	饮食、受寒、外伤等	外伤
起病时间及病程	多见于午夜、午休后，急骤，病程短	见于明显外伤后，病程较长
X 线	早期仅有软组织肿胀	除软组织肿胀表现外，可见骨挫伤，骨关节间隙或位置改变等
化验	尿酸升高	尿酸正常
关节炎	可见 MSU 结晶	可见无菌性炎性渗出，甚至红细胞
诊断性治疗	秋水仙碱特效	秋水仙碱无效
相似点	跖趾、踝关节高发	

表 1-5　痛风性关节炎与假性痛风（焦磷酸盐关节病）鉴别

	痛风性关节炎	假性痛风
性别	95%为男性	60%为男性，40%为女性
累及部位	跖趾、踝、腕等小关节多见，单侧多见	膝、踝、肘等大关节多见，对称性
化验	血尿酸增高	血尿酸正常
晶体性质	尿酸双钠或单钠	焦磷酸钙
X 线	多发于第一跖趾关节的虫蚀样、穿凿样骨损害	可见溶骨性缺损
诊断性治疗	秋水仙碱特效	秋水仙碱无效
相似点	多突然发病，反复急性发作，可因手术、汞利尿剂、外伤等诱发，关节滑液多呈炎性反应，有白细胞内结晶体，常伴有高血压及动脉硬化	

表 1-6　痛风性关节炎与丹毒鉴别

	痛风性关节炎	丹毒
起病	1 天内达高峰	数日达高峰
部位	以关节为中心	以感染的创口及附近软组织为中心
全身症状	发热、畏寒、WBC 升高等中毒症状较轻	中毒症状较重
皮肤	局部暗红	局部暗红或紫红，可伴红线或呈线带状分布
疼痛	疼痛剧烈，难行走，需服镇痛药物	疼痛可以忍受，通常不需服止痛药
化验	血尿酸增高，WBC 轻度升高	尿酸正常，WBC 显著升高
病程	有自限性，但反复发作	无自限性，预后较少复发
诊断性治疗	秋水仙碱特效，抗生素稍有或无效	抗生素特效，秋水仙碱无效
相似点	局部红肿热痛，WBC、ESR 升高	

表 1-7　痛风性关节炎与类风湿关节炎鉴别

	痛风性关节炎	类风湿关节炎
性别	常见于男性、绝经期后妇女	女性多发
发病特点	突然发病，间歇缓解，反复加重	缓慢发病，无明显间歇期，波浪式加重
受累关节	单侧起病，下肢重于上肢，常累及第一跖趾关节，慢性期可见对称性多关节发病	对称起病，上肢重于下肢，以手指小关节多见
疼痛	发作时关节剧痛，多为胀痛、灼痛	多关节疼痛，呈慢性钝痛、刺痛、冷痛、肿痛

	痛风性关节炎	类风湿关节炎
晨僵	轻微或无	明显
结节	典型的痛风结节，容易发生，逐渐变大并破溃	后期才有结节出现，通常为豌豆大小，一般不超过黄豆大，极少破溃
皮肤	暗红色灼热	通常不变色，郁热型可见微红发热
自限性	有，病程常不连续	无，病程连续
化验	血尿酸升高	类风湿因子阳性
X线	局部穿孔样、虫蚀样损害，周围不伴有骨质疏松	软骨消失，骨质疏松显著，关节间隙变窄、僵直、融合

注：慢性期痛风如果没有产生痛风结节、多关节对称发作并且持续不缓解时酷似类风湿关节炎湿热郁络型，注意从辅助检查区分。

表 1-8　痛风性关节炎与强直性脊柱炎鉴别

	痛风性关节炎	强直性脊柱炎
起病	急骤	隐匿
部位	四肢关节为主，开始为小关节，逐步向大关节发展	腰骶等中轴关节为主，少数以外周关节起病，通常为大关节开始
晨僵	无或轻微	明显
结节	有	无
自限性	有	无
诱因相关性	与饮食密切相关	与受寒湿密切相关，部分有感染的证据
化验	血尿酸升高	HLA-B27 多呈阳性
X线	早期仅为软组织肿胀，后期典型骨损害为局部虫蚀样、穿凿样骨破坏	骶髂关节典型炎性反应，关节边缘模糊，毛玻璃样改变，间隙狭窄甚至融合，可见脊柱竹节样改变

注：临床上合并两者发病并不少见，建议全面检查以免漏诊。

表 1-9　痛风性关节炎与骨关节炎鉴别

	痛风性关节炎	骨关节炎
性别	男多于女	女多于男
起病	急骤，反复发作	缓慢，持续性
发病时间	午夜或午休后	无固定时间
疼痛程度	剧烈难忍	可以忍受
皮肤	暗红	无皮肤表现
部位	小关节为主的多关节发病	膝关节及脊柱、骨盆高发，伴弹响膝
并发症	多见肾损害	无
X线	常有软组织肿胀，少见关节间隙变窄及骨赘，多为虫蚀、穿凿样骨破坏	骨质疏松、脱钙、增生，软骨破坏，关节间隙变窄，关节面下囊变，骨赘形成，无骨质破坏

表 1-10　痛风性关节炎与结核性关节炎鉴别

	痛风性关节炎	结核性关节炎
病史	家族史或饮酒史	结核史或结核病（TB）接触史
诱因	与饮食相关	与疲劳相关
特点	起病急骤，间歇发作	缓慢起病，逐渐加重
全身症状	轻微中毒症状	消瘦、乏力、午后发热、盗汗等
关节液	可查到 MSU 晶体	可培养出结核杆菌
化验	血尿酸升高	PPD 试验+
诊断性治疗	秋水仙碱特效	抗结核药物有效，其他药物无效

表 1-11　痛风肾病与肾病继发性高尿酸血症鉴别

	痛风肾病	肾病继发性高尿酸血症
病史	病史长，10~15 年，肾功能减退进展缓慢	病史中痛风少见，发病年龄早，无性别差异，肾功能减退发生较早
关节症状	多先有痛风性关节炎症状且较重	关节症状很少发生
化验	血尿酸(UA)升高较 Cr、BUN 升高相对显著,UA/Cr>2.5,24 小时尿尿酸排泄增加	血尿酸、Cr 均升高，但 UA/Cr<2.5，24 小时尿尿酸排泄减少

表 1-12　痛风性关节炎与足拇趾滑囊炎鉴别

	痛风性关节炎	足拇趾滑囊炎
发作	急性发作	相对缓慢
自限性	有	无
化验	血尿酸升高	血尿酸正常
部位	全关节红肿	仅限于关节内侧

表 1-13　痛风性关节炎与血栓闭塞性脉管炎鉴别

	痛风性关节炎	血栓闭塞性脉管炎
部位	第一跖趾关节为中心	足背或胫后动脉为中心，可见动脉搏动减弱
症状	红肿热痛	疼痛伴局部发凉，远端可有坏死现象，而不单纯累及关节
辅助检查	关节 B 超见滑囊液斑点状回声	局部彩超易发现血供障碍
化验	血尿酸升高	血尿酸正常

表 1-14　痛风性关节炎与糖尿病足的鉴别

	痛风性关节炎	糖尿病足
起病	急骤	缓慢
特点	间歇发作	持续加重
症状	红、肿、热、痛	红、肿、凉、麻
化验	尿酸升高	血糖升高
超声检查	根据病情不同，可发现关节积液、滑膜炎、滑囊炎、肌腱炎、腱鞘炎、关节软骨破坏、骨质侵蚀等病变，典型特征"双轨征""暴风雪征"	彩超可见局部血供减少

3. 原发性痛风与继发性痛风的鉴别诊断

原发性痛风和继发性痛风，虽然同属于一种疾病，但两者有一定的不同之处。

原发性痛风绝大多数病因不清楚，有遗传倾向，属先天性代谢酶缺陷疾病。在我国，近年来由于营养条件改善、人群平均寿命延长，痛风发病率随年龄而增加，已成为常见病。它多发于男性，女性较少见，仅绝经期后偶有发生。

继发性痛风占痛风病的 5%～10%。继发性痛风均有明确的病因，如骨髓增殖性疾病：急慢性白血病、多发性骨髓瘤、红细胞增多症、溶血性贫血、淋巴瘤及多种癌症化疗时，细胞内核酸大量分解而致尿酸产生过多；或因肾病、高血压、动脉硬化晚期，由于肾衰竭，尿酸排泄困难而使血尿酸升高。

继发性痛风通常病程短，关节慢性损害症状不如原发性典型；且继发性痛风的原发病都很严重、凶险，因此痛风慢性期各种表现少见。继发性痛风血尿酸浓度常高于原发性者，尿路结石发生率也较高。鉴别要点详见表 1-15。

表 1-15　原发性痛风与继发性痛风的鉴别要点

鉴别要点	原发性痛风	继发性痛风
发病年龄	平均 40 岁	平均 54 岁
女性患者	占 4%	占 30%
平均血尿酸	541μmol/L（9.1mg/dl）	714μmol/L（12mg/dl）
尿酸结石	占 11%	占 40%
受累关节	趾、踝、膝等	不定
痛风结节	出现在急性发作之后	可出现在急性发作之前
家族史	占 10%～60%	无

4. 痛风的常见误诊原因

痛风较易误诊。在欧美等国家，由于痛风比较多见，以致医师有时将非痛风疾病诊断为痛风。而在国内，由于痛风比较少见，常易将痛风诊断为非痛风疾病。临床常见的表现如下。

（1）数种疾病同时存在而造成误诊、漏诊：对于痛风合并的尿酸性尿路结石，由于结石症可以为痛风的首发症状，故易误诊为单纯尿路结石，而漏诊痛风。痛风结节破溃流出白垩样物，则误诊为骨髓炎或结核性脓肿。

痛风性关节炎是被误诊的疾病，急性期以误诊风湿性关节炎为最多，发作间期以类风湿关节炎为常见。此外有被误诊为外伤性关节炎、银屑病关节炎、慢性滑囊炎、关节结核等。也有部分痛风发作时无明显的红肿，仅表现为关节疼痛，也无明显的关节变形，这种情况下常易误诊为一般的关节劳损或者是骨关节炎。总之，痛风被误诊为其他关节病的情况，在临床上不少见，如果患者和医生对痛风的临床特征比较熟悉，对怀疑为痛风性关节炎者常规地进行血尿酸检查，那么就不会造成误诊。

此外，有些痛风性关节炎在首次发作时，由于局部红肿比较明显及烧灼样疼痛，外科医师常将痛风误诊为丹毒（俗称"流火"）、蜂窝织炎、化脓性关节炎、创伤性关节炎等，有的被误诊为滑囊炎。

（2）在痛风多发地区，常将一些有关节表现的其他疾病，误诊为痛风。这些疾病包括老年人骨质增生症或骨质疏松症引起的关节痛、高尿酸血症合并神经痛风或关节痛综合征等。1991年Wolfe等在9108例风湿病门诊初诊患者中，有164例（1.8%）非痛风患者被误诊为痛风，其中有风湿性关节炎、假性痛风、纤维织炎、银屑病关节炎等。

（3）其他因素的影响：如抗风湿药、止痛药早期应用使症状变得不典型；抗生素及糖皮质激素使用使病情发生演变，影响化验结果；化验时间掌握不正确，缺乏应有的分析，缺乏多次化验的动态分析。

笔者认为，从根源上分析可以发现，发生痛风误诊、漏诊的原因不外乎两点：一是诊断者对于痛风缺乏认识；二是痛风表现不够典型。但关键还在于我们的医务工作者对痛风诊断的熟悉、掌握水平。

第六节 痛风的临床治疗

一、概　述

随着痛风发病率的上升及人类对痛风疾病认识的不断深入，人们对于痛风治疗的认识水平和重视程度日益提高。各国针对痛风治疗的指南均在修订并不断更新完善。国内风湿病专家共识、ACR痛风诊治指南、EULAR痛风治疗指南、日本高尿酸血症及痛风诊治指南相继发表。各国指南基本原则一致，但由于生活方式、种族及可选择的药物不尽相同，具体治疗细节有所不同。但基本共性都提出了对患者进行积极有效的健康宣教是慢性疾病治疗的重要环节；对痛风治疗的策略从强调单纯的急性关节炎的镇痛治疗，转为痛风和高尿酸血症患者的综合管理，将疾病预防摆在首位，强调了痛风综合治疗的重要性。

从临床现状分析，目前对本病的治疗大多缺乏病因治疗和根治措施，临床追求的治疗目标主要包括：一是迅速有效地终止急性关节炎的发作；二是预防急性痛风性关节炎复发；三是纠正高尿酸血症，预防或逆转因尿酸盐沉积对关节、肾脏和其他部位所导致的损伤；四是防止尿酸结石的形成。中医治疗除根据临床表现辨证论治以外，还积累了丰富的单方验方、外治疗法、针灸疗法等治疗经验。

二、西医治疗概要

2016年6月，EULAR在年会上首次发布更新的痛风治疗指南，再次强调了达标治疗的理念，将目标值依据病情的严重程度分别设置在360μmol/L和300μmol/L，认为有一次典型的痛风发作就应该开始降尿酸治疗，同时再次明确了开始降尿酸治疗时应该进行为期6个月的"预防用药"。另外，该指南强调了其他合并用药与痛风治疗药物的相互作用，这对减少痛风的药物不良反应尤为重要。

1. 治疗原则

迅速控制急性关节炎发作；预防关节炎复发；预防或治疗尿酸盐在关节、肾脏或组织沉积所致的合并症。

2. 治疗关键三要素

（1）完善患者的健康宣教，可显著提高降尿酸治疗的依从性和效果。有数据统计显示，目前去医院进行降尿酸治疗的痛风患者只有 50%，能够坚持 3 个月以上的只有 30% 左右，达标治疗的仅有 10% 左右，由此可见患者的依从性很差，一方面反映了医生对患者的健康教育做得不够；另一方面可见医生在达标理念和规范治疗方面还存在非常大的差距。

（2）生活方式的改善（包括减轻体重、饮食习惯改变）是进行降尿酸治疗和预防痛风再次发作的重要环节。

（3）注意筛查痛风合并症，如心血管疾病、内分泌和代谢疾病，这些疾病相互之间存在着依赖关系。

3. 一般治疗

（1）低嘌呤碱性饮食，减轻体重。

（2）严格戒酒，多食碱性食物如油菜、白菜、胡萝卜或瓜类等。

（3）适宜多量饮水，促进尿酸排泄。

（4）避免过度劳累和紧张。

（5）避免同时使用升高血尿酸的药物，如利尿药和阿司匹林等。

4. 达标治疗

（1）痛风发作的达标治疗：痛风治疗应尽可能早，应进行患者教育和改善生活方式，了解合并症和目前用药；对于有严重肾功能不全的患者，避免用秋水仙碱和非甾体抗炎药；对于同时合用细胞色素 P3A4 或 P-糖蛋白抑制剂如环孢素者，避免用秋水仙碱。控制发作的药物需根据痛风发作严重性、持续时间和受累关节数进行选择。

1）秋水仙碱，开始用 1mg，1 小时后用 0.5mg。

2）非甾体抗炎药：传统或环氧化酶-2（COX-2）抑制剂，如果需要，加质子泵抑制剂（PPI）。

3）泼尼松 30～35 mg/d，用 5 天。

4）注射糖皮质激素。

5）联合治疗，秋水仙碱加非甾体抗炎药或激素。

6）对激素、秋水仙碱或非甾体抗炎药有禁忌证的患者，可使用 IL-1 受体拮抗剂。急性期过后，开始降尿酸治疗，教育患者自我用药，可联合预防性发作的药物治疗。

（2）高尿酸血症的达标治疗：血尿酸降低到血尿酸饱和浓度以下，可减少发作次数，使痛风石消失，还可能给心血管和肾脏疾病带来好处。2016 年 EULAR 设定血尿酸达标目标值为 300μmol/L 或 360μmol/L。对正在进行降尿酸治疗的患者而言，应监测血尿酸水平，保持在 360μmol/L 以下，而对于严重痛风（如痛风石，慢性痛风性关节炎，频繁发作）的患者，目标值在 300μmol/L，直到所有晶体溶解和痛风完全缓解，这有助于快速溶解晶体。指南建议，第一次就诊，但诊断明确的痛风患者，应考虑降尿酸治疗。如果延迟开始降尿酸治疗，可能出现晶体负荷较高、难以溶解及长期高尿酸血症使心血管和肾脏病恶化。降低血尿酸水平的方法如下。

1）停用诱发高尿酸血症的药物如小剂量阿司匹林和利尿剂（噻嗪类药可使尿酸平均增高 0.65 mg/dl，襻利尿剂平均增高 0.96 mg/dl），应使用氯沙坦和（或）钙拮抗剂。

2）饮食控制和锻炼。

3）使用降尿酸药，包括黄嘌呤氧化酶抑制剂（别嘌醇和非布司他）、促尿酸排泄药（lesinurad、苯溴马隆和丙磺舒）及尿酸氧化酶（pegloticase）。

5. 降尿酸治疗的时机

（1）每年发作＞2 次。

（2）首次发作伴有痛风石或肾结石；年轻患者（年龄＜40 岁）；血尿酸水平高于 480μmol/L；有合并症（肾功能不全、高血压、心功能不全、缺血性心脏病）。

（3）初次使用降尿酸治疗时应使用预防痛风发作的药物，首选秋水仙碱作为预防痛风发作的一线用药，预防用药时间一定要达到半年。

三、中医辨证论治

（一）辨证要点

痛风的辨证要点，主要是辨兼夹、辨虚实。本病之主要病因为湿热。兼夹之邪，一是外邪，如起居不慎、外感风寒、膏粱厚味、内聚湿热均可诱发。二是痰浊瘀血，湿热聚而生痰，痰凝则影响气血流通，而气滞血瘀；湿热与痰、瘀俱为有形之邪，常胶结一处，故在辨证方面须掌握其不同特征，以便了解何者为主，何者为次，而相应地在用药上有所侧重。如瘀滞甚者，局部皮色紫暗，疼痛夜重；痰浊甚者，局部皮色不变，但却有肿胀表现；湿热也能引起肿胀，但局部有灼热感等。本病多虚实兼见。虚证为气血亏虚证多见，重者则见肝肾亏虚证。气虚证的表现是倦怠乏力，面色苍白，食少，便溏，短气，自汗，舌淡，脉弱。血虚证的表现是面色少华，头晕，心悸，多梦，失眠，爪甲色淡，疼痛呈游走性，舌淡，脉细；肝肾不足者则多头晕，心悸，腰疼，耳鸣，舌淡（阴虚火旺则舌质红），脉细弱。本病在早期以实证为主，中晚期则多见虚实兼见，甚至以虚证为主。

（二）分证论治

1. 下焦湿热证

证候：下肢膝以下关节及其周围组织突发性疼痛，初发时其痛有昼轻夜重的特点，疼痛剧烈，足不能履地，行走极其艰难，痛点常呈游走性，局部肿胀灼热，舌质红，苔黄腻，脉滑数。

治法：清热，燥湿，利湿，化浊。

方剂：四妙散（《医学正传》）加味。

组成：苍术 12g，黄柏 10g，薏苡仁 12g，牛膝 10g，独活 10g，防己 10g，威灵仙 10g，土茯苓 30g，蚕沙（包煎）10g，萆草 60g。

服法：水煎服，每日 1 剂。7 剂为 1 个疗程。

按语　方用苍术燥湿、黄柏清热为主药；薏苡仁、土茯苓、蚕沙、防己淡渗利湿，清化湿浊；牛膝、独活、威灵仙、萆草通络止痛，俾湿热分清，气血流通，则肿痛自愈。朱老认为，重用萆草既能利水泄热，又可以祛除经络之湿热，有逐邪止痛之功，对痛风伴有肾结石者尤为适宜。江西《草药手册》治砂石淋载：鲜萆草茎 120～150g，捣烂，酌加开水擂汁服有良效。若下焦热盛者，加黄柏一味，酒浸，晒干为细末。每服 3g，每日 2 次，此方名潜行散。痛剧者加制没药 3～5g；肿甚酌加大腹皮、槟榔、泽泻、穿山龙；痰多加制南星、法半夏、炒白芥子、竹沥夏。

2. 寒湿痹阻证

证候：肢体关节疼痛剧烈，红肿不甚，得热则减，关节屈伸不利，局部有冷感，舌淡红，苔白，脉弦紧。

治法：温经散寒，祛风化湿。

方剂：乌头汤（《金匮要略》）加味。

组成：川乌头、麻黄各 6g，黄芪 20g，炒白芍、鸡血藤、当归、生薏苡仁、草薢各 15g，甘草 9g，桂枝 5g，细辛 3g，土茯苓 30g，生姜 3 片。

加减：关节肿胀重者加车前子、白芥子各 10g；便溏者加炒山药 30g，炒白术 15g，乌梅、干姜各 10g；关节漫肿难消，甚者有结节肿块加莪术、皂角刺、穿山甲各 10g，三七粉（冲服）3g；畏寒重者加威灵仙、仙茅各 10g；小便清长、夜尿多加益智仁、锁阳、乌药各 10g；伴腰膝酸软加杜仲、桑寄生、牛膝各 10g。

服法：水煎服，每日 1 剂。7 剂为 1 个疗程。

按语　寒湿留于关节，经脉痹阻不通，气血运行不畅，故关节剧烈疼痛，不能屈伸。治以乌头汤温经散寒，祛风化湿。方中麻黄、桂枝、细辛、生姜发汗宣痹；川乌头祛寒解痛；炒白芍、甘草缓急舒筋；同时黄芪益气固卫，助麻黄、川乌头以温经止痛，又可防麻黄过于发散；当归、鸡血藤养血活血；生薏苡仁、草薢、土茯苓化湿泄浊。诸药配伍能使寒湿之邪微汗而解，病邪去而正气不伤。

3. 瘀血阻络证

证候：手足关节疼痛剧烈，如针刺刀割，甚至手不能触，夜重昼轻，局部皮色发暗，或舌有瘀斑、瘀点，脉涩。

治法：活血化瘀，宣痹止痛。

方剂：桃红四物汤（《太平惠民和剂局方》）加减。

组成：生地黄 12g，当归 10g，赤芍 10g，川芎 10g，桃仁 10g，红花 10g，威灵仙 10g，秦艽 10g，鸡血藤 10g，防风 10g，徐长卿 12g，桑枝 10g。

服法：水煎服，每日 1 剂。7 剂为 1 个疗程。

按语　方用桃红四物汤养血活血，桃仁、红花活血化瘀，威灵仙、桑枝、防风、徐长卿等宣通经络，合奏活血、宣痹之功，无热象者可加桂枝。痛甚加姜黄、海桐皮；夹痰加制南星、白芥子；瘀滞日久，其痛日轻夜重，局部暗黑者，可配服活络效灵丹（当归、丹参、乳香、没药），以增强活血化瘀的作用。

4. 痰热夹风证

证候：手足关节突发性疼痛、肿胀，疼痛夜甚于昼，胸闷痰多，舌苔黏腻，脉弦滑，兼见恶风、自汗等表现。

方剂：上中下痛风方（《丹溪心法》）。

组成：黄柏10g，苍术10g，防风10g，威灵仙10g，白芷10g，桃仁10g，川芎10g，桂枝10g，羌活10g，龙胆草6g，炮南星10g，红花6g。

服法：水煎服，每日1剂。7剂为1个疗程。

按语　方用黄柏、龙胆草清热；苍术、炮南星燥湿；羌活、防风、白芷祛风；桃仁、川芎、红花活血；桂枝一味有温经络之长，丹溪谓其能"横行手臂，领苍术、南星等药至痛处"。痛风有多种，或寒，或热，或湿，或痰，或瘀血等，均可用本方加减治疗。如无瘀血，可去桃仁、红花；若湿热不重，可去龙胆草、黄柏；痰多加半夏、白术、茯苓、陈皮。总之，根据病情，灵活运用。现代研究表明，痛风在发病过程中多伴有炎性反应，血尿酸增高，而川芎、威灵仙、桃仁、红花、炮南星有抗炎解热镇痛作用，苍术、黄柏、龙胆草有抗炎作用，并能降血尿酸，这可能是该方治疗痛风取效的原因之一。

5. 气血两虚证

证候：倦怠乏力，短气自汗，食少便溏，多痰或饭后腹胀，面色苍白，指甲、目眦色淡，头昏心悸，舌淡，苔根部黄腻，脉细弱。

治法：行气养血。

方剂：圣愈汤（《兰室秘藏》）加减。

组成：黄芪30g，党参20g，熟地黄12g，当归10g，山药15g，白术10g，川芎10g，白芍12g。

服法：水煎服，每日1剂。10剂为1个疗程。

按语　方用党参、黄芪补气，熟地黄、当归、川芎、白芍养血活血，山药、白术健脾。俾气壮血活，经脉调畅，酸软疼痛自已。夹风湿者，可酌加羌活、防风、豨莶草、桑枝之类，但不可纯作风治，否则反燥其血，终不能愈；夹湿热者，加酒炒黄柏；夹痰浊者加制南星、姜汁；病久肾阴不足加龟板、肉苁蓉、怀牛膝。

6. 肝肾亏虚证

证候：痛风日久，关节肿胀畸形，不可屈伸，重者疼痛，腰膝酸软，肢体活动不便，遇劳、遇冷加重，时有潮热盗汗，或畏寒喜暖，舌淡少津，苔薄或无苔，脉沉细数或沉细无力。

治法：补益肝肾，除湿通络。

方剂：独活寄生汤（《备急千金要方》）加减。

组成：独活、防风、川芎各 10g，秦艽、当归、生地黄、白芍、杜仲、川牛膝、茯苓、鸡血藤各 15g，细辛 3g，肉桂、人参各 5g，甘草 6g，桑寄生 20g。

加减：潮热明显者加青蒿、秦艽；盗汗明显者加五味子、生牡蛎；伴痰瘀结节者加白芥子、炮山甲。

服法：水煎服，每日 1 剂。7 剂为 1 个疗程。

按语 方中用独活、桑寄生祛风除湿，养血和营，活络通痹为主药；川牛膝、杜仲、生地黄补益肝肾，强壮筋骨为辅药；川芎、当归、白芍、鸡血藤补血活血；人参、茯苓、甘草益气扶脾，均为佐药，使气血旺盛，有助于祛除风湿；又佐以细辛搜风治风痹，肉桂祛寒止痛；使以秦艽、防风祛周身风寒湿邪。各药合用，是为标本兼顾，扶正祛邪之剂。对风寒湿三气着于筋骨的浊瘀痹，为常用有效的方剂。

四、中医分期论治

中医治疗痛风以清热利湿、活血通络为法，并利用中药中所含的活性成分促进尿酸的排泄。临床上，无症状高尿酸血症期多属湿浊内蕴，应立足于利湿化浊，以防湿浊内阻，酿成浊瘀热毒；痛风急性期，多属风湿热痹和湿热痹范畴，应从泄浊化瘀、清热通络、祛风除湿着眼，以阻止病情发展；缓解期（间歇期）辨证为瘀血阻络，宜活血通络为主，同时应兼顾清涤浊毒之邪；若发展到慢性期阶段，又需针对兼夹痰浊、血瘀者，随证参用化痰泄浊、祛瘀通络之法。同时根据阴阳气血的虚衰，注意培本，补养气血，调补脾肾。因此分期辨治更加符合临床实际。

（一）无症状高尿酸血症期

无症状高尿酸血症期患者仅表现为高尿酸血症，而无关节炎、痛风石、肾结石等临床表现。研究表明，原发性高尿酸血症是由于先天性嘌呤代谢紊乱和（或）尿酸排泄减少所致，其中有 10%～20% 的高尿酸血症患者会发展为痛风，血清尿酸浓度越高，时间越长，则发生痛风和尿路结石的概率越高。因此，一旦检验发现高尿酸，应及时加以干预，做好健康宣教，监测血尿酸，积极治疗相关病。

中医理论认为，高尿酸血症致病因素多以脾肾亏虚为主，浊邪积于体内，法当利湿泄浊，通利二便，使邪有出路。故利湿泄浊法在本病治疗中占有重要地位。

1. 百家精方撷萃

（1）泄浊除痹汤：土茯苓 30g，萆薢 10g，生薏苡仁 10g，威灵仙 10g，木瓜 10g，山慈菇 10g，泽泻 10g，泽兰 10g，王不留行 10g，牛膝 10g，生蒲黄 12g，车前子 10g。用法：每日 1 剂，水煎，取汁 200ml，每次 100ml，早、晚服用。功用：泄浊祛邪，化湿清热，活血化瘀。临床报道，本方能有效降低血尿酸水平，防止痛风急性发作，促进痛风石吸收。

（2）四味痛风饮：车前子 30g，蔓荆子 15g，百合 25g，蜂蜜适量。水煎服，每日 1 剂。1 个月为 1 个疗程。治疗期间嘱患者控制饮食，限制饮酒和高嘌呤食物的摄入，每天饮水 2000ml 以上。临床观察显示，痛风饮组治疗 62 例，有效 55 例，有效率为 88.7%，肝功能受损人数 0 例，肝功能异常率为 0；对照组予别嘌醇每日 0.2～0.4g，分 2～3 次口服，共治疗 1 个月。治疗 62 例，有效 53 例，有效率为 85.4%，肝功能受损人数 4 例，肝功能异常率为 6.5%。两组患者在治疗有效例数上，差异无统计学意义（χ^2=0.287，P>0.05），但痛风饮组患者，无肝功能异常者出现，而别嘌醇组有 4 例出现显著肝功能异常，两者比较，差异有统计学意义（χ^2=3.84，P<0.05）。

（3）加味防己黄芪汤：汉防己 15g，生黄芪 15g，生姜 10g，白术 10g，柴胡 12～15g，黄柏 6～9g，山药 15g，大枣 12 枚。每日 1 剂，分 3 次温服。合并关节冷凉的患者，以苍术易白术 10g；合并关节局部红热痛者，加入制川乌（先煎）、制草乌（先煎）各 3～5g，细辛 3～6g，麻黄 6～10g，知母 15～20g，赤芍 10～12g；合并 2 型糖尿病的患者，以苍术易白术 10～12g，加泽泻 30g，车前子 10～20g；合并肾功能障碍的患者，加熟大黄 6～15g，牡丹皮 10～12g，地榆 8～10g，丹参 10～15g；合并肾结石者，加泽兰 10g，泽泻 12～30g，夏枯草 10～15 克，赤芍、白芍各 10g，生甘草 10g；合并高血压、高血脂者，加通草 6g，车前子 10g，草决明 15～30g。

根据国家中医药管理局《中医病证诊断疗效标准》拟定现代检验指标。结果表明，治疗后患者血尿酸平均下降 20%；43 例痛风患者痛风每月发作次数平均下降 73%；31 例 2 型糖尿病患者空腹血糖平均下降 24%，餐后血糖平均下降 18%；16 例肾结石患者尿结石排出率增加 46%，复发率明显减少；19 例高尿酸肾病患者 BUN 平均下降 21%，血清 Ccr 平均下降 10%，随着血清尿酸降低，TG 同步下降。

> **按语**　研究人员介绍，高尿酸血症中医学无记载，加味防己黄芪汤适用于血尿酸升高并见肥胖、身重、汗出、恶风、易疲劳、下肢浮肿等症，以脾气虚，湿气在表为证候特点者。方中重用生黄芪补气，健脾益元气为主药；汉防己祛风行气止痛，与黄芪相配伍，利水毒而不伤正；佐白术健脾胜湿，益气祛风固表，加强生津止痛功用；佐柴胡和解少阳，疏利三焦水道之郁结；配黄柏清热泻火，燥湿，导水毒邪热下行；甘草益元气和解诸药；生姜、大枣调和营卫益元气，化脾湿。诸药配合，健脾益气，祛风止痛，使水道通利，诸症自愈。

2. 单方验方选介

（1）仙虎汤：秦皮 15g，虎杖 15g，威灵仙 15g，土茯苓 15g，萆薢 15g，黄柏 15g，泽泻 15g，玉米须 10g，甘草 10g。水煎，分 2 次服，每日 1 剂。功效：清热除湿利尿，适用于高尿酸血症。

（2）百合车前汤：百合 20g，车前子 30g，蜂蜜适量。用法：水煎取汁，分 2～3 次服，每日 1 剂。百合含秋水仙碱，车前子促排尿酸，可防止痛风性关节炎发作。

（3）车前子茶：车前子（布包）30g，加水 500ml 浸泡 30 分钟后煮沸，代茶频饮，每日 1 剂。本方可增加尿量，促进尿酸排泄。

（4）山慈菇 30g，水煎服，每日 1 剂。本品含有秋水仙碱成分，能有效地缓解痛风发作，用于痛风发作期。

（5）车前子土茯苓散：取车前子 300g，土茯苓 300g（即按 1∶1 比例），先将车前子炒黄后与土茯苓（去除杂质）拌合一起，粉碎为细粉，用瓶装密封备用。每次 8g，每日 3 次，温开水送服。临床报道，降血尿酸用车前子土茯苓散，可获满意疗效。

此外，用单味土茯苓亦有良效，每次取土茯苓 30g，水煎服，每日 1 剂。用于痛风发作期和缓解期，能够增加尿酸排泄，降低血尿酸。

（6）萆薢 30～60g，水煎服。用于痛风发作期和缓解期，增加尿酸排泄，降低血尿酸。国医大师朱良春在临床上常用大剂量土茯苓、萆薢降低血尿酸指标，经验证对治疗高尿酸血症确有良效。

（7）金钱草 60～120g，水煎 2 次，共取汁 400ml，分 2 次服，用于痛风缓解期，增加尿酸排泄，降低血尿酸，防止痛风石形成。

（8）威灵仙 30～60g，水煎服，用于痛风发作期和缓解期，增加尿酸排泄，降低血尿酸，有明显的镇痛作用。

（9）海带薏米汤：海带 150g，薏苡仁 60～100g，同煮，不加糖，不拘次数饮用，急慢性痛风患者均可服用，有碱化尿液、利湿补钾的作用。

3. 西医治疗

正常血尿酸参考值为男性＜420μmol/L，女性＜360μmol/L，更年期后妇女血尿酸值升高接近男性。临床上，不论男性或女性，血清尿酸＞420μmol/L 即为高尿酸血症。血尿酸 420μmol/L 是体内尿酸盐晶体析出的临界点，当血尿酸＜420μmol/L，不论男性或者女性都不会引起体内尿酸盐晶体的沉积，亦不会引起痛风和高尿酸血症可能带来的一些损害。因此，将男性与女性的高尿酸血症定义标准统一，更有利于临床开始降尿酸治疗和达标的操作。

无症状高尿酸血症的处理见图 1-1。

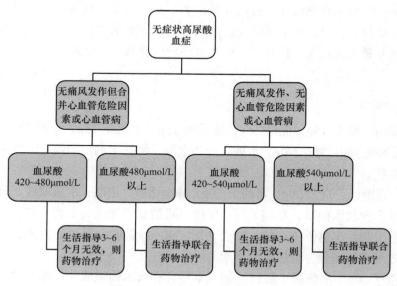

图 1-1　无症状高尿酸血症的处理

（1）血尿酸升高不明显，无关节炎及痛风石，可不用药，但需要：①重视和监测血尿酸，中老年人每年常规检查血尿酸；②寻找并去除病因，如药物（利尿剂、降压药、化疗药）、饮食（高嘌呤饮食、嗜酒）、某些疾病（肾病、血液病、糖尿病）或肥胖等，避免酗酒和过度疲劳等诱发因素；③积极治疗相关疾病，如高血脂、高血压、冠心病、糖尿病和肥胖。

（2）当上述原因排除后仍存在下列情况时应定期检查或开始治疗：①高尿酸血症（＞540μmol/L）；②尿尿酸＞1100mg/d；③有痛风家族史；④出现关节症状。

（二）急性发作期

80%的急性痛风患者有诱发因素，如进食过多富含嘌呤的食物、大量饮酒、过度疲劳、关节局部损伤、寒冷刺激、应用利尿剂、接受化疗等。近2/3的患者第一跖趾关节受累，局部出现急性红、肿、热、痛和活动受限。其次为跗骨关节、踝和足跟，指、腕和肘关节受累不常见。关节分布可不对称，下肢多于上肢，中轴关节受累极少见。症状多在午夜出现，来势较急，进展迅速，疼痛在数小时达到高峰。疼痛剧烈，甚至不能忍受被单覆盖或周围的震动。部分患者可伴有全身症状，如发热、头痛及全身不适等。体检可见关节局部肿胀、潮红发亮、皮温高及活动受限。

中医学认为痛风急性期多因湿从热化，以致湿热内蕴，痹阻经络而为患，属中医"热痹""痛痹""白虎历节风"的范畴。治疗宜清热解毒，泄浊化瘀，通利关节，通络止痛。常选四沙汤合宣痹汤加减，药用土茯苓、黄柏、苍术、牛膝、薏苡仁、萆薢、蚕沙、栀仁、连翘、虎杖、木通等。配合芙黄膏或如意金黄散麻油调匀外敷局部或中药煎水外洗等。中西医结合治疗，可在最短的时间内控制症状，缓解患者痛苦，在西药被迫停用后，中药还可持续发挥作用；临床研究还发现，服用中药时可减少西药用量，并有降低西药不良反应的作用。

1. 百家精方撷萃

（1）白虎桂枝汤：生石膏（先煎）30～60g，知母10g，粳米10g，甘草6g，桂枝6～10g。随证加减：可选用利尿除湿之品，如猪苓、泽泻、车前子、防己、滑石之类；选加健脾化浊之品，如薏苡仁、土茯苓、金钱草之类；热盛者，选加忍冬藤、连翘、黄柏之类；阴津耗伤者加选生地黄、玄参、麦冬之类；肿痛较甚者，选加乳香、没药、秦艽、络石藤、海桐皮、桑枝、地龙、全蝎之类；关节周围有红斑者，选加生地黄、牡丹皮、赤芍之类；下肢痛甚，可选加牛膝、木瓜、独活之类；上肢痛甚，可选加羌活、威灵仙、姜黄之类。

（2）上中下痛风方（《丹溪心法》）：黄柏10g，苍术10g，防风10g，威灵仙10g，白芷10g，桃仁10g，川芎10g，桂枝10g，羌活10g，龙胆草6g，炮南星10g，红花6g。每天1剂，水煎分2次服。功效：清热燥湿，化痰祛风。用于痛风痰热挟风证，手足关节突发性疼痛、肿胀，疼痛夜甚于昼，胸闷痰多，舌苔黏腻，脉弦滑，兼见恶风、自汗等表现。

按语　痰热瘀滞日久，复感外邪，新感引动宿邪，故其痛突然发作。胸闷、痰多、苔黏腻、脉滑等，为痰热素盛之象。恶风、自汗为风邪袭于表的见证。方用黄柏、龙胆草清热，苍术、炮南星燥湿，羌活、防风、白芷祛风，桃仁、川芎、红花活血，桂枝一味有温经通络之长，丹溪谓其能"横行手臂，领苍术、南星等药至痛处"。痰多加半夏、白术、茯苓、陈皮。

（3）三妙散加味方：炒苍术、炒白术各12g，黄柏10g，生薏苡仁、炒薏苡仁各30g，炒杏仁9g，藿香12g，金雀根30g，萆薢15g，土茯苓15g，虎杖15g，蚕沙（包煎）15g，炒防风12g，炒防己15g，益母草30g，车前草15g，泽泻10g，鸡血藤15g，青风藤12g。每天1剂，水煎分2次服。功效：健脾祛湿，疏风泄浊，清热解毒，活血通络，用于痛风急性发作期。

按语 国医大师路志正认为，现代医学概念中痛风是一种由于体内嘌呤代谢紊乱导致的一种特定的综合征，由其引发的痛风性关节炎以反复发作下肢踝关节或脚趾关节红肿疼痛为主要特征，其疼痛性质、发病部位、病因病机等均与中医学中记载的痛风不完全相同，有其独特的病因病机及临床表现，也与其他痹证不同，有明显的特征性，好发于青壮年男性，路老提出，将现代医学的痛风命名为"痛风痹"，以区别于传统医学中痛风的概念，使其更有针对性，便于对其进行治疗和深入系统的研究。痛风痹的病因以内因为主，源于饮食将息失宜，痰湿浊毒瘀阻所致。故治疗首当注意调整生活习惯，禁忌膏粱厚腻之品。药物以健脾祛湿为主，同时配合疏风泄浊、清热解毒、活血通络等不同治法。方中以炒苍术、炒白术、生薏苡仁、炒薏苡仁、藿香醒脾健脾，治本以杜病之源；金雀根、萆薢、虎杖、土茯苓、蚕沙清热解毒，消肿止痛；炒防风、炒防己祛风湿，通经络，除湿利关节，因风能胜湿；益母草、车前草、泽泻渗利小便，使湿有出路，湿去则热孤；鸡血藤、青风藤祛风活血通络。加减：脾虚者加五爪龙、黄芪、太子参益气健脾祛湿；肾气不足者加川续断、桑寄生、杜仲；小便不畅者加金钱草、通草、六一散；胃脘胀满，纳食欠馨者加藿香梗、紫苏梗、厚朴花、焦三仙、五谷虫；湿浊热毒较甚者加炒枳实、大黄；痰瘀阻络，患处皮色较暗者加山慈菇、穿山甲珠、地龙。

（4）宋氏自拟清热定痛汤：生石膏30g，知母30g，土茯苓20g，薏苡仁25g，猪苓15g，萆薢15g，威灵仙10g，黄柏10g，连翘12g，牡丹皮10g，山慈菇12g，泽泻10g，生地黄12g，赤芍12g。每天1剂，水煎分2次服。功效：清热利湿，通络止痛，适用于痛风初期单关节受累，以足的第一跖趾关节为好发部位，其次为手足小关节及踝、足跟、膝、腕、肘关节等，关节红肿、发热，有明显压痛，活动受限，并伴有发热、头痛、脉数等，往往来势迅猛，疼痛在1天内达到高峰。

（5）周氏经验方：蒲公英15g，紫花地丁15g，大黄10g，芒硝10g，土茯苓20g，甘草10g，山慈菇20g，川萆薢20g，炒白芥子10g，炒山甲10g，茵陈15g，苍术10g，黄柏10g，秦皮15g，秦艽10g。水煎服，每日1剂。功效：清热解毒，泄浊化瘀，通利关节，适用于痛风急性发作期，症见足趾、踝或腕、手指关节红肿热痛，局部灼热，痛不可触，昼轻夜重，周身发热，烦渴汗出，舌质红，苔黄厚或腻，脉滑数。

（6）罗氏痛风方：当归15g，秦皮15g，秦艽15g，威灵仙15g，豨莶草30g，羌活10g，防风15g，生升麻10g，粉葛根30g，苦参10g，苍术12g，车前子15g，生薏苡仁30g，生甘草10g。水煎服，每日1剂。主治痛风急性发作。指征：尿酸增高，关节红肿热痛，苔黄腻，脉滑数（注意：脾胃虚寒者不宜使用。服药期间忌豆腐、鱼虾、动物内脏等食品）。

（7）除湿化瘀方：薏苡仁30g，金钱草30g，土茯苓20g，黄芪20g，车前子、丹参、萆薢、益母草各15g，大黄10g，甘草5g。用法：水煎服，每日1剂。功效：清热除湿，化瘀通络，消肿止痛，适用于急性痛风性关节炎、高尿酸血症。

> **按语**　本方临床应用特点为治疗与预防同步。方中土茯苓泄浊解毒，健脾利湿，通利关节，除周身寒湿，现代药理研究证明土茯苓具有利尿、镇痛作用，在本方中有增加尿酸排泄、降低血尿酸的作用。丹参有祛瘀止痛、活血通络的功效，药理研究证明丹参具有改善微循环、抗炎止痛、增加 GFR，改善肾功能的作用。萆薢能祛风湿，分清浊，利关节，解疮毒，药理研究证明萆薢有增加尿酸排泄的作用，在本方中有增加尿酸排泄、降低血尿酸的作用。大黄泄实热，下积滞，行瘀解毒，逐瘀通经，现代药理研究证实大黄有改善肾功能、抗炎、解热镇痛的作用。大黄素能刺激肠壁、增强胃肠道的蠕动，促进尿酸排泄，在本方中具有消肿止痛、促进尿酸排泄作用。车前子泄浊利尿，现代药理研究证实车前子有抗炎利尿、抗衰老、抗肝毒、缓泻、降胆固醇作用，在本方中具有增加尿酸排泄、降低血尿酸作用。黄芪健脾化湿、补气升阳、益卫固表、托毒生肌、利水消肿，药理研究证实黄芪具有增强免疫功能、增强机体耐缺氧及应激能力、促进机体代谢及激素样作用，在本方中有利尿促进尿酸排泄作用，兼能制约苦寒药物损伤脾胃之弊。薏苡仁渗湿，健脾，除痹，泄浊利尿，药理研究证实薏苡仁有镇静、镇痛及解热作用，以及增强肾血流量而促进血尿酸排泄。金钱草清热，利尿，消肿，现代药理研究证实金钱草有利尿作用，在本方中具有增加尿酸排泄、降低血尿酸作用。益母草活血，祛瘀通络，调经，消肿，现代药理研究证实益母草具有行血散瘀、利尿作用，在本方中具有利尿降尿酸的作用。甘草和中缓急，润肺，解毒，调和诸药，药理研究证实甘草具有肾上腺皮质激素作用、抗利尿作用。

（8）化浊祛瘀痛风方：土茯苓 30～60g，虎杖 30g，粉萆薢 20g，忍冬藤 30g，薏苡仁 30～50g，威灵仙 15g，黄柏、川牛膝、木瓜络、泽泻、路路通、制乳香、没药各 10g。随证加减：寒重去忍冬藤、黄柏，加制附片、炙桂枝各 10g；湿重加苍术 10g，川厚朴 6g；若痛风反复发作 10 年左右已出现关节畸形，关节周围与身体他处皮下均可见到结节状突出之痛风石，可于原方中加金钱草 30g，海金沙（布包）10g，鱼脑石 15～18g；若痛风急性发作控制后，可在化浊祛瘀痛风方的基础上酌加补肾之品，如山茱萸、补骨脂、骨碎补等，以竞全功。用法：水煎服，每日 1 剂。功效：化浊解毒，祛瘀通络。主治：急性痛风性关节炎。

（9）痛风定痛汤：金钱草 30g，泽泻 10g，车前子 10g，海藻 15g，生石膏 30g，知母 10g，黄柏 10g，赤芍 10g，生地黄 15g，防己 10g，地龙 10g。每日 1 剂，水煎，早、晚分 2 次服。功效：清热利湿，活血定痛。主治：痛风性关节炎，局部有明显红肿热痛者。指征：以第一趾跖关节为主要好发部位；一般在夜间急性发作，剧痛，血尿酸高于正常。

> **按语**　足部亦是蜂窝织炎及丹毒的好发部位，必须鉴别，诊断不明确不宜使用。方中金钱草是治疗尿路结石的主药，尿路结石与尿酸盐结晶有关。痛风亦是尿酸盐结晶沉积在小关节软骨所致，借此机制，异病同治。车前子、泽泻、防己利尿，有助于从肾排出尿酸。知母、赤芍、生地黄、生石膏及地龙，清热通络，对非化脓性急性炎症有消炎止痛作用。

2. 单方验方选介

（1）灵仙羚羊角散：威灵仙 15g，羚羊角粉 10g，苍耳子 6g，白芥子 6g。将上药共研为细末，每次 5g，每日 3 次，黄酒调服，适用于痛风游走性疼痛。

（2）山慈菇煎：山慈菇 30g。水煎，分 3 次服，每日 1 剂。本品含秋水仙碱。秋水仙碱治疗急性痛风性关节炎有特别的效果，适用于痛风发作期。

（3）土茯苓煎：土茯苓 30g。水煎，分 3 次服，每日 1 剂。土茯苓，味甘淡，性平，归肝、胃经，气薄味浓擅攻毒邪，能清血毒，剔毒邪，除痈肿；且能祛风胜湿。故《本草纲目》谓："土茯苓能健脾胃，去风湿，脾胃健则营卫从，风湿去则筋骨利。"《本草正义》也曰："土茯苓，利湿去热，能入络，搜剔湿热之蕴毒。"本品含秋水仙碱，秋水仙碱对急性痛风性关节炎有选择性的消炎作用，适用于痛风发作期和缓解期。

（4）金钱草煎：金钱草 60～120g。水煎，分 3 次服，每日 1 剂。适用于痛风发作期和缓解期，防止痛风石形成。

（5）威灵仙煎：威灵仙 30～60g。水煎，分 3 次服，每日 1 剂。适用于痛风发作期和缓解期，防止痛风石形成。

（6）银花槐花茶：金银花 25g，槐花 15g。用沸水浸泡 30 分钟，代茶饮，每日 1 剂。功效：清热解毒，祛湿化浊，适用于痛风发作期和缓解期。

（7）凌霄花：凌霄花根（紫葳根）6～10g，以水、酒各半煎服；或用凌霄花根 100g，浸入 500g 白酒中，每次 15ml，每日 2 次，有凉血活血止痛之功。

（8）黄柏灵仙汤：黄柏 6g，威灵仙 6g，苍术 10g，陈皮 6g，芍药 3g，甘草 10g，羌活 6g，共为粗末，加水煎服，每日 1 剂，有清热除湿、活血通络之功，主治湿热型痛风。

（9）黑龟汤：用龟甲 15g，黑木耳 10g，煎成一碗汤一次服下，每日 2 次，连服 5～7天，忌动物内脏、鲤鱼、酸物，适用于痛风急性发作和缓解期。

（10）丹红注射液：5% 葡萄糖注射液 500ml+丹红注射液 30ml，每日 1 次，缓慢滴注。丹参具有活血化瘀、凉血宁心、调经止痛的作用，治痛风取其活血化瘀生新、行而不破的功效，抑制尿酸生成，加速尿酸排泄；红花活血通脉，祛瘀止痛，可改善微循环、防止血小板高凝状态，两药共用，改善微循环且消炎止痛作用明显，且安全、毒副作用小。

3. 西医治疗

（1）非药物治疗：急性期患者应卧床休息，减少活动，抬高患肢，避免负重，一般在关节疼痛缓解 72 小时后恢复活动。注意保暖，避免受凉。限制高嘌呤食物的摄取，严格戒酒。多饮水，使每天尿量达 2000ml 以上，促进尿酸排泄，肾功能不全者需控制入量。重视患者教育，让患者知晓诱发痛风急性发作的原因和发作后的基本处理原则。

（2）药物治疗：急性期治疗关键在于迅速控制急性关节炎发作，最好在发病之初的 24 小时内开始用药，且越早越好；不干预先前用药，即如在降尿酸过程中出现急性痛风性关节炎发作，无须暂停降尿酸药物；但对于不是在降尿酸过程中出现的急性痛风性关节炎发作，原则上推荐发作时不使用降尿酸药物。控制痛风急性发作的药物包括非甾体抗炎药、秋水仙碱、糖皮质激素和促肾上腺皮质激素等。

1）非甾体抗炎药（non-steroidal anti-inflammatory drug，NSAID）：是控制痛风急性发作的一线用药，尤其适用于不能耐受秋水仙碱的患者。临床上非甾体抗炎药常与秋水仙碱合用以增强止痛效果。痛风发作后即用最大量开始治疗，24 小时控制后快速减量。此类药物宜饭后服用，可减轻胃肠道不良反应。痛风急性发作常用的非甾体抗炎药有吲哚美辛、布洛芬、保泰松、双氯芬酸钠、塞来昔布、吡罗昔康、萘普生。不宜使用阿司匹林。

吲哚美辛是经典选择，它具有显著的抗炎、镇痛作用，且起效迅速，曾作为非甾体抗炎药中的首选药品用于痛风急性期治疗，开始剂量为50mg，每隔6小时1次，待症状减轻后逐渐减量至25mg，每日2~3次。其他有效的非甾抗炎药包括双氯芬酸（25~50mg，每日3次）、依托考昔（120mg，每日1次）、塞来昔布（200mg，每日2次）、美洛昔康（7.5~15mg，每日1~2次）、洛索洛芬（60~120mg，每日3次）、萘普生、布洛芬和舒林酸等。在急性关节炎发作的初始1~2天，非甾类抗炎药的剂量可加倍，以便达到快速缓解疼痛的目的，待症状得到一定好转后迅速减至常规量。一般来说，对于有胃肠道损害风险因素的患者，尽量使用选择性COX-2抑制剂如塞来昔布、依托考昔等。对于有心血管疾病风险因素的患者，倾向于使用非选择性COX-2抑制剂如双氯芬酸、布洛芬、美洛昔康或洛索洛芬等，并酌情考虑加用抑酸剂和（或）胃黏膜保护剂，如质子泵抑制剂。对于COX-2选择性抑制剂来说，最重要的一点是它比传统非甾体抗炎药物能够带来更多的益处，尤其是减少对胃肠道的不良反应。

除了上述口服的非甾体抗炎药以外，外用的非甾体抗炎药也是急性痛风关节炎患者的选择之一。目前临床上应用的主要有水杨酸二乙胺软膏、双氯芬酸二乙胺乳胶剂（扶他林）等剂型，外敷于疼痛的关节部位，具有明显的抗炎镇痛作用。

2）秋水仙碱：为痛风急性发作的首选用药，对控制痛风急性发作具有非常显著的疗效，也是用于降尿酸过程中预防痛风再次发作的首选用药，且用于对非甾体抗炎药有禁忌或不能耐受而肝肾功能或骨髓功能正常的患者。

因秋水仙碱静脉注射易导致患者骨髓抑制、肝坏死、肾衰竭、弥散性血管内凝血、癫痫发作甚至死亡，故目前仅限于口服治疗。传统的治疗方法是，初始口服1mg，然后0.5mg/h或1mg/2h，直到症状缓解，最大剂量为6~8mg/d，症状缓解后用0.5mg，每日2~3次预防慢性痛风的急性发作，因该疗法可引起较严重的恶心、呕吐、厌食和腹泻等胃肠道反应，发生率高达40%~75%，故目前越来越倾向于使用EULAR痛风诊治指南推荐的小剂量用药方案，即秋水仙碱0.5mg，每日3次，12小时后症状开始减轻，48小时时疗效与非甾体抗炎药相似。

对于需要长期使用秋水仙碱的患者来说，预测秋水仙碱毒性作用的最佳因素是Ccr，出现秋水仙碱的患者Ccr多数<50ml/min，因此秋水仙碱的正常稳定剂量应根据肾功能进行调整：当Ccr为>50ml/min、35~50ml/min和10~34 ml/min时，其剂量分别为0.5mg，每日2次；0.5mg，每日1次；0.5mg，每2~3日1次。Ccr<10ml/min或有严重肝损害者应禁止使用，以防出现骨髓抑制和神经性肌病。

3）糖皮质激素和促肾上腺皮质激素：激素可有效治疗痛风急性发作。口服、肌内注射、静脉或关节腔注射糖皮质激素均有效，但这些制剂通常用于不能耐受非甾体抗炎药、秋水仙碱，或存在消化性溃疡，或有肝肾功能不全等禁忌时使用。关节腔内或局部注射长效激素，如复方倍他米松或曲安奈德，适用于痛风急性发作仅累及1~2个大关节的患者，注射前需排除关节旁注射部位或关节内感染。对于多关节受累者可肌内注射复方倍他米松，也可口服泼尼松0.5mg/（kg·d）5~10天，立即停用，或足量使用2~5天后逐步减量，7～10天后停药时可服用小剂量秋水仙碱或非甾体抗炎药，以防止症状反跳。

对于上述药物治疗无效，或无法接受口服用药的患者也可选用促肾上腺皮质激素（ACTH）短疗程治疗，一般为40IU肌内注射，可终止急性痛风发作，多数情况下需要24～72小时后重复1次。该类药物的特点是起效快、缓解率高，但停药后容易出现症状反跳，且多家研究针对ACTH用于痛风性关节炎急性期治疗尚未达成共识，因此有待进一步评估。

必须指出的是痛风急性发作开始时不能加降尿酸药，而是需等急性发作完全控制后加用，急性关节炎发作时由于关节剧烈疼痛，肾脏应急性排尿酸增多，血尿酸迅速下降，此时不必再用降尿酸药，否则会由于血尿酸下降过快，关节液中的尿酸不能迅速转移到血液，使关节内尿酸浓度过高，引发转移性关节炎。对于已使用了稳定剂量的降尿酸药而痛风再次急性发作时，则不再停用该降尿酸药。但对于无明显间歇期或正在使用降尿酸药者，则需持续使用小剂量非甾体抗炎药或秋水仙碱4～6周，甚至半年以上，以预防其频繁急性发作。

还有一点值得提醒，急性发作期静脉滴注大剂量青霉素治疗有效，不是青霉素的作用，而是输液后有助于尿酸从肾脏排泄的结果，所以一般不需要用青霉素治疗。

■ （三）间歇期

经过1～2周的治疗，痛风急性关节炎一般都能被控制，然后进入缓解期或间歇期。不同患者间歇期长短不一，多数患者一年内复发，此后每年发作数次，而且越发越频，受累关节越来越多，病情也越来越难控制。急性关节炎缓解后，局部炎症虽然消除，但嘌呤代谢障碍并未解除，血尿酸依然升高，故间歇期仍需坚持治疗，注意标本同治。

中医学认为，痛风在间歇期，当以培补调和为主，使脏腑功能强健与协调，毒无以生，用药以健脾益肾、利湿化浊之品为主。如间歇期脾虚湿困者多见，常用参苓白术散健脾益气扶正的同时，加防己、滑石、土茯苓、萆薢等利尿渗湿之品以祛邪；如属肝肾亏虚，痰瘀阻络之证，多用独活寄生汤和四妙散加桃仁、红花、全蝎等，在补益肝肾的同时，兼利湿化痰祛瘀以祛邪；又如肝肾阴虚者用杞菊地黄汤，脾肾气虚者用大补元煎治疗时，还须根据所夹湿热、寒湿、瘀血之邪而加清化湿热、温寒祛湿、活血化瘀等祛邪之品。标本兼治之法，既可逐邪外出，又可提高抵抗力，增强对过度疲劳、情绪紧张等痛风诱发因素的耐受力，从而减少痛风复发。采用中医审证求因，辨证论治的方法，对缓解症状，降低尿酸，巩固疗效有明显优势。

1. 百家精方撷萃

（1）扶脾泄浊汤：党参15g，白术15g，茯苓20g，虎杖15g，萆薢15g，车前子20g，黄柏10g，青风藤15g，老鹳草15g，鹿衔草10g，地龙10g，毛冬青20g。用法：每日1剂，水煎后分2次服。功效：健脾，泄浊，化瘀。用于痛风间歇期。

按语　李氏对中医治疗痛风、预防复发、保护肾功能进行了临床疗效观察。方法是将124例患者随机分为两组，对照组61例根据病情予口服秋水仙碱和别嘌醇等治疗，治疗组63例口服扶脾泄浊汤治疗，观察两组治疗后的临床指标，进行疗效和安全性评价。结果总有效率治疗组为 95%，对照组为 77%，两组比较有显著性差异（$P<0.05$）；治疗后血尿酸与治疗前比较两组均有非常显著性差异（$P<0.01$），而组间比较亦有显著性差异（$P<0.05$），且治疗组未见不良反应的发生。结论：扶脾泄浊汤治疗痛风效果明显，复发率低，且无不良反应，患者耐受性好。

（2）健脾益肾方：炒白术 10g，茯苓 12g，炒山药 15g，炒薏苡仁 15g，桑寄生 12g，牛膝 12g，制黄精 12g，山茱萸 10g，泽泻 12g，土茯苓 12g，制大黄 5g。用法：水煎服，每日 1 剂。功效：培补脾肾，协调脏腑，泄浊化瘀排毒，用于痛风间歇期。

（3）薏苡仁汤合桃红四物汤：炒薏苡仁 20g，赤小豆 20g，淡豆豉 20g，桃仁 10g，红花 10g，赤芍 10g，生地黄 10g，炒山甲 10g，泽泻 15g，酒大黄 10g，甘草 10g。用法：水煎服，每日 1 剂。功效：健脾利湿，解毒消肿，活血化瘀，适用于痛风缓解稳定期。加减：合并高血压者，加生石决明 20g，稀莶草 30g；合并高脂血症者，加决明子 20g；合并尿路结石者，加金钱草 30g，海金沙 30g，路路通 10g。

（4）尿酸平降方：土茯苓、忍冬藤、滑石粉、生薏苡仁各 30g，泽泻、牡丹皮、当归、赤芍、黄柏、川芎、防己各 10g，苍术 15g，半夏 12g，党参 20g。功效：益气健脾，泄浊化瘀，适用于痛风间歇期脾虚湿滞型，症状缓解，但血尿酸仍明显高于正常值，此时要继续治疗。

（5）三痹汤加减方：人参（另煎，兑服）、白术、炙甘草、五味子各 10g，当归、茯苓、熟地黄、怀牛膝、川续断、杜仲、赤芍各 15g，黄芪 30g，陈皮、防风、秦艽各 9g，细辛 3g，川芎、独活各 12g，桂枝 6g，生姜 3 片，大枣 5 枚。用法：水煎服，每日 1 剂。功效：补气养血，舒筋通络，用于痛风间歇期证属正虚邪恋型，症见关节炎症和体征已经消失，血尿酸仍增高，神疲乏力，反复感冒，舌淡苔白，脉细弱或濡弱。

（6）加味四妙汤加减方：苍术、黄柏、牛膝、萆薢、赤芍、地龙、全蝎、寄生、知母各 15g，防己、泽泻、茯苓、川续断各 10g，薏苡仁 20g，金钱草 30g，生黄芪、山药各 15g。用法：水煎服，每日 2 次，早晚温服。功效：健脾护肾，祛湿扶正，巩固疗效，用于痛风间歇期证属脾肾不足型，痛风诸症缓解，但仍腰酸膝冷，畏寒水肿。

2. 西医治疗

间歇期治疗原则是消除或控制诱发痛风的危险因素，降低血尿酸水平，治疗或改善肾脏的功能。长期保持血尿酸在正常水平，预防急性痛风发作、预防痛风石的产生、促进痛风石的溶解及预防慢性痛风性关节炎的出现。

降尿酸药物一般在急性炎症控制 1～2 周后开始应用，根据作用机制的不同，分为抑制尿酸合成的药物、促进尿酸排泄的药物和促进尿酸分解的药物三类。在我国，抑制尿酸合成的药物主要有别嘌醇和非布索坦等，促进尿酸排泄的药物主要有苯溴马隆和丙磺舒，促进尿酸分解的药物还没有在我国上市，见图 1-2。

（1）抑制尿酸合成药：在我国用于临床治疗的这类药目前仅有别嘌醇一种，此药是通过抑制黄嘌呤氧化酶的活性，阻止或降低次黄嘌呤、黄嘌呤合成尿酸。新近发现，别嘌醇还具有改善血管内皮细胞功能的作用，这一作用并非仅通过降尿酸，而是同时抑制黄嘌呤氧化酶的结果。

别嘌醇可用于几乎所有原因造成的高尿酸血症，特别适用于：①饮食控制后 24 小时尿酸排泄量仍升高；②对促尿酸排泄药治疗反应不佳或不能耐受；③尿酸盐肾病或尿酸性尿路结石（肾功不全者应减量使用）；④痛风石性痛风；⑤继发性高尿酸血症及痛风。

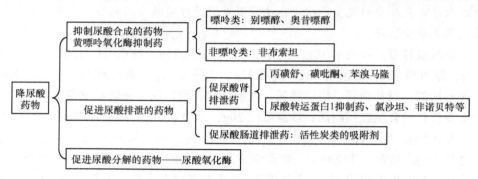

图 1-2　降尿酸药物的分类

别嘌醇一般初始剂量为 100mg，每日 1 次，如肾功能不全者，从 50mg 开始服用。定期监测血尿酸和肾功能，根据肾功能情况及尿酸达标情况来调整别嘌醇的剂量，国外最高剂量用到 600～800mg/d，Ccr 越低，别嘌醇使用剂量应越小，如尿酸不能降到 360μmol/L，可以换药或联合用药。

别嘌醇常见不良反应包括皮疹、胃肠反应、骨髓抑制和肝功能损害。发生严重药疹的相关风险因素主要有 HLA-B5801 阳性（亚洲人群），肾衰竭者使用剂量高，初始剂量偏大。因此，在服用别嘌醇前建议检查 HLA-B5801，并从小剂量开始缓慢加量服用。

抑制尿酸合成药尚有奥昔嘌醇（目前尚无商品化的奥昔嘌醇用于痛风的治疗）和非布索坦。非布索坦是一种新型的选择性黄嘌呤氧化酶抑制剂，与别嘌醇相比，该药具有非嘌呤分子结构，对黄嘌呤氧化酶的抑制更具有特异性，因此疗效可能优于别嘌醇。由于该药主要通过肝脏代谢，而不完全依赖肾脏排出，因此对轻、中度肾功能不全者是安全和有效的，尤其适用于对别嘌醇过敏或不能使血尿酸达标的患者。

（2）促进尿酸排泄的药物：这类药主要是通过促进肾脏近曲小管重吸收，增加尿酸的排出量，达到降低血尿酸的目的。常用的药有苯溴马隆（立加利仙）、丙磺舒（羧苯磺胺）、磺吡酮（苯磺唑酮）等。这类药主要用于：①血尿酸高，肾脏排尿酸障碍（尿 pH＞6.0，尿酸排出＜500mg/24h）时。②痛风结节较多，尿酸池（体内尿酸总量）明显增大者。如痛风结节多，同时有较重的肾功损害，应首选别嘌醇，因为促尿酸排泄药可加重肾脏的负担。③对别嘌醇有不良反应的人。

（3）促进尿酸分解的药物：尿酸氧化酶可将尿酸氧化成易溶于水的小分子尿囊素排出体外，因此补充尿酸氧化酶成为降尿酸治疗的新策略。尿酸氧化酶分为非重组氧化酶及重组氧化酶两类。非重组氧化酶临床耐受性差，且容易诱发过敏，目前用于临床的重组尿酸氧化酶为拉布立酶和普瑞凯希。拉布立酶主要用于预防和治疗血液恶性肿瘤患者的急性高尿酸血症；普瑞凯希主要针对其他药物治疗无效的顽固性痛风或有大量痛风石沉积的患者。

促进尿酸分解的药物国内目前应用不广泛，应用较多的是在降尿酸的治疗中加用碱性药物。由于痛风患者的尿 pH 往往比正常人低，大部分患者尿中含有大量尿酸，当 24 小时排泄量超过 1.0g 时，约 50% 的患者可有结石。所以有肾结石的患者或为防止尿酸沉淀形成新的结石，既要多喝水，还要加用碱性药物，使尿 pH 维持在 6.5 左右，以促进尿酸的排出。在开始降尿酸治疗的前两周更是必须应用碱性药物，最常用的碱性药物是碳酸氢钠，其次是碱性合剂和乙酰唑胺（醋氮酰胺，acetazolamidum，diamox）。

（4）降尿酸治疗时机：当有痛风发作并且发作频繁时，即使尿酸处于正常范围，也应开始进行降尿酸治疗，血尿酸控制目标值为 300μmol/L 以下。

合并糖尿病、心血管危险因素或慢性肾病时，血尿酸超过正常范围即应开始降尿酸治疗，血尿酸控制目标值为 360μmol/L 以下。

无痛风发作，也没有相关危险因素，当血尿酸超过 520μmol/L，就应启动降尿酸治疗。

首次加用降尿酸药物宜在新近发作控制后 3～5 天，从小剂量开始，在 7～10 天内逐渐加量，使血尿酸水平稳步下降，最终达到目标值，避免诱发急性关节炎发作。一旦开始使用降尿酸治疗，痛风再次发作时，不再停药。

（四）慢性期

痛风反复急性发作多年，受累关节肿痛等症状持续不能缓解，由急性期的关节局部肿胀发展为慢性期的局部骨质缺损、关节畸形。尿酸盐结晶沉积在软骨、滑膜及软组织中，形成痛风石，并影响血管与肾，造成肾衰竭。皮下痛风石的出现是慢性期的标志。

1. 分证论治

中医学认为，痛风慢性期表现为关节疼痛，反复发作，灼热明显减轻，关节僵硬、畸形，活动受限等，属正气不足，肝肾亏虚，久病必瘀，瘀血与痰浊胶结之证，故以调理气血，补益肝肾，通经活络，活血化瘀，化痰祛风为基本治疗原则。同时要重视辨证论治，因为痛风慢性期可表现出风寒湿痹、痰瘀痹阻，以及气血不足、肝肾亏虚等不同证型。

（1）风寒湿痹证

证候：关节肿痛，屈伸不利，或见皮下结节或痛风石。风邪偏盛则关节游走疼痛，或恶风发热等；寒邪偏盛则关节冷痛剧烈，痛有定处；湿邪偏盛者，肢体关节重着疼痛，痛有定处，肌肤麻木不仁。舌苔薄白或白腻，脉弦紧或濡缓。

治法：祛风散寒，除湿通络。

方剂：薏苡仁汤加减。

组成：羌活 10～15g，独活 10～15g，防风 10～5g，苍术 10～15g，当归 10～15g，桂枝 10～15g，麻黄 6～15g，薏苡仁 20～30g，制川乌 6～20g，生姜 6g，甘草 6g。水煎服，每日 1 剂。

加减：痛风慢性期或反复发作者，多表现为风寒湿痹或寒湿痹。治疗上尚须注意健脾祛湿，可参用风湿热痹证型中利尿除湿之品和健脾化浊之品，以及上、下肢引经药。风邪偏盛者，可加重羌活、独活、防风用量，或选加祛风通络之品如海风藤、秦艽之类；寒邪偏盛者，可选加温经散寒之品，如制草乌、制附子、细辛之类；湿邪偏盛者，可选加胜湿通络之品，如防己、萆薢、木瓜之类。对皮下结节或痛风石可选加祛痰、化石通络之品，如天南星、金钱草、炒白芥子、炙僵蚕之类。此外，若无明显风象，关节冷痛、重着、肿胀为主，则为寒湿痹证。治宜温经散寒，祛湿通络。可选用方剂：附子汤、乌头汤、麻黄附子细辛汤、独活寄生汤加减。加减法参上。

中医泰斗焦树德先生常用"鸡鸣散"加减治疗痛风寒湿痹阻证，药物组成：焦槟榔 10g，木瓜 10g，苏梗 12g，吴茱萸 6g，茯苓 30g，猪苓 20g，川牛膝 10g，汉防己 10g，威灵仙 15g，制附片 10g，防风 12g，炙甘草 6g，忍冬藤 30g。水煎服，日 1 剂。屡验不爽，可资借鉴。

（2）痰瘀痹阻证

证候：关节疼痛反复发作，日久不愈，时轻时重，或呈刺痛、固定不移，关节肿大，甚至强直畸形，屈伸不利，皮下结节，触之不痛，或皮色紫暗，或溃破，脉弦或沉涩或沉滑，舌淡胖，苔白腻。

治法：活血化瘀，化痰散结。

方剂：桃红饮合二陈汤加减。

组成：桃仁 10～15g，红花 10～15g，当归 10～15g，川芎 10～15g，茯苓 10～15g，威灵仙 10～15g，制半夏 10～15g，陈皮 6g，甘草 6g。水煎服，每日 1 剂。

加减：皮下结节，可选用天南星、白芥子之类；关节疼痛甚者，可选加乳香、没药、延胡索；关节肿甚者，适当选加防己、土茯苓、滑石之类；关节久痛不已，可加全蝎、乌梢蛇、炮山甲、六轴子之类；久病体虚，面色不华，神疲乏力，加党参、黄芪之类。

痛风慢性期或反复发作者，痛风石沉积、增大，关节畸形僵硬，多表现为痰瘀痹阻。在辨证用药的基础上，宜选用有关虫类药品。如对皮下结节，痛风石可选用炮山甲、蜣螂虫；疼痛剧烈者加全蝎、蜈蚣、乌梢蛇。

（3）气血不足，肝肾亏虚证

证候：关节疼痛，反复发作，日久不愈，时轻时重或游走不定，甚或关节变形，屈伸不利，腰膝酸痛或足跟疼痛，神疲乏力，心悸气短，面色少华，脉沉细弦，无力，舌淡，苔白。

治法：补益气血，调补肝肾，祛风胜湿，活络止痛。

方剂：独活寄生汤加减。

组成：党参 10～30g，茯苓 15～20g，当归 10～15g，白芍 10～15g，熟地黄 10～15g，杜仲 15～30g，牛膝 15～30g，肉桂 3～10g，细辛 3～6g，独活 10～15g，桑寄生 15～30g，防风 10～15g，秦艽 10～15g，甘草 6g。水煎服，每日 1 剂。

加减：冷痛较甚，可选加制附子、制川乌、干姜之类。腰膝酸痛较明显者，选加鹿角霜、川续断、补骨脂、肉苁蓉、骨碎补之类；关节重着，肌肤麻木者选加防己、薏苡仁、苍术、鸡血藤之类；皮下结节，可参上症，选加豁痰散结之品。痛风慢性期，久病体虚，常表现为此证型，治疗上当攻补兼施。

2. 百家精方撷萃

（1）宋氏补肾定痛汤：药用巴戟天 12g，淫羊藿 12g，生地黄 12g，熟地黄 12g，肉苁蓉 15g，炒杜仲 12g，白术 10g，薏苡仁 20g，山药 20g，桃仁 10g，红花 10g，丹参 15g，赤芍 10g，川牛膝 10g，鸡血藤 12g，海风藤 10g。水煎分 2 次服，每日 1 剂。症状缓解后可用上方研末，每次 9g，每天 3 次冲服。功效：补脾益肾，化瘀通络，用于脾肾亏损，痰湿浊邪留于经络，注于关节，以致气血凝滞，瘀阻络痹而成慢性痛风，常因劳累而诱发，起病缓慢，病程日久，表现为关节疼痛反复发作，局部或红或肿，夜间明显，舌质微红，苔薄白，脉沉细或沉弦。

（2）降浊活血益肾汤：药用车前子（包煎）15g，金钱草20g，萆薢10g，薏苡仁20g，泽泻10g，苍术10g，防己8g，怀牛膝15g，赤芍12g，当归15g，牡丹皮10g，桂枝10g，淮山药15g，土茯苓20g，山茱萸10g，木瓜12g。用法：每日1剂，水煎2次，兑匀分早、晚饭后2次温服。主治：慢性痛风。随证加减亦可用于急性痛风的治疗。

加减：若关节疼痛较剧者，加延胡索10g，山慈菇片5g，蜈蚣2g以止痛；热甚者，加知母10g，生石膏（先煎）15g，栀子10g以清热解毒；若瘀肿较重者，加桃仁10g，红花6g，川芎10g以活血化瘀。若脾肾阳虚者，加淫羊藿10g，肉苁蓉10g，肉桂10g以温补脾肾。若有痛风结节者，加白芥子6g，浙贝母10g，法半夏8g消肿散结。

（3）身痛逐瘀汤加减：桃仁、红花、当归、羌活、秦艽各12g，地龙、牛膝各20g，五灵脂、川芎、没药、香附各9g，生甘草、全蝎、蜂房各6g，乌梢蛇、白芥子、僵蚕各10g。用法：水煎服，每日1剂。功效：活血化瘀，化痰通络，适用于慢性痛风痰（湿）阻血瘀型，痛风历时较长，反复发作，骨节僵硬变形，关节附近呈暗红色，疼痛剧烈，痛有定处，舌暗有瘀斑，脉细涩。

按语　若慢性痛风属瘀血型，病久迁延，关节畸形僵硬，有痛风石，可用身痛逐瘀汤（《医林改错》卷下：秦艽3g，川芎6g，桃仁9g，红花9g，甘草6g，羌活3g，没药6g，当归9g，炒五灵脂6g，香附3g，牛膝9g，地龙6g）加穿山甲、地鳖虫、蕲蛇各10g，法半夏15g。水煎服，每日1剂。治以化痰祛瘀，搜风通络。

（4）桃红四物汤加减方：生地黄12g，当归10g，赤芍10g，川芎10g，桃仁10g，红花10g，威灵仙10g，秦艽10g，鸡血藤10g，防风10g，徐长卿12g，桑枝10g。用法：水煎服，每日1剂。功效：活血化瘀，宣痹止痛，适用于慢性痛风瘀血阻络证，手足关节疼痛剧烈，如针刺刀割，甚至于手不能触，夜重昼轻，局部皮色发暗，或舌有瘀斑、瘀点，脉涩。

按语　湿热久羁，气血不得宣通，留而为瘀。瘀血与湿热痰浊相合，经隧阻塞更甚，故疼痛剧烈，甚则如刀割针刺，活动严重受限。局部皮色发暗，舌有瘀斑，以及疼痛昼轻夜甚，也都是瘀血致病的特征。方用桃红四物汤养血活血，桃仁、红花活血化瘀，威灵仙、桑枝、防风、徐长卿等宣通经络，合奏活血、宣痹之功。加减：无热象者可加桂枝；痛甚加姜黄、海桐皮；挟痰加制南星、白芥子；瘀滞日久，其痛日轻夜重，局部暗黑者，可配服活络效灵丹（当归、丹参、乳香、没药）以增强活血化瘀的作用。

（5）仙方活命饮合二妙丸加减方：药用苍术10g，黄柏10g，甘草10g，猪苓20g，泽泻20g，炒穿山甲10g，炒白芥子10g，炒皂角刺20g，路路通10g，当归10g，山慈菇20g，酒大黄10g，全蝎6g。水煎服，每日1剂。功效：利湿解毒，泄浊化瘀，通痹散结，适用于慢性痛风关节炎期，症见关节疼痛、肿胀、僵硬、活动受限，跖趾、踝、腕、手指、肘等关节处可见痛风石，舌质暗或红，苔薄黄，脉弦滑或沉，辨证属痰湿浊毒，滞于经脉，附于骨节者。

（6）痛风降酸溶石汤治痛风石瘘：药用忍冬藤100g，金银花、石膏、水牛角、薏苡仁、车前子各 30g，土茯苓、赤芍各 60g，黄柏、萆薢、川牛膝、生鸡内金、鹅不食草、鱼脑石各 20g，地龙（先煎半小时）、秦艽各 15g，酒制大黄 10g，黄芪 50g，金钱草 150g。服用方法：水煎 4 次，每次约 30 分钟，兑在一起，总量约 1500ml，每日 1 剂，分 3 次服。第 4 次药渣加芒硝 100g，食醋 250ml，再煎 2000ml 药液泡手泡脚，温度 50℃，时间 30～40 分钟，每日 2 次。泡完后外用速效止痛擦剂，配方：硼砂 10g，枯矾、虎杖各 20g，龙脑 50g，芒硝 100g，95%乙醇 500ml。配法：先将龙脑溶化于乙醇内，后再投入研成细末的硼砂、枯矾、虎杖、芒硝混合后即可外用（放置时间越久效果越好）。主治：痛风石瘘。

3. 单方验方选介

（1）痛风石丸治痛风石：猪苓 150g，茯苓 200g，木瓜 150g，牛膝 200g，鳖甲 100g，三棱 100g，莪术 100g，芒硝 250g。制法：上药共研为细末，以生姜汁、糯米煮糊为丸如梧桐子大，药量与赋形剂比例为 1∶1。服法：每次 2～4g，每日 2 次，1 个月为 1 个疗程。功效：软坚化痰，散结消肿，适用于因痰浊聚结引起的痛风石。

（2）花蛇泡酒：当归、白芍、甘草各 60g，白花蛇舌草 30g，蜈蚣、细辛各 20g，白酒 2000ml。将上述药材研细，布包浸酒内 10 天，每服 30ml，每日 2 次，25 天为 1 个疗程。主治：痛风迁延活动期。注意：本方以通痹止痛为主，高尿酸血症者忌服。

（3）三根汤：珍珠莲根（或藤）、钻地风根、毛竹根、牛膝各 30～60g，丹参 30～120g，水煎服，兑黄酒，早晚空腹服，有祛风活血、通络止痛之功，主治慢性痛风。

（4）乌姜灵仙丸：威灵仙 150g，干姜（炮制）60g，乌头（炮制，去皮、脐）60g。制法：将以上药材研为细末，煮枣肉为丸，如梧桐子大。服法：每次服 15～20 丸，用温姜汤送下，有祛风活血、通络止痛之功，主治慢性痛风。

（5）雷公藤煎：雷公藤根去皮 15g，生甘草 5g。煎水服用，每日 1 剂，14 天为 1 个疗程。主治：慢性痛风属风寒湿痹者。

（6）豨桐煎：豨莶草、臭梧桐各 15g。煎水服用，每日 1 剂，14 天为 1 个疗程。主治：慢性痛风属风寒湿痹者。

4. 西医治疗参考

（1）一般处理：饮食控制，避免进食高嘌呤饮食，如动物内脏、骨髓、海味、蛤蟹等。肥胖患者应减少热量的摄取，减轻体重。宜多饮水以利尿酸排出。避免过度劳累、紧张、饮酒、受冷、受湿及关节损伤等诱发因素。

（2）预防痛风发作的治疗

1）降尿酸治疗的同时应预防用药；有任何痛风持续活动的临床证据（痛风石、近期有急性发作或慢性痛风性关节炎血尿酸值未达标）应继续用药预防。

2）预防发作治疗的疗程：无痛风石者，持续用药至血尿酸达标且 3～6 个月无急性痛风发作；有痛风石者，用至痛风石消失。

3）预防发作治疗的方案：秋水仙碱（0.5mg，每天 2 次或每天 3 次）；低剂量非甾体抗炎药；对秋水仙碱和非甾体抗炎药都不耐受或有禁忌或无效者用低剂量泼尼松（≤10mg，每日 1 次）。

（3）降尿酸治疗：抑制尿酸生成药适用于尿酸生成过多；血尿酸显著升高，对排尿酸药物过敏或无效，肾功能不全，血尿素氮在 14.3mmol/L（39.2mg/dl）以上者。

1）别嘌醇：从小剂量开始 100mg/d，直至 100～200mg，每日 3 次。要特别关注别嘌醇的不良反应，特别是严重的超敏反应，一旦发生立即停止。

2）非布索坦：新型非嘌呤类黄嘌呤氧化酶抑制剂，40～80mg/d，每日 1 次。

促进尿酸排泄药适用于血液中尿酸增高、肾功能尚好、血尿素氮在 14.3mmol/L（39.2mg/dl）以下者。肾功能不全时，影响其疗效。本品禁用或慎用于尿尿酸排泄量增高、尿酸性肾结石、慢性尿酸盐肾病等。用药期间特别是开始用药数周内应服用碳酸氢钠等碱化尿液，监测尿 pH 保持在 6.5 左右，同时多饮水保持尿量。

1）丙磺舒：初始剂量 0.25g/d，逐渐增至 0.5g，每日 3 次，最大剂量 2.0g/d。

2）苯溴马隆：疗效优于丙磺舒，初始剂量 25mg/d，逐渐增至 50～100mg，每日 1 次。

（4）降尿酸达标治疗：为持续改善痛风的症状和体征，血尿酸水平应充分降低，无尿酸石形成者血尿酸应降至<360μmol/L；有尿酸石形成者血尿酸应降至<300μmol/L。

（5）其他：对有高血压、冠心病、肥胖症、尿路感染、肾衰竭等并发症者，须进行对症治疗。

1）肾脏病变的治疗：降尿酸的达标治疗、碱化尿液、保持尿量，必要时排石、体外碎石或手术取石；对于急性尿酸性肾病，除积极降低血尿酸外，还应按急性肾衰竭进行处理。对于慢性肾功能不全可行透析治疗，必要时可做肾移植。

2）伴发疾病的治疗：降脂药非诺贝特、降压药氯沙坦等，具有一定的促尿酸排泄作用，可用于伴有高脂血症、高血压的痛风患者，但不单独用于降尿酸治疗。

3）痛风石溃破成瘘管者应予以手术刮除。

■ （五）痛风肾病期

痛风肾病是指由于血尿酸产生过多或排泄减少导致血尿酸水平升高，尿酸盐在血中浓度过饱和，沉淀于肾所致的肾损害。痛风肾病的肾损害可以表现为急性尿酸性肾病、慢性尿酸性肾病、尿酸性肾石病三种情况。其中，急性尿酸性肾病常因过高的尿酸负荷超过肾的清除能力，尿酸结晶沉积于集合管、肾盂和尿道，产生肾内甚至肾外梗阻，导致少尿性急性肾衰竭。慢性尿酸性肾病多见于中老年男性，常伴有痛风性关节炎和痛风石。早期可表现为尿浓缩功能减退，其后逐步出现肾小球滤过率（GFR）、内生肌酐清除率（Ccr）下降，肌酐升高，导致慢性肾功能不全。尿酸性肾石病在痛风患者的发生率较正常人高 200 倍，约 25% 的痛风患者有泌尿系结石，而其中 80% 为尿酸性肾结石。近年来，随着高尿酸血症发病率的日益提高，高尿酸肾病发病率显著逐年增高。因此，寻求包括中医药方法在内的高尿酸肾病的有效防治措施，具有重要意义。

中医学认为，痛风肾病的病因与体质因素及过嗜醇酒厚味、辛辣炙煿之品而导致痰湿、湿热、浊瘀内生有关。湿热蕴结，煎熬成石，即为结石；湿热蕴结于肾，肾不能主一身气化，升降出入之机失序，则为急性肾衰竭；湿热瘀滞，留恋伤肾，肾元虚损劳衰不断加重，湿浊邪毒内生，阻滞气机升降，即成慢性肾衰竭尿毒症"关格"危候。

中医学治疗高尿酸肾病，重视清利湿热，或兼以化痰湿，或兼以活血化瘀，尤其应强调肝脾肾同调。痛风发作者，兼以祛风止痛，化气散结；结石形成者，兼以化石通淋；肾功能损害者，更当以保护肾功能为中心，利湿泄浊解毒。著名中医风湿病与肾病专家商宪敏教授论痛风，认为湿邪痰浊是致病的主要病因，气血经脉阻滞是发病的重要病机，湿性黏腻导致本病久治难愈反复发作，肾元受损是本病转化及加重的内在基础。著名肾病专家张天教授认为，高尿酸肾病多本虚、标实证并见，治疗当重视标本同治，尤其是扶正固本，常用补益脾肾、化痰软坚治法。

1. 百家精方撷萃

（1）扶脾化浊汤：太子参、牡丹皮、炒白术、茯苓、生地黄、熟地黄、山药、泽泻、当归、海藻、昆布、贝母各 10g，车前子、生龙骨、生牡蛎各 30g。水煎服，每日 1 剂。功效：补益脾肾，化痰软坚。主治：痛风肾病。

（2）吴氏自拟痛风汤：土茯苓 30g，薏苡仁 30g，萆薢 30g，秦艽 15g，威灵仙 20g，杜仲 25g，川牛膝 10g，山茱萸 25g，黄芪 30g，熟地黄 15g，地龙 10g，丹参 15g。水煎服，每日 1 剂。临床治疗 30 例，显效 16 例，好转 10 例，总有效率为 86.7%，治疗组疗效优于西药对照组。

（3）泄浊化瘀行气利水汤：土茯苓 30g，萆薢 20g，苍术 12g，丹参 30g，焦山楂 30g，大腹皮 15g，桑白皮 15g，茯苓皮 15g，车前子（包煎）30g，生薏苡仁 30g。临证加减：气阴两虚者加太子参 15g，生黄芪 15g，女贞子 10g，墨旱莲 10g；肝肾阴虚者加生地黄 15g，山茱萸 10g，女贞子 10g，墨旱莲 10g；脾肾阳虚者加淫羊藿 15g，肉桂 5g，白术 10g。临床观察，用本方治疗痛风肾病，观察治疗前后血尿酸、肾功能、尿蛋白、尿 β_2-微球蛋白、血脂及血流变指标的变化，结果：中医组总有效率为 90.6%，明显高于西医组。

（4）温肾解毒汤加减方：紫苏 9g，党参 20g，白术 12g，炮附子 9g，半夏 12g，黄连 9g，丹参 12g，生大黄 9g，砂仁 6g，六月雪 12g，薏苡仁根 15g。水煎服，每日 1 剂。功效：通腑泄浊，扶正固脱，适用于痛风肾病属脾肾虚衰，湿浊滞留型，晚期出现少尿、呕恶等症状，属尿毒症终末期。

2. 单方验方选介

（1）新加四妙汤：黄柏 12g，苍术 12g，牛膝 15g，生薏苡仁 30g。水煎服，每日 1 剂。功效：清热利湿，降尿酸，适用于尿酸盐沉积于肾而引起的肾病。

（2）降尿酸护肾方：土茯苓、薏苡仁各 30g，泽泻、萆薢、赤芍各 15g，蒲公英、虎杖各 20g，黄柏、山慈菇各 12g，水煎服，每日 1 剂。功效：泄浊化瘀，降血尿酸。

（3）痛风降酸溶石汤：忍冬藤 100g，金银花、石膏、水牛角、生薏苡仁、车前子各 30g，土茯苓、赤芍各 60g，黄柏、萆薢、川牛膝、鸡内金、鹅不食草、鱼脑石各 20g，地龙、秦艽各 15g，酒大黄 10g，黄芪 50g，金钱草 150g。水煎 4 次，兑在一起，总量约 1500ml，分 3 次服。药渣加芒硝 100g，食醋 250ml，水煎至 2000ml，用药水泡手泡足，温度 50℃，时间 30～40 分钟，每日 2 次。1 个月为 1 个疗程。主治：痛风肾合并肾结石、痛风性关节炎者。

（4）中药灌肠处方：大黄 15～30g，蒲公英 15～30g，生地榆 15～30g，煅牡蛎 30g。

水煎，浓缩至 100ml，保留灌肠，每日 1 次。

3. 西医治疗参考

（1）无临床表现的痛风肾病：无肾脏病临床症状，确诊依赖肾穿刺活检。长期维持血尿酸在 300μmol/L 以下是本期治疗的关键。

（2）早期痛风肾病：该期主要表现是间歇性微量蛋白尿，夜尿增多、尿比重低。碱化尿液并使血尿酸长期维持在 300μmol/L 以下是治疗的关键。如果治疗得当，肾功能可逆转到正常状态。

（3）中期痛风肾病：本期主要表现为持续性蛋白尿，出现红细胞或管型，轻度水肿及低蛋白血症，轻至中度肾功能减退。本期主要治疗原则是合理选择降尿酸、降压、降脂药物及护肾药物，同时避免对肾脏的进一步损伤。

（4）晚期痛风肾病：该期表现为尿量逐渐减少，BUN、Cr 进行性升高，出现明显的氮质血症，甚至尿毒症。治疗上主要采取对症治疗，尽量延缓肾功能的进一步恶化。

（5）手术治疗：对于尿酸结石形成，引起梗阻性肾病者，若药物治疗无效，宜及早做手术取石或进行超声碎石排石治疗。

（6）替代治疗：对于急性高尿酸肾病、慢性高尿酸肾病、尿酸结石性肾病所致的急性肾衰竭和慢性肾衰竭，可考虑做血液透析、腹膜透析，或肾移植治疗，有利于缓解病情或改善病情。

此外，应妥善处理痛风肾病的诱发因素，禁用或少用影响尿酸排泄的药物，如青霉素、四环素、大剂量噻嗪类及氨苯蝶啶等利尿剂、维生素 B_1 和维生素 B_2、胰岛素及阿司匹林等。肥胖者须积极减肥，减轻体重，这对于防止痛风发生颇为重要。

五、名家医案举隅

（一）国医大师路志正验案

【病例一】

患者，男，29 岁，某公司程序员，2003 年 5 月 31 日初诊。主诉：周身关节疼痛，反复发作 3 年，加重 3 日。病史：患者自 3 年前左足踝关节突发肿痛，夜痛甚，需服芬必得、百服宁止痛。此后足踝、肘、膝关节游走性疼痛反复发作，时感周身重滞不舒，与气候变化无明显关系，常于劳累、饮食不慎时发作。3 日前左膝关节肿痛，色红，皮温高，不能行走。查体见面部及前胸有散在性暗红色皮下结节。食欲尚佳，但时有腹胀、大便溏薄，因关节肿痛而夜眠不安。舌质暗，苔薄黄而腻，脉沉涩。中医诊断：痛风；西医诊断：急性痛风性关节炎。中医辨证：脾虚湿盛、郁久化热，湿热阻滞。立法：健脾祛湿，清热助阳化气。处方：紫苏叶 10g，藿香梗 10g，炒苍术 15g，炒薏苡仁 30g，炒杏仁 10g，厚朴 12g，土茯苓 18g，泽泻 12g，山慈菇 10g，益母草 10g，防风、防己各 12g，萆薢 15g，稀莶草 15g，益智仁 9g，砂仁 6g。7 剂。

二诊：服药后关节疼痛明显缓解，红肿已消，胸背疼痛症状减轻，现仍感关节乏力、僵涩，纳谷尚馨，脘闷腹胀，睡眠尚安，大便溏薄，小便短黄。舌质暗红，苔薄黄根腻，脉沉细而涩。治宗上法，稍事加减：去紫苏叶、豨莶草、益母草、益智仁、藿香梗，以免祛风过而伤正，加大腹皮12g，姜半夏10g，炒枳实15g，车前子（布包）15g，紫苏梗、荷梗（后下）各10g，以增行气祛湿之力，继服14剂。同时给予中药局部外洗，处方：防风、防己各15g，当归12g，炙乳香、制没药各6g，山甲珠10g，络石藤10g，地肤子20g，忍冬藤15g。14剂。

三诊：药后膝关节红肿疼痛已除，唯站立久则肢体酸软，纳可，大便时溏。舌体胖，舌尖红，苔薄白，脉沉滑。证属湿热渐去，而正虚日显。治宜健脾扶正，祛湿通络。处方：太子参15g，炒苍术12g，炒薏苡仁20g，炒杏仁10g，厚朴花12g，姜半夏10g，土茯苓20g，砂仁（后下）6g，萆薢15g，防风、防己各12g，山慈姑10g，青风藤15g，何首乌藤15g，益母草15g，虎杖15g，牡丹皮10g。12剂。

此后，时因工作紧张，痛风复发，左膝关节活动不利，微红肿，夜间疼痛为甚，发热，汗出，伴乏力，饮食可，夜寐差，多梦，腹胀，大便溏，小便黄。舌苔薄黄，尖边红，有齿痕，脉沉滑小数。治守前法，重在清热利湿，通络止痛，加用黄柏10g，松节15g，地龙12g等。并辅以茶饮方以增强疗效，则可很快缓解。茶饮处方：太子参10g，炒薏苡仁30g，赤小豆30g，厚朴花12g，玫瑰花20g，玉米须40g，10剂。药后关节肿痛已消，唯站立久有无力而紧缩感，胃脘不适已除，纳可，大便日晨起一行。舌胖暗有齿痕，苔薄黄且腻。属湿热清而寒湿之象显露，治宜益气健脾，疏风利湿通络。处方：生黄芪20g，茯苓18g，炒薏苡仁20g，泽泻10g，炒苍术、炒白术各10g，青风藤15g，络石藤15g，萆薢15g，桃仁、杏仁各10g，鹿衔草12g，松节15g，防己12g，忍冬藤15g，车前草15g，砂仁（后下）6g，全蝎4g。20剂。药后病情平稳。大便日1～2次，偶不成形。舌质淡，尖红，苔薄白根微腻，脉沉滑。即见效机，治宗前法，守方增减再进14剂。并嘱注意饮食宜忌，调理巩固之。至今尿酸、血脂正常，未再复发。

按语 本案患者形体丰腴，痰湿素盛之质，平素嗜食生冷，损伤脾肾，纳化失健，肾气不足，分清泌浊失职，且工作紧张，常加夜班，缺乏运动，则湿浊内停，日久蕴热，加之肥人多气虚，风湿之邪又乘虚而入。风为阳喜动，湿为阴邪重浊，内外相合酿成湿热，痹阻经脉关节，蓄于骨节之间，故见肘、膝、足踝关节游走性疼痛，周身重滞不舒。湿热下注膀胱，气化不利，则见小便短黄；湿热阻滞大肠则致便溏，或黏滞不爽。其治采取中药内服与外洗，以及茶饮等综合疗法，内服以芳化、畅中、淡渗三法为主，仿三仁汤、藿朴夏苓汤之意加减以调理脾肾功能，而药物外洗可直接作用于局部，以提高疗效，故痛风缓解明显，红肿消退快速。而标证稍缓之后，气虚等他经之象显露，故加重黄芪、苍术、白术、砂仁以益气健脾温中之力。治疗中主要以益气疏风、健脾祛湿、活血通络为大法。盖取前人治风先治血，血行风自灭之意，先后迭治九诊，3年之痛风，得以缓解和控制。

【病例二】

纳某，男，53岁，1999年9月22日初诊。主诉：足趾疼痛反复发作16年。病史：患者于16年前出现足拇趾疼痛，于国外某医院检查显示：血尿酸高，诊为"痛风"。服用多种西药，病情时有反复，为求中医药治疗，前来就诊。现足趾疼痛，伴腹部不适，腹胀，得矢气而舒，腹部超声异常。舌体胖，舌质暗滞，苔薄白而滑，脉沉弦小滑。中医诊断：痛风，证属肝胃不和，脾虚湿盛。西医诊断：慢性痛风性关节炎急性发作。治法：疏肝和胃，理脾祛湿。处方：柴胡 12g，白芍 10g，炒苍术 10g，陈皮 10g，炒枳壳 12g，泽兰 12g，土茯苓 15g，萆薢 15g，醋香附 10g，益母草 15g，甘草 4g，生姜 2 片。

二诊（2002 年 8 月 9 日）：服用上方后诸症改善，疼痛消失。患者回国后坚持于每年夏季服用上方，病情平稳疼痛未作。今年因故外出未服，又出现足趾疼痛，伴胃脘不适，腹胀。舌暗红，苔白腻，脉沉弦。治以健脾祛湿清热。处方：炒苍术 10g，川厚朴 8g，姜半夏 9g，云苓 15g，土茯苓 20g，黄柏 10g，络石藤 15g，萆薢 15g，炒谷芽、炒麦芽各 15g，鸡内金 10g，炒枳实 15g，益母草 12g。

按语 从路老调治此验案脉证可以看出，其病因病机是肝气郁结，横逆脾土，脾胃不和，湿瘀互结。其病机的关键是肝郁脾虚，湿瘀互结，脉络痹阻，不通则痛。治宜疏肝理脾，活血利湿，通经活络，宣痹止痛。故路老首先选用了《景岳全书》中的柴胡疏肝散以疏肝行气，活血止痛。方中柴胡、陈皮、炒枳壳疏肝行气，理中和胃为主要药物；白芍、醋香附和血通络，濡筋止痛，辅助主要药物更好地起到疏肝解郁作用；甘草调和诸药为使。诸药合用，共奏疏肝行气，活血止痛之功。肝郁得解，脾健胃和，湿祛瘀除，诸症渐愈。

由于病机中存在湿遏血瘀、脉络痹阻，故在用柴胡疏肝散疏肝行气，和血止痛的同时，路老在方中又配伍了益母草、泽兰、萆薢这三味药物。益母草，味辛苦，性寒，归经肝、脾，辛开苦降，专入血分，能行瘀血、散恶血、生新血、行血而不伤新血，养血而不留瘀滞；且以滑利善长，能清血热、解热毒、利水道、消水肿，在方中能活血祛瘀，利水解毒。故《本草求真》曰："益母草，清水行血，祛瘀生新，调经解毒……盖味辛则于风可散，血可活，味苦则于瘀可消，结可除，加以气寒，则于热可疗，并能临证酌施，则于母自有益耳。"泽兰，味苦辛，性微温，归经肝、脾，辛散微温，善入肝脾，能和气血、利筋脉、破宿血、清癥瘕、通肝脾之血、利营卫之气，行而不峻，与补药同用则消中有补，不损正气；且味辛芳香，可散可行，能悦脾气、助运化、利水湿、通九窍，在方中能活血通络，利水消肿。故《日华子本草》曰：泽兰"通九窍、利关脉、养血气、破宿血、消癥瘕。"萆薢，味苦，性平，归经肝、胃，质轻气清，善泄阳明之湿而固下焦坚水脏，宣通百脉以分清别浊，能渗湿热，益肾气、强水脏；且气薄味苦，善走气分，能祛风除湿、舒筋活络、补肾强骨，在方中能分清别浊，祛风胜湿，补肾强筋，主白浊……入肝搜风，故能理风筋之病；入胃祛湿，故能理浊与疮之病。如此配伍，湿祛瘀除，经畅络通，其症自然渐愈。

肝郁脾虚，湿浊内生，湿困脾土，则土壅木郁，可使肝郁更重，故病程缠绵难愈。且湿蕴化热则湿遏热伏，湿浊化毒，壅滞脉络，闭阻气机。治宜清热解毒，燥湿健脾。故路老在方中又配伍了土茯苓、炒苍术、川厚朴这三味药物。土茯苓，味甘、淡，性平，归经肝、胃，气薄味浓攻毒邪，能清血毒、别毒邪、除痛肿，且能祛风胜湿。故《本草纲目》谓："土茯苓能健脾胃，祛风湿，脾胃健则营卫从，风湿祛则筋骨利。"《本草正义》也曰："土茯苓，利湿去热，能入络，搜剔湿热之蕴毒。"苍术味辛、苦，性温，归经脾、胃，辛香燥烈，走而不守，能开肌腠以发汗、健脾胃以燥湿、陈秽浊以悦脾、解湿郁以快气；且气味雄厚，功彻上下，能燥三焦之湿、搜肌腠之风，在方中能燥湿健脾，祛风胜湿。故《药品化义》曰："苍术，味辛主散，性温而燥，燥可去湿，专入脾胃，主治风寒湿痹，山岚瘴气，皮肤水肿，皆辛烈逐邪之功也。"厚朴，味苦、辛，性温，归经脾、胃，芬芳馥郁，性温而燥，可行脾胃气分之滞、化中焦郁滞之湿，具行气消胀、醒脾化湿之功；且能温中止痛，善散胸中一切阴凝之气，理中泻满行气止痛。故李东垣《脾胃论》曰："厚朴，苦能下气，故泻实满；温能益气，故能散湿满。"薏苡仁健脾渗湿，宣痹通络。如此配伍，则湿祛热清，浊消毒泻，气顺腑通，脉络畅利，诸症自愈。

肝郁侮土，脾胃不和，健运失司，升降失常，则生湿滞气，湿瘀交阻，气机壅滞，脾胃升降枢纽失常，诸症丛生。路老深谙此道，故在方中用柴胡升脾之清阳，使清阳周流，水精布散，用炒枳壳降胃中之浊阴，使浊阴下泻，糟粕外达。配以杏仁降肺气以通畅腑。如此则升降相宜，气机畅达，湿热瘀毒之邪可去。而肝气郁结，郁而化火，或湿热内蕴，积热化火，均可使营阴被灼，筋脉失濡，致筋脉拘急而痛。故路老在方中用白芍、甘草相伍，取芍药甘草汤义酸甘化阴，以养阴生津，和里缓急。营阴得复，筋脉得濡，其症自愈。

综上所述，可以看出，路老调治此验案辨证详明，立法严谨，配伍有度，用药缜密。全方肝胃同治，气血双调。清热与解毒并进，祛湿与化瘀同施。且升降相宜，酸甘相合，故疗效卓著。如此缠绵长达16年之沉疴顽疾重症，竟收奇功，其妙手回春之术，足资借鉴。

（二）全国名老中医周乃玉教授验案

患者，男，30岁，2004年4月12日初诊。主诉：间断关节痛2年，加重2日。病史：近2年间断发作足趾、踝关节红肿灼热疼痛，多次查血尿酸＞500μmol/L。诊为"痛风"。发作时每每服用秋水仙碱。2日前饮酒食肉，夜间突发右足第一跖趾红肿热痛，不可触，不能行走。发热，体温37.7℃，口苦，大便干。舌质红，苔黄厚，脉滑数。血尿酸489μmol/L。辨证：湿热蕴毒，瘀浊凝滞，闭阻关节。治法：泄热解毒，利湿消肿，化瘀通络。处方：酒大黄（后下）10g，芒硝10g，苍术10g，黄柏10g，紫花地丁15g，蒲公英15g，甘草10g，忍冬藤30g，虎杖20g，川萆薢20g，白花蛇舌草30g，山慈菇15g，全蝎6g。7剂，水煎服，每日1剂，分2次服。1周后复诊，足趾关节疼痛、肿胀明显减轻，体温正常，大便每日2次。舌质红，苔薄黄，脉弦。原方去芒硝，加秦皮15g，路路通10g。共服14剂，患者关节疼痛、肿胀消失。此后以利湿泄浊、化瘀通络法随症加减，治疗3个月，患者无关节炎发作，复查血尿酸370μmol/L。随诊2年，病情稳定，始终未复发。

按语 首诊方中以酒大黄、芒硝清热泄浊，苍术、黄柏、忍冬藤、虎杖、川萆薢、紫花地丁、蒲公英、白花蛇舌草、山慈菇等清热解毒，利湿消肿，以全蝎通络止痛。二诊时症状明显好转，故去芒硝，加秦皮、路路通以祛湿化瘀通络。继后宗利湿泄浊、化瘀通络法随症加减治疗，病情稳定未复发，竟收全功。

（三）全国名老中医宋贵杰验案

【病例一】

刘某，男，47岁，2002年4月13日就诊。主诉：左足第一跖趾关节红、肿、热、痛2天。2天前饮酒后出现上述症状。查局部发红、发热，触之痛剧，活动受限。伴口干纳呆，心烦，胸闷，小便黄，大便干结，舌暗红，苔黄厚腻，脉弦滑。实验室检查：血尿酸746μmol/L，血沉33mm/h，诊断为急性痛风性关节炎。辨证为湿浊流注关节，瘀阻化热。

治宜清热利湿，通络止痛。口服清热定痛汤，处方：生石膏 30g，知母 30g，土茯苓 20g，薏苡仁 25g，猪苓 15g，萆薢 15g，威灵仙 10g，黄柏 10g，连翘 12g，牡丹皮 10g，山慈姑 12g，泽泻 10g，生地黄 12g，赤芍 12g。每天 1 剂，水煎，分 2 次服。服药 3 天，疼痛明显减轻。经 7 天治疗，红、肿、热、痛全部消失，行走自如，余症明显减轻。标证之湿热瘀阻基本缓解，治当图本，改用宋氏补肾定痛汤（见本节中医分期论治慢性期百家精方撷萃）。经治 1 个月后，复查血尿酸 383μmol/L，血沉 17mm/h。随访 2 年余未见复发。

按语 痛风急性发作者皆由湿从热化，以致湿热内蕴，痹阻经络而为患。辨证当属中医"热痹"之证，治疗宜清热利湿、通络止痛。方中生石膏、知母、黄柏、连翘、牡丹皮、生地黄、山慈姑等清热凉血；赤芍化瘀；薏苡仁、猪苓、萆薢、威灵仙、泽泻、土茯苓等利湿解毒消肿。结合中医辨证辨病的特点，急性期以清热定痛汤加减治疗，每获良效。

【病例二】

王某，男，37 岁，2001 年 3 月 26 日初诊。患者自诉双足第一跖趾关节肿痛、畸形 7 年余。病史：饮酒、进食荤腥食物则疼痛加剧，昼轻夜甚，行动不便，近 1 周加重，由外地前来就诊。症见双足第一跖趾关节处红肿、畸形，触之有热感、疼痛，伴有腰痛，夜尿增多至 3～4 次。X 线片示左足第一趾骨近端外侧局部骨质有虫蚀样改变，边缘不规则，骨质密度较低，右足第一跖趾关节跖骨端骨缺损性改变，舌质红，苔薄腻，脉沉弦。血生化检查示血尿酸 620μmol/L。诊断为慢性痛风性关节炎。辨证属脾肾两虚，痰湿凝滞，经络痹阻。治宜补益脾肾，利湿化浊，活血通络。方用宋氏补肾定痛汤（见本节中医分期论治慢性期百家精方撷萃），水煎，分 2 次服。服 15 剂后症状明显缓解，仍有畸形，压痛，腰部酸困，夜尿多，舌质微红，苔薄白，脉沉细。复查血尿酸 440μmol/L。上方研末，每次 9g，每天 3 次，冲服。6 月 12 日复诊，诸症悉消，步履正常。

按语 宋老认为，在痛风慢性期，以脾肾亏虚尤为突出，用宋氏补肾定痛汤治疗，方中巴戟天、淫羊藿、生地黄、熟地黄、肉苁蓉、炒杜仲、白术、薏苡仁、山药健脾益肾，扶正固本；桃仁、红花、丹参、赤芍、川牛膝、鸡血藤、海风藤活血通络，散结止痛。同时强调必须节制饮食，避免饮酒，禁食富含嘌呤和核酸的食物（如肝、肾、脑、鱼子、蟹黄、豆类等），还要避免过度劳累和精神刺激等。

（四）吴沛田主任医师验案

唐某，男，49 岁，2002 年 4 月 17 日初诊。自诉患痛风 6 年余，右拇趾跖趾关节有痛风结石如黄豆大，皮肤暗斑。近 1 年来跖、趾、踝、膝关节疼痛反复发作，服秋水仙碱缓解一时，偶服别嘌醇，但有身体不良反应而难以坚持，血尿酸为 463～524μmol/L，易感冒。刻下：眩晕耳鸣，腰膝酸软，恶寒身痛，膝踝关节活动受限，神疲乏力，舌苔薄白微腻，舌淡紫有瘀斑，脉弦无力。诊为痛风慢性期。属脾肾阳虚，肝肾不足，营卫失调。治宜温阳益气，调补肝肾，化痰祛瘀。用黄芪桂枝五物汤加味：黄芪 20g，桂枝、独活、南星各10g，白芍 20g，当归、川芎各 15g，地龙 8g，大枣 5 枚，甘草 6g。每日 1 剂，水煎服，并嘱其注意饮食调理，避免劳累。1 周后复诊，关节疼痛消失，余症减轻，照上方随证稍有进退，服药 20 余剂，除痛风石外，余症消失，查血尿酸 367μmol/L，随访 1 年未见复发。

按语 黄芪桂枝五物汤出自《金匮要略·血痹虚劳病脉证并治》，由黄芪、桂枝、芍药、生姜、大枣五味药组成，即桂枝汤去甘草，倍生姜，加黄芪为方。其中黄芪补气固表，桂枝温经通阳，芍药养血益营，姜枣调和营卫，五药相协，温、补、通、调并用，共成益气温经、和营通痹之效。原方指征主治血痹，为邪气凝于血分，所谓正虚之处，便是容邪之处，故本方调养营卫为本，祛风散邪为末，旨在振奋阳气，温运血脉，调畅营卫。所以，本方可用于痛风属营卫不调，经脉痹阻者。

痛风属中医学"痹证"范畴，或谓"历节"，其形成皆因体虚。《济生方·痹》曰："皆因体虚，腠理空虚，受风寒湿气而成痹也。"痛风病久，气血周流不畅，必有湿痰败血瘀滞经络，肌肤则瘀暗、硬结，或痛风石形成。本病以肝脾肾亏虚为本，经脉气血闭阻为标，慢性期缓则治其本，在补虚的基础上通经络，调营卫，宣痹阻，使用黄芪桂枝五物汤通阳益气，使气血流通，营卫复常，寓通于补，故能取效。但饮食调摄在痛风慢性期治疗过程中极为重要，应告诫患者限制饮食中嘌呤含量，避免进食动物内脏及海鲜、豆类、发酵食物，并需戒烟酒，防止肥胖，以协助治疗。

六、中医特色疗法

（一）中医外治方药

药物外治通过利用一些中草药在体外适当的部位加以敷、贴、涂、擦，或吹、点、熏、洗等，便可激发人体内脏组织功能的转化，从而防治各种疾病。对于诸如皮肤病、外科疮疡、五官科等体表疾病，局部用药，直达病所，诚有良益。然而，身体内部的病症如五脏之疾患，气血之盛衰，阴阳之不调，外治何以能屡建殊功呢？其理论依据又何在呢？

中医学经典著作《灵枢·海论》中载："夫十二经脉者，内属于脏腑，外络于肢节"；《素问·生气通天论》中又说："九窍、五脏、十二节皆通乎天气，阳气者，若天与日，失其所则折寿而不彰……故阳强不能密，阴气乃绝；阴平阳秘，精神乃治"，说明体表和内脏之间有着息息相关的联系。中医学一贯认为，人体是一个有机的内外统一的整体，体表与内脏，由于经络的纵横交错而遍布全身，在大脑皮质的指挥下，全身的各器官系统是既分工负责，又互相协调来维持各种功能活动；既有运行脏腑气血的作用，又有调节脏腑阴阳平衡的功能。因此，人体如果受外感或内伤，影响脏腑的阴阳平衡，发生病变，便可按照治疗的基本原则进行补偏救弊，调理阴阳，使人体各种功能趋向平衡，以恢复健康。所以，清代外治大师吴师机在《理瀹骈文》中说："外治之理，即内治之理；外治之药，亦即内治之药；所异者法耳。"道理很简单，外治医理和用药与内治相同，只是给药方法、吸收途径不同而已。

近代研究认为，药物外治的吸收主要为经络传导、皮肤渗入和黏膜吸收三条途径。而腧穴-经络传导作用则是中医外治给药的重要理论基础。

中医学早在几千年前就已开始采用将中草药施于皮肤、腧穴治疗疾病，形成了膏、散、酊、熏等固定剂型。它不仅在外科、骨伤科、皮肤科、五官科、肛肠科等疾病局部用药上显示了明显疗效，而且对内科、妇科杂证的治疗也有显著的作用。与内服法相比，中药外用作用迅速，简、便、廉、验，使用安全，容易推广，毒副作用少，易为患者接受，尤其对老幼虚弱之体，攻补难施之症，或服药困难之病，更具优势。痛风的局部用药在临床上更显优势，因为它可以直折病所之浊瘀之毒，迅速达到泄浊化瘀、消肿止痛的目的。

1. 芙黄膏外敷方

组成：芙蓉叶、生大黄、赤小豆各等份。

制法：上药共研极细末，按4:6之比例，加入凡士林，和调为膏。备用。

用法：外敷患处，每日一次。

按语　采用内外合治之特色，内服基本方为苍术、黄柏、络石藤、没药各10g，当归尾、蚕沙各15g，六一散、车前草各10g，忍冬藤、蒲公英、薏苡仁各30g。每日1剂，水煎分服，14日为1个疗程。加减法：病发下肢者加川牛膝10g，上肢者加威灵仙10g；伴有血尿者选加小蓟、石韦、瞿麦。江苏南通市中医院亦有芙黄膏外敷联合四妙加味汤治疗急性痛风性关节炎的临床报道（见《实用中医内科杂志》2010年第12期），作者袁艳娟将56例急性痛风性关节炎病例，随机分成两组，对照组28例，仅采用秋水仙碱口服，治疗组28例，在对照组基础上采用芙黄膏外敷联合四妙加味汤口服。7天为1个疗程，观察2个疗程后评定疗效。结果：治疗组总有效率达96.43%；对照组总有效率达78.57%。两组比较有显著性差异（$P<0.05$）。结论：在西药的基础上加用芙黄膏外敷联合四妙加味汤治疗急性痛风性关节炎有较好的临床疗效。

2. 慈附膏外敷方

组成：山慈菇、赤芍各200g，生大黄150g，香附100g。

制作：将上述药物研成极细粉末，过60目筛，将饴糖600g与蒸馏水400ml混均，取凡士林1000g，加热至70℃，共搅拌融化，待温度降到40℃左右时，加入药粉。冷却后加入药罐，密封备用。

用法：将药膏均匀地涂在患处，纱布棉垫敷盖，胶布固定，3天换药1次。3次为1个疗程。

按语　外敷慈附膏中生大黄能消肿止痛，香附理气止痛，山慈菇含秋水仙碱，秋水仙碱是治疗痛风之特效药，其奏效快但毒性较大，有严重的胃肠道反应，如恶心、呕吐、腹泻等迫使患者不得不停止服用，使治疗不彻底。但通过外敷治疗，患处红肿的皮肤毛细血管扩张，有利于药物有效渗透，使患者能够坚持治疗，同时也是治疗能够取得速效的关键。

运用本外治法同时内服加味白虎加桂枝汤：石膏（先煎）30g，知母15g，桂枝10g，黄柏10g，粉萆薢15g，生牡蛎（先煎）30g，车前子（包煎）10g，地龙15g，青皮10g，陈皮10g。风湿痹阻者加木瓜10g，威灵仙10g，秦艽10g，以祛风除湿；寒湿阻滞者加制川乌6g，细辛3g以散寒燥湿。血虚体疲者加熟地黄15g，阿胶（烊冲）12g，以滋补阴血；偏胖痰湿凝聚者加半夏10g，瓜蒌10g以祛痰化湿；气虚懒言者加黄芪30g，党参10g，以补益中气；病在上肢加桑枝15g，羌活10g；病在下肢加防风10g，独活10g，水煎内服，每日1剂。通过表里同治使湿祛、热退、血活、络通，一般2～3天症状就明显减轻，其结果显示，中药治疗本病效果显著。

3. 虎杖膏外敷方

组成：虎杖100g，樟脑16g，医用凡士林280g。

制法：先将虎杖打粉过 80 目筛，樟脑用适量 50% 乙醇溶化后倒入虎杖粉中。凡士林加热融化成液状，倒入虎杖粉，同时不断搅拌均匀后装罐，加盖放置冷却成膏状即成。

用法：用时依据患病关节的大小形态，裁剪合适的敷料，将药膏涂在敷料上 2～3mm 厚，敷在患处，纱布绷带包扎，隔日换药 1 次，直至痊愈。用于湿热瘀阻型痛风。治疗 50 例，治愈 44 例，5 例显效，1 例有效。

4. 痛风膏外敷方

组成：黄柏 90g，生大黄、姜黄、白芷、天花粉、厚朴、陈皮各 60g，甘草、生半夏、生南星各 30g，冰片 20g。

制法：将上述药物研成细末，熬成膏状。

用法：视患处大小，将膏药平摊于布上，温帖痛处，并用绷带固定，2 天换药 1 次。

按语　痛风膏治疗痛风有较好疗效，其止痛迅速，可改善肾功能，降低血尿酸，减少蛋白尿。

5. 白药膏外敷方

组成：煅石膏粉 1000g，冰片 6g，花生油 500g，凡士林适量。

制法：按比例调成膏状备用。

用法：每次 20g。将白药膏平摊于 6cm×8cm 敷料上，敷贴于病变关节的内背侧，绷带或胶布固定，每天换 1 次，连敷 5 天。

按语　白药膏对急性痛风性关节炎有较好的近期疗效，且毒副作用少而轻微。

6. 痛风灵外敷方

组成：独活、苍术、黄柏、牡丹皮、泽泻各 15g，白芷、郁金、当归、大黄、牛膝各 10g，板蓝根 30g。

制法：诸药加工成浸膏。

用法：用 5cm×10cm 无菌纱布三层浸渍湿敷，每贴约含生药 10g，外贴于受累关节局部，每日更换 1 次，1 周为 1 个疗程。治疗 168 例，临床痊愈 101 例，显效 46 例，有效 18 例，有效率达 98.2%。患者用药后普遍反映受累关节局部清凉、舒适，止痛作用明显，一般 3～5 次治疗后红肿痛基本消失，在治疗中未发现毒副作用。

按语　作者认为，痛风患者症见面色无华，腹胀纳呆，舌红苔黄腻，脉细濡，双膝踝关节交替肿痛，辨证为脾肾虚损，湿热下注，留滞关节。治以清热除湿解毒，凉血散瘀止痛，健脾护肾通络，用痛风灵外敷治疗有良效。

7. 慈军散外敷方

组成：山慈菇、生大黄、水蛭各 200g，玄明粉 300g，甘遂 100g。

制法：上方诸药共研细末，过 100 目筛，消毒、混匀，装瓶备用。

用法：用时每次取药末 3～5g，以薄荷油调匀外敷患部关节，隔日 1 次。10 日为 1 个疗程，一般治疗 1～2 个疗程。

按语　诸药合用，具有泻下攻逐，清热化湿，逐瘀通痹之功能。外用治疗痛风性关节炎，能直接渗入病所，促使病理产物尿酸盐的排泄。治疗 36 例，总有效率达 97.2%。

8. 豨莶草止痛散外敷方

组成：豨莶草、鸡血藤、桂枝、三棱、大黄、骨碎补、生马子、乳香、没药、冰片，按 3∶2∶1∶2∶2∶1∶0.1∶1∶1∶0.1 的比例组方。

制法：诸药共研细末，储瓶备用。

用法：取药末适量，用酒调和成糊状加热 10 分钟，待冷却后将药涂于敷料上，药厚 5mm、大小超出肿胀关节边缘 2cm，用胶布固定，每日 1 换，7 天为 1 个疗程。

按语 运用豨莶草止痛散外敷治疗能够迅速改善症状、体征，这是治疗急性痛风性关节炎比较有效的方法之一。临床观察，治疗 1 周的总有效率为 96.87%，无不良反应。

9. 清消止痛散外敷方

组成：大黄、苍术、黄柏、牛膝、忍冬藤，按 5∶4∶3∶5∶5 比例组方。

制法：共研为细末，储瓶备用。

用法：治疗时取药末 30g，加入陈醋将其调为糊状，平摊于 5cm×10cm 的棉纸上，再用同样大小的棉纸覆盖在上面，敷于患处，并用绷带固定，然后用大于药面的保鲜膜包裹，胶布固定。每日换药 1 次，连续治疗 3 天。

按语 本方治疗急性痛风性关节炎关节红肿、灼痛剧烈、入夜更甚、活动不利等，能迅速缓解肿痛、防止关节损害。临床观察 50 例，总有效率为 94%。

10. 六神丸外敷方

组成：六神丸 6～10 粒。

制法：将六神丸碾成粉末，倒入少量食醋调和即可。

用法：取六神丸 6～10 粒碾成粉末，与适量食醋调成糊状，外涂于红、肿、热、痛关节处，适用于痛风急性发作期多以邪气盛，关节红、肿、热、痛为特征，中医辨证为湿热痹阻或痰热阻滞。六神丸具有清热解毒的功能，食醋具有促进皮肤黏膜药物吸收的作用，两者合用外敷，可缓解关节疼痛，消除红肿，恢复肢体功能，提高生活质量。

11. 马钱子汤熏洗方

组成：马钱子、生半夏、艾叶各 20g，红花 15g，王不留行 40g，大黄、海桐皮各 30g，葱须 3 根。

用法：上药加水煎汤 2000ml，置于桶内，以热气熏蒸患部，待药液变温后，浸洗患处，每日 2 次，7 天为 1 个疗程。

按语 作者报道，用本方外洗，同时内服消痛饮（当归 12g，牛膝 15g，防风 12g，防己 15g，泽泻 18g，钩藤 15g，忍冬藤 25g，赤芍 18g，木瓜 25g，老桑枝 30g，甘草 5g。用法：水煎服，每日 1 剂，日服 2 次），以清热通络，消肿止痛。治疗痛风性关节炎 18 例，显效 15 例，有效 3 例，总有效率达 100%。

12. 樟木屑洗方

组成：樟木屑 2000g。

制法：樟木屑入锅内，加水 2000ml，用大火煮沸后，改用小火再煮 40 分钟，待温时浸洗。

用法：每次浸洗 40～60 分钟，每日 1～2 次，5 日为 1 个疗程，主治痛风性关节炎引起手足冷痛如虎咬者。

13. 虎杖樟脑酒

组成：虎杖 300g，樟脑 10g，白酒 500ml。

制法：上药用白酒浸泡 1 周左右即可。

用法：把纱布用药酒浸湿后，贴敷于疼痛处包扎，一般 6 小时左右就能起到镇痛的效果。对痛风剧痛，半夜或者凌晨时突然发作，脚踝、膝盖、手腕等关节处出现红肿、灼热如辣般疼痛均有效。

14. 双乌酒

组成：生草乌、生川乌、全当归、白芷、肉桂各 30g，红花 20g，60%白酒 1000ml。

制法：将诸药浸泡于酒中 48 小时后，再加入风油精 20ml，混合后即成。

用法：每次取适量外搽患处关节，10 日为 1 个疗程，用于痛风性关节炎引起的关节痛。

（二）针灸疗法

1. 体针治疗

一般痛风属风寒湿痹型宜针灸并用，风湿热痹型则不宜灸，久痹阳虚者以灸为宜。常用取穴：肩痛取肩髃、肩髎、肩贞及压痛点；腕痛取阳池、外关、合谷；肘痛取合谷、手三里、曲池、尺泽；膝痛取膝眼、阳陵泉；踝痛取中封、昆仑、解溪、丘墟等。针刺疗法可用于肿胀关节以外的部位，因此这种治疗方法比直接治疗如按摩更加易于忍受，特别是在痛风发病的初期。辨证治疗疗效更为显著。

（1）下焦湿热证：针刺阳陵泉、膝阳关、梁丘、照海、昆仑、丘墟、申脉等穴。针用强刺激，泻法，或刺血法，不宜用灸，每日或间日 1 次，5～7 日为 1 个疗程。

（2）瘀血阻络证：针刺曲池、合谷、尺泽、外关、阳池、阴陵泉、犊鼻、丰隆、血海等穴。针用泻法或平补平泻法。每日或间日 1 次，5～7 日为 1 个疗程。

（3）痰热夹风证：针刺阳溪、腕骨、外关、阳陵泉、梁丘、申脉等穴。针用泻法或平补平泻法，每日 1 次，7 日为 1 个疗程。

（4）气血两虚证：针刺脾俞、肾俞、足三里、大椎等穴，用补法或平补平泻法，留针15～20 分钟，并可加用灸法。每日 1 次，7～10 日为 1 个疗程。

（5）脾肾阳虚证：取穴命门、肾俞、脾俞、三阴交、关元、气海、太溪、足三里。诸穴均用针刺补法，或用艾灸，或用温针灸法。每日 1 次，7～10 日为 1 个疗程。

（6）肝肾阴虚证：取穴期门、章门、天枢、血海、太溪、照海、心俞、肝俞、肾俞、足三里、悬钟、三阴交。针法：心俞、肝俞、肾俞、足三里用补法，其他穴位用平补平泻手法。每日 1 次，7～10 日为 1 个疗程。

2. 针刺加灸法

对于痛风静止期的患者，可采用针刺疗法进行调补，以预防痛风发作。由于尿酸在体内的异常增高与肾排泄机能下降有关，笔者认为，痛风静止期的患者应该补益肾气，增加排泄功能，以增强泄浊化瘀作用。临床可选太溪、复溜、神门、曲池、合谷、足三里、关元、气海、水道等穴，毫针补法，每周两次，10 次为 1 个疗程。也可以长期采用针刺疗法进行调补，改善体质。

针刺取穴：足三里、曲池、大椎、肾俞、膀胱俞、阴陵泉及患处阿是穴。艾灸疼痛部位 30 分钟，以患者耐受为度，7 日为 1 个疗程。

3. 以指代针的指压法

在推荐用于缓解痛风疼痛的穴位中，大多数都位于受累的足部附近：足太阴脾经太白穴，位于跖趾关节大拇趾的后面；足阳明胃经冲阳穴，位于足弓顶部的中央；足厥阴肝经行间穴，位于拇趾与第二足趾中间间隙后部，每一个穴位按压 60 秒。如疼痛仍持续，还可以按压大拇趾指甲两个后角的穴位。

4. 耳针疗法

取相应区压痛点：交感、神门、内分泌、肾、脾等穴，针刺，每日或间日 1 次，或以王不留行籽贴压，7 次为 1 个疗程。

5. 穴位注射

采用当归注射液或野木瓜注射液等，于足三里、环跳、肩髃、曲池等穴注射 1～2ml，间日 1 次，7～10 次为 1 个疗程。瘀血阻络或气血两虚证宜用。

6. 刺血疗法

受不同文化的影响，医学发展走向了不同的道路。西方的医学教皇盖伦认为，血是人体产生的，经常"过剩"；放血适合于任何患者，包括出血和虚弱的患者。他的观点深深地影响了西方放血疗法的风格，把沿着静脉切开的放血疗法称为"静脉呼吸"。我国的医家则认为，血是十分宝贵的，不能大量地放，也不能随便放。所以，针灸中的放血严格地讲应该称"刺络"。《内经》云："刺络者，刺小络之血脉也""菀陈则除之，出恶血也"。可以看出这与盖伦的观点不完全一样。刺络术不仅在出血量上不同于西方的放血，而且是在一套完整的经络腧穴理论和辨证施治理论指导下进行的，有严格的禁忌证和适应证。对于痛风来说，刺血（刺络）放血有利于加速浊邪瘀毒的排泄。

痛风的急性发作（也称为急性痛风性关节炎）没有预兆，剧痛常在夜间突然发生，且疼痛部位集中，程度剧烈。同时，受累的关节表现为发红、发热和肿胀，局部皮肤发亮，触痛明显。中医学辨证为湿热浊瘀内蕴，脉络瘀阻。治疗原则是清热利湿化浊，通经活络。治疗方法首选受累关节刺血。局部皮肤常规消毒后，以采血针将患部鲜红或暗红的瘀络刺破，瘀血顺势而出，其颜色由暗红转为鲜红后即可加压止血。所选瘀络不必拘泥于一条，可以同时选择多条。如果患部没有明确瘀络显现，则在该关节基底部周围寻找到瘀络并刺血（刺血的注意事项是预防感染）。刺血后选用针刺疗法，具体用穴为百会、神庭、曲池、合谷、神门、足三里、太冲、丰隆、内庭、阴陵泉及阿是穴，毫针泻法，以期清热利湿、通经止痛，每日1次，5次为1个疗程。通常2~3次即可直折病势，安神定痛。下面介绍几种临床治法。

（1）常规治疗

1）方法一：取委中、委阳等穴或患肢静脉较表浅处，用三棱针刺入，使其自然出血。7~10天治疗1次，适用于瘀血阻络，下焦湿热证。

2）方法二：取照海、太冲、丘墟、地五会、足临泣、解溪、委中、阿是穴及足背部瘀阻比较明显的络脉。每次选2~3穴用三棱针快速点刺1~2mm深，出血5~20ml，若出血量<3ml，针后加拔罐，并留罐15分钟。

一般要求，点刺定位要准确：取患病关节上充盈、青紫或怒张之络脉，或病变附近相关腧穴或循经刺络，要求点刺准确，一针到位。常规放血标准：根据病变局部的红肿状态、疼痛程度和血尿酸值之高低来决定放血量，轻症约10ml，重症30~50ml，一般为20ml左右，效果显著。有临床观察表明，中剂量刺血组（10ml）与小剂量组（5ml）、西药组比较，止痛效果、降尿酸效果最好，差异具有非常显著性意义。

（2）刺络放血法

1）刺血：取阿是穴、隐白、行间、太白、委中，皮肤常规消毒，用三棱针快速点刺出血，用手指挤压周围的皮肤，挤出少量血液，每2日1次，5日为1个疗程。

2）针刺：取患侧足三里、三阴交、太溪用补法，取患侧的阴陵泉、血海、丰隆、太冲、内庭用泻法，取双侧的曲池用泻法，用提插捻转手法，每10分钟行针1次，留针30分钟，每日1次，10次为1个疗程。

3）TDP：照射患处，每次20分钟，每日1次。姜占成在《山西中医》2011年第5期报道，刺络放血法治疗痛风性关节炎32例，同时配合四妙散加减方内服，结果痊愈28例，有效4例，总有效率为100%。

（3）火针治疗

选穴：主穴为行间、太冲、内庭、陷谷，配穴以阿是穴（足部痛风性关节炎多在足背第一跖趾关节正中处）为主，每次在患侧选2~3个穴位针刺，均取患侧穴。

操作：患者取坐位，双足垂地。穴位常规消毒后，将火针在酒精灯上烧至由通红转为白亮时对准穴位速刺疾出，深度为0.3~1寸（5~30mm），每穴1~2针，以出血为度。用量杯收集放出之血，确定放血量。每次总出血量以60ml左右为宜。达到预定值时，加压止血。每隔3天治疗1次，最多治疗3次。术后，嘱患者在48小时内保持针孔清洁干燥。关节局部肿胀明显者，可在患部散刺数针，使炎性渗出物排出。

　　按语　采用火针放血意在温通经络、活血化瘀、消肿止痛、化湿除痹，并且火针对腧穴的刺激时间长，刺激量大，能持续产生治疗作用。足部腧穴点刺后出血量多（每穴出血量最多不要超过30ml）者疗效好，这是一次治愈的关键。如出血量少或针后未出血者疗效差，需经多次治疗方能见效。

现代医学认为，痛风是由于嘌呤代谢紊乱，导致尿酸钠结晶沉着于关节及其周围结缔组织而引起病损及炎症反应的一种疾病。笔者认为，脾失健运可致升清降浊失司；肾气不化可致分清泌浊无权。湿热、痰瘀、浊毒流向经络骨节，闭阻经络，血脉不通，不通则痛，致肢体关节疼痛、红肿、灼热，甚则变生痛风结节。痛风性关节炎既为浊毒瘀阻，务当"宛陈则除之"。据文绍敦在《中国中医报》第 3114 期报道，用火针刺血治疗急性痛风性关节炎千余例，疗效颇佳。

7. 物理治疗

临床实践经验证明，应用光、电、温热、磁场等物理因子治疗痛风有较好的疗效。紫外线、红外线、低能量氦氖激光照射可改善局部血液循环和新陈代谢，且有消炎、止痛和缓解肌肉挛缩作用，而且氦氖激光可直接、间接做局部和神经节照射，能使神经细胞和上皮细胞内的溶酶体被激活，增强吞噬功能，进而促进炎症性渗出物和炎症性浸润细胞的消散，对于尿酸盐的溶解和吸收具有一定促进作用；并通过抑制致炎性物质的产生，降低末梢神经兴奋性来镇痛和加速创面愈合。直流电离子导入有电刺激和药物的双重作用，可改善局部血液循环和营养代谢作用，有利于炎症消散和改善功能。此外，超短波、磁疗、局部腊疗、泥敷、温包裹和全身温水浴、蒸气浴、沙浴、矿泉浴等温热疗法，对改善血液循环和促进新陈代谢，以及缓解疼痛、解除肌肉挛缩和僵硬等均有较好的疗效。

但是，在痛风发作的急性期，尤其是 48 小时之内，不宜应用冷敷、热敷，以及可以导致皮温升高、局部血液循环加快的理疗措施。痛风是由于血中尿酸过多，尿酸以微小结晶形式沉积在关节滑囊、肌腱、软骨和关节周围其他软组织中，大量白细胞吞噬后受到破坏，释放出内部的溶酶，破坏周围组织细胞，引起局部组织充血水肿。冷敷虽可暂时使局部疼痛减轻，但低温刺激使局部血管收缩，血流减少，不利于痛风炎症吸收与消散；且局部低温，容易导致尿酸更多地沉积于皮下，使局部炎症加重；热敷加重病变部位充血、水肿，非但不能止痛，有时反使疼痛升级。因此，痛风急性期冷敷与热敷皆不可取。在痛风的恢复期，特别是对处于慢性期的患者，适当地运用物理治疗，能更好地促进炎症消退及关节功能。

第七节　痛风的饮食治疗

唐代名医孙思邈所著《备急千金要方》中把食疗专立一科，明确指出："安身之本，必资于食""食能排邪而安脏腑，悦神爽志以资血气。若能用食平疴，释情遣疾者，方可谓良工"。由此可见，古代中医非常重视食疗，认为食物本身就有防病治病，补益人体的作用。

痛风的病因是由于体内蓄积的尿酸超过一定的范围所致，其中，外源性尿酸是食物中所含的核酸及核蛋白成分，通过消化后，经一些酶的作用生成嘌呤类化合物，再进一步分解而成。也就是食物中所含的嘌呤为体内的外源性尿酸的来源，高嘌呤的食物包括海鲜、动物内脏、骨头汤、豆类等，因此，控制饮食有助于痛风的治疗。必须记住的是，虽然饮食控制不是万能的，但不控制饮食是万万不行的。俗称"三分治疗，七分调理"，可见饮食调养和家庭护理在疾病康复中的作用是很大的。

（一）痛风饮食治疗的基本原则

高尿酸血症及痛风属于营养相关性代谢性疾病，因此健康的饮食方式在治疗全程都十分重要。国内外专家普遍认为，富营养化已成为高尿酸血症和痛风的主要发病原因。在干预治疗中，饮食调节已成为主要的基础治疗。营养专家推荐"三低一多"，即低嘌呤、低热量、低脂低盐、多饮水，同时限酒戒烟。

1. 鼓励低嘌呤饮食

控制食物中嘌呤含量的摄入在痛风治疗中很重要，尤其是有家族史的痛风患者更应及早改变不良的饮食习惯。低嘌呤饮食可使血尿酸下降 630～119μmol/L；减少痛风急性发作；缩短发作期时间；减少尿酸盐沉积形成结石；减少降尿酸药的应用。因此，应鼓励痛风患者低嘌呤食物，限制中等嘌呤含量食物，避免高嘌呤食物（详见附录2常见食物嘌呤含量）。一般来说，海鲜为高嘌呤饮食，蔬菜为低嘌呤饮食，但并非所有海产品均为高嘌呤饮食，如海参、海蜇皮和海藻为低嘌呤食品；也并非所有的蔬菜均属低嘌呤饮食，如黄豆、扁豆、香菇及紫菜为中高嘌呤食品，有研究发现新鲜蔬菜的摄入可以降低血尿酸水平及肾结石发病风险，豆类及豆制品也被发现其促尿酸排泄作用超过其所含嘌呤导致的血尿酸合成增加的作用，还可降低冠心病的发病风险，因此，应鼓励痛风患者增加摄入新鲜的蔬菜、豆类和豆制品。

同时，饮食调养还应注意：低脂肪摄入，脂肪在体内具有阻碍肾脏排泄尿酸的作用；低盐饮食，钠盐有促使尿酸沉淀的作用，每日钠盐摄入量在6g以下。

饮食上合理烹饪也很重要。嘌呤是亲水物质，只要经过水的浸渍、煮沸，即可使嘌呤溶出。肉类等荤食尽量采用炖、焖、煨、煮等汤食方法，只吃肉，不喝汤。

2. 鼓励进碱性食物

人体的碱性环境有利于尿酸盐结晶的溶解和排出，故应多进碱性食物，少进酸性食物。碱性食物是经代谢后产生钠、钾、钙和镁离子较多、在体内产生较多碱的食物，主要为蔬菜和水果（包括酸味水果），特别是高钾低钠的碱性蔬菜。酸性食物是经代谢后产生硫酸根、磷酸根和氯离子较多，而起酸性反应的食物，常含丰富的蛋白质、脂肪和糖类。

强碱性食物包括葡萄、茶叶、葡萄酒、海带芽和海带等，尤其是天然绿藻和富含叶绿素的食物；中碱性食物有萝卜干、红萝卜、大豆、番茄、香蕉、橘子、番瓜、草莓、梅干、柠檬和菠菜等；弱碱性食物包括红豆、萝卜、苹果、甘蓝菜、洋葱和豆腐等。

强酸性食物有蛋黄、乳酪、白糖做的点心、柿子、乌鱼子和柴鱼等；中酸性食物有火腿、培根、鸡肉、猪肉、鳗鱼、牛肉、面包、小麦、奶油和马肉等；弱酸性食物有白米、落花生、啤酒、酒、油炸豆腐、海苔、章鱼和泥鳅等。

3. 控制乙醇总摄入量

研究显示，乙醇总摄入量与血尿酸升高呈正相关，过量的乙醇一方面可造成体内乳酸和酮体堆积，抑制尿酸排泄；另一方面可促进腺嘌呤核苷酸转化，而使尿酸合成增加；且饮酒的同时多进高嘌呤、高蛋白和高脂肪饮食，更易诱发痛风的急性发作。

啤酒是所有酒类中含嘌呤最高的，富含鸟嘌呤核苷酸（最易吸收），每日喝两听以上啤酒者的痛风发病危险是不喝啤酒者的2.5倍；每天喝两杯以上乙醇含量为15g的白酒者，患痛风的危险是不饮酒者的1.6倍；饮含铅的威士忌可使痛风发病的危险性增加3倍。

红酒富含抗氧化剂、血管扩张剂及抗凝刺激物等，可减轻乙醇对尿酸的影响，使血尿酸轻度下降，因此，痛风患者可少量饮用红酒。

4. 保持足够的饮水量

多饮水，具体饮水量应根据季节、劳动量、个体差异等因素相应变化，保证每日尿量在 2000ml 以上，有助于尿酸的排泄。建议多饮碱性矿泉水，而并非矿物质水和纯净水。矿物质水是在酸性的纯净水基础上添加人工矿化液（含大量氯、硫、磷等非金属元素）制成的，进入人体后，使人体趋酸。临睡前饮水可防尿结石。

控制含糖饮料和果汁（包括糖化的苏打水）的摄入。果糖能增加腺嘌呤核苷酸分解，加速尿酸的生成，减少尿酸排泄，其引发痛风的风险与啤酒相当。而咖啡、可可和茶叶可不严格限制，因可可碱、茶叶碱和咖啡因代谢成甲基尿酸盐，而非尿酸盐。有文献报道，嗜茶者高尿酸血症的检出率为不饮茶者的 2.7 倍，故不宜饮用浓茶，最佳饮茶时间为早晨。

总蛋白质的摄入对血尿酸无影响，因此，可适量饮用低脂牛奶和低脂酸奶。

5. 其他

研究显示，樱桃可增加 GFR 或降低尿酸重吸收而明显降低尿酸，且樱桃中的花青素（anthocyanins）和其他酚类可抑制活化巨噬细胞产生 NO 和降低 TNF-α 的产生，在体外还可抑制 COX-2 的活性而有抗炎性；樱桃中含有白黎芦醇，白黎芦醇可以降低尿酸、抑制痛风发作。

最新的研究还显示补充足量的维生素 C 可以减少痛风发作的次数，因此多摄入含维生素 C 的食物对预防痛风发作很有好处。

（二）食物嘌呤含量分类

食物中摄取嘌呤量的多少直接影响血液中尿酸的水平，甚至诱发痛风急性发作。因此合理选择饮食是预防高尿酸血症的重要途径。根据食物中嘌呤含量的多少，一般分为以下四类：

（1）极大量嘌呤食物：每 100g 嘌呤含量 150～1000mg，如动物肝脏、肾脏、胰脏、脑、肉脯、沙丁鱼、酵母、鱼子、虾类、蟹黄、火锅汤、啤酒、鸡汤、浓缩肉汁等。

（2）大量嘌呤食物：每 100g 嘌呤含量 75～150mg，如鲤鱼、带鱼、鳝鱼、大马哈鱼、鲑鱼、凤尾鱼、贝壳类、牛肉、鹅等。

（3）中等量嘌呤食物：每 100g 嘌呤含量<75mg，如蘑菇等菌菇类、芦笋、菠菜、豌豆、麦片、花生、豆类、豆制品、猪肉、鸡肉、鸭肉、羊肉、火腿、虾、白鱼等。

（4）低嘌呤食物：如茶、咖啡、巧克力、可可、谷类及杂粮制品、乳制品、黄瓜、茄子、甘蓝、萝卜、马铃薯、蛋类、水果及坚果类等。

食物中嘌呤的含量规律为动物内脏＞肉、鱼＞干豆、坚果＞叶菜＞谷类＞淀粉类、水果。

（三）家常防治痛风的食物

我们经常食用的家常食物许多属含嘌呤低的食物。如各种精白或强化的谷类食物及其制品（大米、细加工的玉米面、面条、通心粉、蛋糕、饼干等）；乳制品（牛奶、奶油、冰淇淋等）；蛋类及其制品；蔬菜类可选用青菜、大白菜、包心菜、花菜、冬瓜、胡萝卜、芹菜、黄瓜、茄子、萝卜、莴苣、南瓜、西葫芦、番茄等；各种水果及坚果类。在症状缓解期，根据病情可适量选用肉类、禽类、干豆类、鱼类、贝壳类、菠菜、扁豆、芦笋、蘑菇等，介绍如下。

（1）芹菜：有水芹与旱芹之分，水芹性凉，味甘辛，有清热、利水作用。《本草纲目》说："旱芹，其性滑利。"《卫生通讯》载：芹菜有"清胃涤热，通利血脉"的功效。芹菜中含有丰富的维生素和矿物质，基本上不含嘌呤，对痛风患者血尿酸偏高者有益。

（2）黄瓜：属于一种碱性瓜菜食品，它含有丰富的维生素 C、钾盐和多量的水分。中医学认为黄瓜有除热、利水、解毒、生津止渴的作用。《本草求真》曾说："黄瓜气味甘寒，服此能利热利水。"这对痛风之人血尿酸偏高者，通过"利热利水"作用而排泄出多余的尿酸，颇有益处。可吃生黄瓜，或作凉拌菜食用。

（3）青菜：俗称白菜、菘菜，它是一种基本上不含嘌呤的四季常青蔬菜，它不仅含较多的维生素 C 和钾盐，而且还属一种碱性食物。《滇南本草》说它能"利小便"，认为青菜还有解热除烦，通利肠胃的功效。所以，痛风之人一年四季均可常吃多吃青菜。

（4）茄子：有活血消肿、祛风通络、清热止痛的作用。崔禹锡《食经》说它"主充皮肤，益气力，（治）脚气"。《随息居饮食谱》说它有"活血，止痛，消痈"之功效。茄子不仅是一种碱性食品，同时几乎不含有嘌呤物质，现代研究还发现它有一定的利尿功效，适宜痛风患者经常食用。

（5）卷心菜：俗称包菜，又名甘蓝，是一种基本上不含嘌呤的蔬菜，它含有大量的维生素 C，具有排泄体内有害物质的作用。《本草纲目拾遗》称它"补骨髓，利五脏六腑，利关节，通经络中结气"。因此，卷心菜亦属痛风之人宜食之物。

（6）白萝卜：性凉，味辛甘。萝卜属碱性食品，含有多量的水分和维生素，是一种基本上不含嘌呤的蔬菜。唐代孟诜说：萝卜"甚利关节"；《食性本草》认为萝卜能"行风气，去邪热，利大小便"；《随息居饮食谱》也说它能"御风寒"。萝卜生食还含有大量的维生素 C 和丰富的钾盐，可起到碱化血液并有利尿作用。痛风一症，仍属于中医的"痹证"范畴，由此可见，萝卜适宜痛风患者食用。所以，痛风患者多吃萝卜有利康复。萝卜生食、凉拌、煮食或煨汤均可。

（7）大红萝卜：富含维生素 K，这种维生素能抗尿酸盐结晶；大红萝卜因富含助消化、促进代谢的酶，所以具有超强促进肝、肾代谢的功能；大红萝卜能快速协调五脏平衡，从而实现治愈痛风的目的。用法：①将带皮的大红萝卜生吃细嚼即可。日食 2 次，早饭前 1 小时、晚饭后 1 小时（食用萝卜 1 小时内不能食用其他任何东西，以免影响疗效），直到症状消失。②将大红萝卜 400g 洗净，连皮切块，加 200ml 50℃温开水，加适量蜂蜜，生榨汁，10 分钟内全部饮下（生吃细嚼也可），30～120 分钟即可见到效果。日饮 2 次，早饭前、晚饭后（1 小时内不能食用任何其他东西，以免影响疗效），直到症状消失。

（8）马铃薯：是一种碱性食品，基本上不含嘌呤，同时还含有大量的维生素 C 和丰富的钾盐，可起到碱化尿液并有利尿作用。

（9）甘薯：基本不含嘌呤，故痛风之人适宜以之代粮，常吃多吃。

（10）南瓜：性温，味甘，是一种碱性食物。《滇南本草》载："南瓜横行经络，利小便。"所以，慢性痛风者可食用南瓜。不仅如此，南瓜是低热量饮食，对肥胖的痛风患者更为适宜。

（11）冬瓜：性凉，味甘淡，有利小便的作用。《本草再新》中还说它能"利湿去风"。不仅如此，冬瓜本身又含多量的水分和丰富的营养，特别是维生素 C 的含量特别丰富，对痛风患者尿酸偏高者，有促进尿酸排泄的作用，故痛风之人可常食之。

（12）赤小豆：是一种利尿食品，而且所含嘌呤也极少。元代医家王好古就曾说过："赤小豆消水通气而健脾胃。"《本草纲目》亦云："赤小豆行津液，利小便，消胀除肿。"通利小便作用，可增加痛风患者血尿酸的排泄，所以，无论急慢性痛风患者，用赤小豆煨汤食用，既增加饮水量，又加强利尿排泄作用。

（13）梨子：性凉，味甘，有生津、清热、化痰的作用。梨子不仅是多汁多水分的水果，而且基本不含嘌呤，同时又属一种碱性食物。急性和慢性痛风患者均可食用。

（14）苹果：性凉，味甘，能生津、润肺、除烦、解暑。凡食物在体内代谢后的产物是碱性的，就称为碱性食物，苹果是碱性水果，含较多的钾盐，又含水分，基本不含嘌呤，这些都有利于人体内的尿酸排泄。所以，凡痛风患者，无论急性期或慢性，皆宜食用苹果。

（15）葡萄：性平，有补气血、强筋骨、利小便的作用。早在《名医别录》中就记载葡萄"逐水，利小便"。《百草镜》还说葡萄"治筋骨湿痛，利水甚捷"。《滇南本草》又称它"大补气血，舒筋活络"。葡萄是一种碱性水果，含嘌呤极少，又有较多的果汁水分，这些都有利于痛风之人血尿酸的排出。

（16）樱桃：含有丰富的花青素、花色素及维生素 E 等，均是很有效的抗氧化剂，它们可以促进血液循环，有助于尿酸的排泄，能缓解因痛风、关节炎所引起的不适。特别是樱桃中的花青素，对消除肌肉酸痛和发炎十分有效。美国密歇根大学研究发现，樱桃中的花青素，能降低发炎的概率，吃 20 粒樱桃比吃阿司匹林更有效。一般痛风或关节炎患者，食用樱桃几天之内能起到消肿、减轻疼痛的作用。

（17）牛奶：是一种高蛋白、多水分、基本不含嘌呤的滋补佳品，最宜痛风患者饮用。无论急性期或慢性痛风患者，均宜长期服食牛奶。

（18）玉米：是一种基本上不含嘌呤的食物，所以，痛风患者尽管食用。《本草推陈》中还说它"为健胃剂，煎服亦有利尿之功"。将玉米磨成细粉，调入粳米粥内，煮成稀薄的玉米粥，适宜痛风之人作主食长久服食。

（19）芦根：性寒，味甘，有利尿解毒的作用。芦根能溶石，适宜于尿酸性疾患及痛风者食用。

此外，痛风患者还宜食用胡萝卜、番茄、瓠子、丝瓜、菜瓜、荠菜、大白菜、菊花脑、茼蒿、洋葱、蕹菜、甘蔗、香蕉、柑橘、杏子、桃子、栗子等。

（四）简易痛风食疗方选介

1. 罗柏汤

萝卜 250g，柏子仁 30g。将萝卜洗净切丝，用植物油煸炒后，加入柏子仁及水 500ml，同煮至熟，酌加入少许食盐调味，即可食用。本方可预防痛风发作。

2. 半夏薤白粥

淮山药 100g，薤白 10g，粳米 50g，清半夏 30g，白糖适量，先将粳米洗净，加入切细的淮山药和洗净的清夏、薤白共煮，加入白糖食之。每日 1 剂。本方适用于痛风气虚痰阻者。

3. 红莲山药糕

白芥子 5g（研末），莲子粉 100g，鲜山药 200g，陈皮丝 5g，红枣肉 200 克 g。先将鲜山药去皮切片，再将红枣肉捣碎，与莲子粉、白芥子粉、陈皮丝共加水适量，调和均匀，蒸糕作早餐用，每次 50～100g。本方适用于脾胃气虚型高尿酸血症者。

4. 乌梅茶

乌梅 8 枚，红糖适量。将乌梅加水适量，先煮片刻，再加入红糖，代茶饮，每日 1 剂。乌梅是碱性食品，对痛风患者有裨益。本方适用于各型痛风。

5. 赤豆薏仁粥

赤小豆 50g，薏苡仁 50g。将上药加水适量，熬粥服食，每日 1 剂。本方有促排尿酸作用，适用于高尿酸血症者。

6. 土茯苓粥

土茯苓 30g，粳米 50g。将土茯苓加水适量，煎取药液，用药液煮粳米粥食之。每日 1 剂，经常食用。本方适合高血尿酸者。

7. 桃仁粥

桃仁 15g，粳米 150g。先将桃仁捣烂如泥，加水适量研汁，去渣，再加入粳米煮粥食之。每日 1 剂。功能滋补肝肾，活血祛瘀。本方适用于高血尿酸瘀血痰浊痹阻型痛风。

8. 薏苡茯苓粥

薏苡仁 150g，茯苓粉 50g，粳米 250g。前两味煮至将烂时加入茯苓粉再煮成粥。分次食用。本方适用于痛风属脾虚湿痹者。

9. 薏苡山药枸杞

薏苡仁 60g，淮山药 30g，枸杞子 30g，芡实 15g，粳米 100g。将前四味用清水适量，浸泡 2～3 小时，加入粳米，共煮成稠粥，分次食用。本方适用于痛风慢性期脾虚、肝肾不足者。

10. 芹菜粥

芹菜 100g（连须根），大米 30g，水 750ml，食盐、味精少许。将前三味煮粥至熟后，加入食盐、味精，可常食用。本方适用于痛风急性期。

11. 煮海带

海带 150g，薏米 60～100g。同煮至薏米熟透，可适量加糖调味，不必拘泥饮用次数。痛风间隙期、慢性期皆可服用，有碱化尿液、利水补钾效果。钾有制约尿酸沉淀的效果。

12. 五色梅煮鸡蛋

鲜五色梅根 10～20g，青壳鸭蛋 1 枚和水酒（各半）适量，煮 1 小时后饮汤食鸡蛋，有活血止痛之效。

13. 牛膝粥

牛膝茎叶 20g，粳米 100g。牛膝茎叶加水 200ml，煎至 100ml，去渣留汁，入粳米 100g，再加水约 500ml，煮成稀粥。功效：健脾祛湿止痛。用法：每日早晚温热顿服，10 天为 1 个疗程。

14. 葡萄粥

鲜葡萄 30g，粳米 50g。粳米加水如常法煮粥，粥半熟未稠时，把洗净的葡萄粒加入，再煮至粥稠即可。功效：补肝肾，益气血。早晚分食。本方有促尿酸排泄的作用。

15. 栗子粥

栗子粉 30g，糯米 50g（小儿减半）。栗子粉与糯米加水 400ml，放砂锅内用文火煮成稠粥。用法：温热服食，早晚各 1 次。功效：健脾胃，壮筋骨。本方适用于慢性痛风者服食。

16. 首乌粥

何首乌粉 25g，粳米 50g，白糖适量。先将粳米加水煮粥，粥半熟时调入何首乌粉，边煮边搅匀，至黏稠时即可，加白糖调味。用法：早晚分食。功效：补益肝肾，健脾和胃。本方适用于慢性痛风者服食。

17. 薏米防风茶

生薏米 30g，防风 10g。以上两者加水煮熬，去渣取汁，代茶饮，每日 1～2 剂，连饮 1 周。功效：祛风除湿，通络宣痹。本方适用于慢性痛风者服食，有一定的降尿酸作用。

18. 木瓜粥

鲜木瓜 1 个，粳米 50g，白糖适量。木瓜剖切为 4 块，或干木瓜片 2g 克，加水 200ml，煎至 100ml，去渣取汁，入粳米、白糖，再加水 400ml 左右，煮为稀粥，用白糖调味。用法：每日分 2～3 次，温热服食。功效：健胃祛湿，舒筋通络。

19. 珍珠母粥

珍珠母 120g，粳米 50g。把珍珠母置入 2000ml 水中先煎取汁，再用汁煮米成粥，调味食之。功能祛风，镇静，止痛。

20. 海蜇荸荠汤

海蜇头 60g，荸荠 30g。先将海蜇头漂洗去咸味，再与荸荠同煮饮汤。海蜇、荸荠调味食之。海蜇有清热解毒、化痰软坚、降压消肿之功效，而且在海鲜中是嘌呤含量极低的食品。荸荠有凉血解毒、利尿通便、祛痰功效，荸荠水煎汤汁能利尿排淋，对加速尿酸排泄有益。

21. 橙子蜜煎

橙子 1 个，蜜糖 30g。先将橙子用水浸泡去酸味，然后带皮切开与蜜加水同煮成汁，随时饮之。本方能抗风湿痹痛，增强免疫力。

22. 白菜马铃薯丝

大白菜 200g，马铃薯 150g，精盐、味精各适量。将大白菜去老叶后洗净切丝备用。马铃薯洗净后切丝。炒锅在旺火上加色拉油烧至七成热时，下马铃薯丝，略炒后倒入白菜丝，翻炒至熟，加精盐、味精调味即成，佐餐食用，常食有效。

23. 豆腐干炒芹菜

芹菜 500g，豆腐干 100g，料酒、精盐、味精、麻油各适量。将芹菜洗净沥水，连叶切段。豆腐干切丝。炒锅烧热后放入花生油，烧至七成热时下豆腐干丝稍炒，烹入料酒，投入芹菜炒熟，加精盐、味精，淋麻油适量后即可装盘食用。芹菜茎叶同食效果较好，经常食用有中和血液中的尿酸的作用。

24. 百合薏米粥

干百合、薏苡仁、粳米各 60g。将上述三味洗净后放锅中煮粥，每日分中、晚两次服完，为痛风患者主食（其他应按痛风患者营养治疗原则进行）。连续服用，每日 1 剂。症状改善后仍须坚持，每周至少 1~2 次，以防痛风复发。

百合薏米粥可以提供患者必需的热能需求，而且对痛风有直接治疗作用，并能改善其关节炎的症状，是痛风食疗的重要食材。临床治疗发现，在低嘌呤饮食的原则下，以百合薏米粥为主食对痛风患者十分有效，接受食疗的患者血尿酸量减少，关节炎症状减轻，均未出现复发。

25. 竹叶茅根茶

鲜竹叶、白茅根各 10g。鲜竹叶和白茅根洗净后，放入保温杯中，以沸水冲泡 30 分钟，代茶饮。本方能利尿，防痛风合并症肾结石。

26. 土茯苓苡仁汤

土茯苓 60g，薏苡仁 30g。土茯苓、薏苡仁用水煎取汁。一日 3 次服食。功效：清热化湿，通络止痛。本方适用于湿热痹阻之痛风。临床表现为起病急骤，关节红肿热痛，可有发热，口干苦，尿黄，舌苔黄腻，脉滑数。

27. 桑枝薏米南瓜汤

桑枝 10g，薏苡仁 30g，南瓜 250g，葱末、精盐各 3g。南瓜洗净，去蒂、皮，切片。薏苡仁、桑枝入砂锅，水煎后取汁。入南瓜片、精盐，加适量水，文火煨煮至南瓜熟即可，出锅前撒葱末佐餐食用。功效：清热化湿，通络止痛。本方适用于湿热痹阻之痛风。

28. 干姜茯枣粥

取干姜 6g，茯苓 15g，红枣 5 枚，粳米 100g，红糖适量。干姜、茯苓、红枣水煎取汁，入粳米煮成粥，再调入适量红糖。作餐服食。功效：健脾利湿，散寒通络。本方适用于寒湿阻络之痛风。

29. 木瓜陈皮粥

木瓜、陈皮、丝瓜络各 5g，粳米 50g，冰糖适量。木瓜、陈皮、丝瓜络煎取汁，入粳米煮成粥，加冰糖稍煮即可，佐餐食用。功效：健脾利湿，散寒通络。本方适用于寒湿阻络之痛风。

第八节 痛风的预后及调摄护理

（一）痛风的转归与预后

1. 中医学对痛风转归的认识

（1）痛风病程的寒热转化——由热转寒，由急性期转为慢性期：早期正气未衰，阳气尚旺，急性发作多表现为关节肿痛、身热、口渴的风湿热痹或湿热痹证。反复发作，久病不愈，阳气不足，关节肿痛不红不热，或冷痛，恶寒明显，身热较轻，或无热象，发作频繁，关节肿痛逐渐致畸形、僵硬，虽经治疗，关节痛楚不能完全解除，以致病情由风湿热痹或湿热痹证渐转成风寒湿痹或寒湿痹证，由急性期转成慢性期。

（2）痛风病机的虚实转化——由表入里，由实转虚：早期多为风、寒湿、热之邪侵犯经脉，气血运行不畅而导致风寒湿热痹证。反复不愈，成血脉瘀阻之证，津液、痰浊凝聚，以致关节、筋骨肿大变形，刺痛不移，此时则病入筋骨，转成痰瘀痹阻之证。久病不愈，气血不足，正气渐虚，神疲乏力，心悸气短，腰膝酸软，面色少华，此时心肾亏虚，病入脏腑，转成气血不足、肝肾亏虚之证。病情深重则可并发脏腑的其他病证。可见久病缠绵，则病变由表入里、由浅入深、由实转虚。

2. 现代医学对痛风预后的认识

痛风已不能单纯看成是一种关节痛，高尿酸血症目前已划归在代谢综合征范围，和糖耐量异常（糖尿病、糖耐量减退）、中心性肥胖、高血压、脂代谢紊乱、微量白蛋白等代谢异常的疾病一样，均与心脑血管病的发生相关。已有研究证明，血尿酸水平升高与心血管病死率密切相关，提示高尿酸血症是冠心病患者不良预后的独立危险因素。痛风反复发作，导致关节破坏和肾损害，构成了对人体生活质量的影响和生命的威胁。痛风除少数由药物等引起者，可停用药物而达到对因治疗外，大多尚缺乏对因治疗和根治措施。痛风性关节炎反复发作，久病不愈，可导致或加速受累关节畸形、僵硬。痛风本身不致缩短寿命，但伴有心血管及肾脏进行性病变者，预后不良。现代医学对痛风研究所取得的成果，已经遏制其对患者寿命的折损。因此，重视预防和积极治疗，是对疾病的进展加以控制和使之逆转的关键。

一般来说，痛风如能及早诊断，遵循医嘱，大多数痛风患者可以如正常人一样饮食起居、工作生活。慢性期患者经过治疗，痛风石可能缩小或溶解，关节功能可以改善，肾功能障碍也可以改善。也就是说，及时诊断，有效治疗，不但能提高患者的生活质量，亦会明显降低其致残率。

临床观察表明，30岁以前出现初发症状的患者，预示病情严重。发生尿酸性或混合性尿路结石者可并发尿路梗阻和感染。尿酸盐肾病主要表现为肾小管间质病变，也可影响肾功能。并发高血压、糖尿病或其他肾病者，如未经治疗可进一步导致尿酸盐排泄障碍，不仅能加速关节内的病理进程，同时可使肾功能进一步恶化而危及生命。这些因素归纳如下：

（1）发病年龄越小者，病情越重。

（2）有阳性家族史者，病情较重。

（3）病程越长，渐进性损害越重。

（4）复发频率高，病情进展快者，预后较差。

（5）痛风结节形成较快者预后欠佳。

（6）痛风并发高血压、冠心病及肾病者，病情较重。

（7）饮食控制与否，特别是在间歇期。

（8）治疗措施是否得当，特别是急性期控制是否迅速，间歇期是否坚持治疗与预后均有密切关系。

痛风本身不会直接造成患者死亡，其死亡原因主要有：①肾功能受损导致慢性肾衰竭，少数患者死于急性肾衰竭，占死亡原因的20%～30%；②皮肤的痛风石破溃后未及时采取治疗措施而并发感染，如引起菌血症和败血症；③与痛风伴发的一些疾病，如高血压、动脉硬化和糖尿病等；④痛风性肾结石或肾盂积水导致反复的顽固性泌尿系统感染，尤其是肾盂肾炎并发坏死性肾乳头炎等。

（二）痛风的预防、护理与自我康复要点

1. 痛风的预防与护理调摄

预防痛风要从人们的日常生活开始，全民健康教育和普及防治知识于易患人群，加强自我防护意识显得尤为重要。由于痛风病程长，易导致肾功能改变，所以要做到早期预防，控制病情发展，对家庭中有痛风史者，其家属应定期到医院行血尿酸监测，若尿酸过高，经饮食控制而未能恢复正常者，即使未出现关节肿痛、肾结石或肾功能不全表现，亦需要用降尿酸药物，使血尿酸维持在正常范围。《内经》有训："是故圣人不治已病治未病，不治已乱治未乱。夫病已成而后药之，乱已成而后治之，譬犹渴而穿井，斗而铸锥，不亦晚乎？"

（1）节饮食，管住嘴。特别要注意减少饮食中的肥甘厚味，宜食清淡易消化之品。蔬

菜、水果可适当多吃，并可适当多饮水，使大小便保持通畅。乙醇本身就是嘌呤的原料，啤酒内含有大量的嘌呤成分。因此，要注意避免大量饮酒，更忌酗酒。饮食调养除强调"三低一多"外，还要注意补充维生素，特别是 B 族维生素和维生素 C，它们能促进组织内瘀积的尿酸盐溶解。尿酸在碱性环境中容易溶解，蔬菜和水果既是碱性食物又能供应丰富的维生素，应多食新鲜的蔬菜和水果。

（2）防外邪，慎起居。居处不能潮湿，劳作汗出以后，要及时更换内衣，夏季不可食凉，冬季注意保暖。受寒和过度劳累都会使人体的自主神经调节失常，导致尿酸的排泄量减小。因此痛风患者要注意保暖，避免受寒，也不要过度劳累与精神紧张。

（3）勤锻炼，迈开腿。体育锻炼可增强气血疏通，使筋骨坚强有力，因此患者可选择适合于自己年龄和爱好的体育项目，坚持不懈。同时，又要注意防止剧烈运动。剧烈运动会导致大量出汗，机体失水而使血容量和肾血流量降低，从而影响尿酸的排泄，引起一过性高尿酸血症。所以，痛风患者不适合剧烈运动，比较适宜有氧运动，如快走、慢跑。运动量要适中，控制心率为 170–年龄（有氧运动最大适宜心率）。运动要循序渐进，首次运动时间 15 分钟；保持 2 周增加到 30 分钟；再过 2 周增加到 45 分钟，可一直保持。因故暂停运动后重新开始运动要重新计算运动时间。每周运动 5 次以上即可。

（4）善调护，防复发。痛风急性期及早期使用药物治疗，及时控制炎症，迅速终止急性发作。具体要做到以下几点：

1）急性发作期应根据病情轻重，定时测体温、呼吸、心率、血压等，定期检查血尿酸盐、血常规、尿常规、肝肾功能、心电图等。

2）急性发作时应卧床休息，抬高患肢，以减轻疼痛，一般休息至关节痛缓解 72 小时后可恢复活动。

3）避免诱因，如暴食酗酒、受凉受潮、过度疲劳、精神紧张、防止关节损伤、慎用影响尿酸排泄的药物等。防止和治疗尿酸盐结晶在关节、肾脏或其他部位沉积所引起的合并症，防止尿酸结石的形成。

4）关节疼痛较甚者，可采取热敷，或将每日煎服的中药渣加水再煎，以中药熏洗、外敷痛处，或配合针灸、理疗等外治疗法为佳。

5）若并发心血管、肾脏等病变，如高血压、肾结石、尿路感染、肾衰竭等病症时，应参照有关病症施护。要注意防止或治疗能使痛风恶化的疾病，如高三酰甘油血症、高血压、肥胖等。

6）对继发性高尿酸血症及痛风，以治疗原发疾病为主，兼顾降尿酸治疗。

7）发病期间应卧床休息，但卧床时间不宜超过 1 周，待疼痛缓解后，即可下地活动。

8）饮食选择清淡、易于消化者，若经检查血尿酸浓度高于正常值者，应限制高蛋白动植物饮食摄入量，可适当补充新鲜蔬菜及水果。

2. 痛风的康复指导

饮食疗法在痛风康复中至关重要，但并不唯一。现就在痛风的治疗中，痛风康复的其他相关要点简述如下。

（1）坚持锻炼不懈怠：坚持体育锻炼不仅有利于控制体重，还有利于尿酸的排泄。平时强调"迈开腿"，鼓励进行体育锻炼，如散步、慢跑、骑自行车、游泳、打太极拳等有氧运动，使运动时心率达 110～120 次/分及少量出汗为宜，每日早晚各 30 分钟，每周 3～5 次。避免剧烈运动和无氧运动，可使肌肉中三磷酸腺苷分解，向血液里大量释放肌苷和次黄嘌呤，使血尿酸增高。

避免关节运动疼痛，每日起床后和晚睡前，坚持按摩身体的各关节，早、晚各 30 分钟左右，同时每晚睡觉前用热水泡脚 20 分钟。锻炼前先做局部热敷、针灸、理疗等，可增加局部血液循环，达到消炎消肿、肌肉松弛、减少脂肪、降低体重的目的。要注意避免肌腱损伤，不要用力过度及过累。伴有心、脑、肾损害者，应注意休息；关节活动障碍者可进行体疗或理疗。

养成良好的饮食习惯和生活方式，劳逸结合，避免精神紧张，再加以积极的运动锻炼，不仅可稳定患者病情，还可极大提高患者生活质量，是最主动的防治措施。

（2）控制体重勿忽视：中医学认为"肥人多湿"，易致湿浊内生，发生痛风。肥胖是导致痛风产生的一个主要因素，肥胖者的血尿酸水平通常高于正常人，若痛风伴肥胖还可影响药物效果，降低药物敏感性。痛风患者减轻体重不仅有利于痛风病情的控制，而且有助于缓解代谢综合征。有资料统计显示，痛风患者的平均体重超过标准体重 17.8%，并且人体表面积越大，血清尿酸水平越高。因此，肥胖患者达到理想 BMI 可以促进整体健康。

为了预防痛风，肥胖者应当减肥，主要措施是控制总热量，限制脂肪摄入及坚持参加体育锻炼。需要注意减肥时不宜操之过急，因脂肪等组织若分解过快可引起酮体及乳酸浓度增高，抑制尿酸分泌而诱导痛风的急性发作。

减肥应循序渐进，每月减 1～2kg。饮食上强调"管住嘴"，适量糖类、适量蛋白质及低脂饮食，尤其是脱脂奶和植物蛋白，限制摄入食物的总热量（尤其是急性发作期），总热量应较正常饮食略低 10%～15%，一般每日 1400～2000kcal。脂肪应控制在 50g/d 以下，蛋白质应稍低于 1g/（kg·d）。摄入过多的脂肪可使血中羟丁酸和乙酰乙酸上升，抑制尿酸的排出；高蛋白质饮食可致内源性嘌呤合成增高，增加尿酸前体，同时还转化为脂肪，导致肥胖和增加肝肾代谢的负担。此外，饥饿疗法不可取，因饥饿时，脂肪将作为能源而分解，使血酮体增加、有机酸增加，抑制尿酸的排出。

另外，研究发现，增加维生素 C 可以降低痛风的发生率。数据表明，每增加 500mg 维生素 C，可降低痛风概率 17%；每日维生素 C 摄入量达到 1000mg，痛风发生率降低 34%；如果维生素 C 摄入达到每日 1500mg，痛风发生率下降一半。因此，肥胖者可以多吃一些富含维生素 C 的水果。

（3）改善患者的依从性：理论上，痛风是一种较易诊断、容易处理的疾病。但实际上，对许多患者来讲，包括那些已经正确诊断的患者，处理得并不理想。这其中一部分原因应归咎于依从性的问题。在对患者依从性的走访中，一些患者表示在间歇期没有症状时坚持治疗很困难，还有一些患者认为戒酒的要求太苛刻。此外，一些患者被现实生活所迫，不愿改变自己的工作环境、生活和饮食方式。可能最重要的还有这样一个事实，患者需要在不同的时期服用不同的药物，这对很多患者来说比较复杂和烦琐。但如果通过医生的详细介绍，患者明白他们为什么要在不同的时期服用不同的药物，为什么要改变生活和饮食方式，相信患者会有更好的依从性。例如，将尿酸盐结晶比作火柴，患者被告知当火柴划燃时会引起痛风发作。要熄灭火焰，患者需要应用非甾体抗炎药、秋水仙碱或激素，但尽管火焰已熄灭，火柴依然存在；为预防下一次的发作，需要服用秋水仙碱等预防药物，这样会使火柴潮湿而不易划燃；而降尿酸药物实际上是将火柴彻底清除。通过一个形象的比喻，患者对痛风的认识会加深，如果将痛风不积极治疗可能导致的不良预后，以及潜在的心脑血管疾病风险进一步告知患者，相信患者的依从性会得到改善。

当然，由于多数患者在门诊就诊时间有限，加强医护人员对患者的教育工作还需多种途径，如各种媒介及形式的科普宣传，组织患者间的相互交流，定期召开病友会等。总之，改善患者的依从性对改善我国痛风患病率不断攀升的趋势有着重要意义。

要加强痛风患者的心理护理。由于痛风病程较长，患者因疼痛较剧容易产生悲观情绪，因而医护人员和家属都应尽可能多地和患者接触，注意其情绪变化，安慰、劝解患者，帮助和鼓励患者，尽量克服因疼痛和运动受限而出现的焦虑不安、急躁易怒、烦闷失眠等情况，正确对待疾病，保持心情舒畅、精神乐观，积极配合医生治疗，树立战胜疾病的信心。

（4）避免诱发因素：国内曾对 232 例痛风发作的诱发因素进行的研究发现，诱发痛风发作的最常见因素依次是疲劳过度（45.7%）、进高嘌呤食物（43.2%）、饮酒过量（25.9%）、受凉感冒（18.5%）、关节外伤（15.5%）及剧烈运动（9.6%）。来自台湾地区的研究显示，约 50% 的痛风发作与饮食有关，其中啤酒最重要（60%），其次为海产品（18%）、动物内脏（14%），而豆制品很少诱发（2%）。

此外，多种药物会影响尿酸排泄，诱发痛风。①利尿剂：普遍认为利尿剂可引起尿酸增加。呋塞米、依他尼酸、氢氯噻嗪、吲达帕胺等利尿剂及含有利尿剂的降压药（如复方降压片）等，会降低肾脏排泄尿酸的能力，引起尿酸升高，诱发痛风的发作。低效利尿剂氨苯蝶啶的原形及代谢产物从肾脏排出，抑制尿酸排泄。②阿司匹林：对尿酸代谢具有双重作用。大剂量阿司匹林（＞3g/d）可明显抑制肾小管对尿酸的重吸收作用，使尿酸排泄增多；中等剂量阿司匹林（1～2g/d）则以抑制肾小管排泄尿酸为主；虽然小剂量阿司匹林（＜0.5g/d）对尿酸作用的研究不多，但临床已经发现 75～325mg/d 用量的阿司匹林能损害老年人肾功能和尿酸清除能力，因此，痛风急性发作时，应避免使用中小剂量阿司匹林。③抗结核药：吡嗪酰胺和乙胺丁醇均可抑制尿酸的排出而升高血尿酸，也常诱发痛风发作，因此，服用上述抗结核药物的患者亦应检测血尿酸水平。④某些免疫抑制剂：如环孢素可减少尿酸的排出，尤其在肾功能不全的患者更不易控制尿酸，因此对这些患者应该定期监测血尿酸水平。⑤部分抗生素：喹诺酮类（如氧氟沙星、加替沙星等）、青霉素等抗生素大多由肾脏排泄，这些抗生素排出量大会影响尿酸的排出，使体内尿酸水平升高。⑥降脂药：烟酸是降脂药中常用的药物，它虽然具有良好的降脂作用，但也有明显升高血尿酸的不良反应。⑦部分中草药：含有马兜铃酸的中草药引起肾损害已日益受到临床重视，其中包括关木通、广防己、天仙藤、青木香、朱砂藤、马兜铃和青木香等。这些中药对肾功能及尿酸的排泄可能有明显的影响。因此，痛风患者应该慎用。

（5）积极治疗相关的合并症：国内外学者均建议，对于痛风的诊治，还应及时评价是否存在高血压、糖尿病、高脂血症、心血管疾病、肾功能不全、尿路结石及肿瘤等其他相关疾病。①研究发现肥胖、高血脂、高血糖、高血压、缺血性心脏病及肾功能不全均是痛风发作的独立危险因素，因此只有将这些危险因素控制理想，才有可能很好地治疗痛风本身。②一些慢性肾功能不全的患者和尿路梗阻的患者，由于尿酸排泄障碍，导致痛风发作，所以治疗原发病也很重要。③肿瘤患者在接受放化疗期间，大量细胞受到破坏，导致体内嘌呤类物质明显升高，可出现溶瘤综合征，亦可导致痛风发作，所以在放化疗治疗时应注意水化、碱化尿液，并应用抑制嘌呤合成的药物如别嘌醇，避免痛风发作。

据统计，20%～40%的痛风患者伴有肾脏病变，同时还多伴发或并发高血压、糖尿病、冠心病、高血脂、肥胖症等疾病。因此，在治疗痛风的同时，还要积极治疗其并发症，以防止并发症相互影响，恶性循环。如用中药治疗，既要注意不使用关木通、广防己、天仙藤、青木香、朱砂藤等含马兜铃酸的药物，以免损害肾功能，还要注意在辨证论治的基础上使用一些护肾之品。特别是间歇期和恢复期，当标本同治，治本为主，尤须注重补益肾气或肾阴。如有其他并发症，同样要注意统筹兼顾，抓住本病与并病矛盾的主要方面，确立辨证论治原则与主方，再根据矛盾次要方面灵活加减。使处方用药有利于促进双方好转。

用西药治疗痛风，更要注意其不良反应对痛风的影响。如痛风合并高血压，在使用降压药时，噻嗪类利尿剂、依他尼酸、呋塞米、氨苯蝶啶、螺内酯等均可降低尿酸的排出，甚至使血尿酸明显升高而导致关节炎复发，故不宜使用。血管紧张素转换酶抑制剂，如卡托普利等口服后，大部分患者特别是老年患者出现血尿酸升高，故亦当慎用。而在降低血压的同时又可降低血尿酸的血管紧张素受体阻滞剂如氯沙坦钾片索亚、氯沙坦钾氢氯噻嗪片、缬沙坦胶囊等可作为痛风合并高血压的首选药物。

又如常用于治疗动脉硬化、冠心病及心肌梗死的β-肾上腺能受体阻滞剂和钙拮抗剂虽能扩张血管，但因其使肾血流量减少，不利于尿酸排泄，故痛风患者最好不用，可选用扩张血管作用持久、不良反应少的复方丹参滴丸、地奥心血康等药。

再如痛风合并糖尿病，降糖药如磺脲类长期使用可损害肾功能影响尿酸排泄，其中格列喹酮对尿酸影响最小，适用于高尿酸血症患者；双胍类主要通过增加体内乳酸含量抑制尿酸排泄；胰岛素可以增强肾小管对尿酸的重吸收。医生在应用这些药物时要严格把握各种药物对肾功能的影响。

其他并发病症的治疗，也要充分考虑药物的不良反应，以免顾此失彼，加重病情。必须强调的是，在治疗痛风并发病症时，尤其要注意控制饮食、减轻体重、适度运动及改变不良生活习惯（如戒烟、戒酒、熬夜等）。若如此，则能控制痛风少发作乃至不发作，不断提高痛风的治疗水平。

痛风患者应防止过度疲劳，不熬夜、不参加过度劳累及剧烈的体力活动，保持劳逸结合、张弛有度、有规律的生活习惯；适度控制性生活，特别是老年痛风患者或伴有肾功能损害者更要注意节制；同时注意尽量避免外伤等。只要坚持治疗，调养得当，就能促进病情好转与身体康复。

第二章 泄浊化瘀、调益脾肾治疗痛风诊疗概要

痛风是一个很古老的疾病。在过去，西方的痛风患者主要集中在王室成员、贵族和富贵人中，因此，也被称为"帝王病""富贵病"。20世纪50年代以前，高尿酸血症和痛风的发病率在亚洲极低，是一种罕见疾病。在我国1948年陈悦书首次报告2例痛风，至1958年国内的报道也只有25例。

国医大师朱良春教授对痛风性关节炎有独到的认识，提出"泄浊化瘀、调益脾肾"法作为防治痛风的原则，这一论点早于1989年发表于《中医杂志》，朱老又于1991年撰写《浊瘀痹辨治一得》一文发表于《光明中医杂志》，并被纳入《现代中医内科学》《中医临床诊疗丛书》《实用中医风湿病学》三部大型工具书中，作为名老中医经验进行专篇介绍。

1995年由朱婉华教授领衔的工作团队根据朱老"泄浊化瘀、调益脾肾"治疗大法研制的"痛风冲剂"获得江苏省医院制剂批号。同年，联合中国中医科学院申报"自然科学基金"对痛风冲剂进行新药研发，由于当时我国痛风发病率极低，对抗痛风的中药研发未能引起相关职能部门的重视，专家评委认为无市场需求而一票否决。

近20多年来，高尿酸血症和痛风的发病率逐年上升，而且发病呈现年轻化趋势，有数据统计显示，我国高尿酸血症患病率为23.5%左右，痛风的患病率为1.33%左右，其中20%～40%的痛风患者伴有肾病、高血压、糖尿病、冠心病、高血脂、肥胖症等疾病，已经成为常见病、多发病，对人们的健康造成了重大影响，应引起大家足够的重视。

第一节 中 医 病 名

中医病名代表中医对疾病最本质的认识，有利于把握疾病的全局和全过程的一般规律，有利于临床施治，临床上对常见风湿病病种都有相对应的中医病名，如类风湿关节炎称为"尪痹"、强直性脊柱炎称为"大偻"、骨关节炎称为"骨痹"、干燥综合征称为"燥痹"、系统性红斑狼疮称为"阴阳毒"……唯独嘌呤代谢紊乱所致的痛风性关节炎中西医病名同为"痛风"。我们认为，中医临床必须以中医理论为指导，中、西医病名只能并存和相互对照，而不能并用，更不能以西医病名取代中医病名；这不是简单的命名问题，而是对疾病本质的认识问题。

我们查阅了中外关于痛风的历史资料，认为痛风是西医病名，而非中医病名。一般国人认为痛风病名最早源于我国，而据英国医学图书馆文献资料考证，早在公元前2000年，埃及人就描述了痛风。约2500年前西医鼻祖希波克拉底就对痛风做了详尽的描述：痛风炎症会在40天内消退；痛风活跃在春季和秋季；太监不痛风，也变成秃头；一个女人不会患痛风，除非她的月经停止。而中医学真正在文献里出现痛风专题论述是元代朱丹溪所著的《格致余论》，距今600余年。故说"痛风"西医提出更早，当是西医的病名。

中医学"痛风"之名始于李东垣、朱丹溪，在《东垣十书》《丹溪心法》中将痹证中

的痛痹、或痛痹与行痹并列称为痛风，或白虎历节风。元代朱丹溪（公元 1281～1358 年）在《格致余论》中指出："彼痛风者，大率因血受热，已自沸腾，其后或涉水，或立湿地，或偏取凉，或卧当地，寒凉外搏，热血得寒，污浊凝涩，所以作痛，夜则痛甚，行于阴也"，从中医病因病机、证候特征对"痛风"做了准确的描述。

金元时期李东垣指出："痛风者多属血虚，然后寒热得以侵之"，提出痛风的病机为血虚复感寒热。明代李梴在《医学入门·痛风》中写到："形怯瘦者，多内有血虚生火，形肥勇者，多因风湿生痰，以其循历遍身，曰历节风；甚如虎咬，曰白虎风；痛必夜甚者，血行于阴也。"

明代张介宾《景岳全书》载述："风痹一证，即今人所谓痛风也。盖痹者，闭也。以血气为邪所闭，不得通行而病也"；又云："历节风痛，以其痛无定所，即行痹（风痹、痛风）之属也"；论及病因症状"是气血本虚，或因饮酒，腠理开，汗出当风所致，或因劳倦调护不谨，以致三气之邪遍历关节，与气血相搏，而疼痛非常，或如虎之咬，故又有白虎历节之名"；究其病机治法，"其有遇风雨阴晦而甚者，此正阴邪侮阳之证也。或得暖遇热而甚者，此湿热伤阴之火证也。有火者宜从清凉，有寒者宜从温热。若筋脉拘滞，伸缩不利者，此血虚血燥证也，非养血养气不可"，从证因论治方面揭示了痛风正虚标实的本质。

清代喻嘉言所著《医学法律·痛风论》指出："痛风也名白虎历节风，实则痛痹也"。清代张璐玉《张氏医通》卷六云："遍身骨节疼痛，肢节如槌，昼静夜剧，如虎啮之状，乃痛风之甚者也。"清代吴谦《医宗金鉴》认为痛风是难治性疾病，谓"痹在筋骨痛难已"。

纵观古代医家所谓"痛风"之病名，在许多中医文献中均有论述，但有些并非与嘌呤代谢紊乱引起的痛风相符合，虽病名为痛风，临床表现、发病原因并不相同，但有一个共性，把该病视为一种因外受风寒湿邪而引起的一种疾病，属痹证。

那么，我们不妨重温一下痹证的定义。《中药新药临床研究指导原则》指出：痹病是指因外邪侵袭肢体经络而致肢节疼痛、麻木、屈伸不利的病证。严重者可致肢体残废，丧失劳动力。痹病相似于现代医学自身免疫病，诸如类风湿关节炎、风湿性关节炎、强直性脊柱炎、骨性关节炎等。尤其是类风湿关节炎、风湿性关节炎多见。临床主要表现：关节、肌肤、筋骨等部位疼痛，或肿胀僵硬，麻木重着，或屈伸不利，甚则关节肿大变形，强直不伸，肌肉萎缩等。多与气候变化有关，好发于青壮年，女多于男。理化检查：ASO 增高，或血沉增快，或类风湿因子阳性，X 线可见骨质侵害。

可以看出，中医学将痛风归于"痹证"范畴，而痹证仅仅只是对痛风的急性关节炎而言，其实痛风是代谢综合征中的一种病，它伴发肥胖症、脂质紊乱症、高血压、脂肪肝、糖尿病等分别约为 75%、70%、50%、45%、30%，而且有 70%以上的痛风患者合并肾脏损害。显而易见，将上述痹证与嘌呤代谢紊乱引起的痛风的特征相比较，不难看出两者之间尚有较大的差别，因此将现代医学痛风病名作为中医"痛风"病名显然有失偏颇。

国医大师朱良春先生认为，痛风特征"多以中老年，形体丰腴，或有饮酒史，喜进膏粱肥甘之品；关节疼痛以夜半为甚，且有结石，或溃流脂液"；明确指出："从病因来看，受寒受湿虽是诱因之一，但不是主因，湿浊瘀滞内阻，才是主要原因"；对于痛风发病机理，认为"痰湿阻滞于血脉之中，难以泄化，与血相结而为浊瘀，滞留于经脉，则骨节肿痛、结节畸形，甚则溃破，渗溢脂膏。或郁闭化热，聚而成毒，损及脾肾"；指出"凡此皆浊瘀内阻使然，实非风邪作祟"。国医大师朱良春根据痛风的病因病机，创立了"浊瘀痹"新病名及"泄浊化瘀、调益脾肾"的治疗大法。

朱老认为"中医之痛风是广义的痹证，而西医学之痛风则是指嘌呤代谢紊乱引起高尿酸血症的'痛风性关节炎'及其并发症，所以病名虽同，概念则异"。同属痹证，又谓之痛风，虽然突出了痛之特点，但名出多门，相互重叠，且与现代医学之"痛风"相混淆，不利于临床治疗与研究。

"浊瘀痹"新病名的创立，既有别于西医，又统一于中医痹证范畴，补充了《内经》《金匮要略》中有关痹证的分类之不足，提出痰、浊、瘀内邪互为因果致痹的论点，是对《内经》"风寒湿三气杂至合而为痹"，外邪致痹理论的继承发展，并进一步引申发挥，使痛风理论和实践更符合当代临床实际，内涵深刻，见解独到。因此，将痛风中医病名定为"浊瘀痹"更契合病机。

"浊瘀痹"的命名对正确认识痛风的病因病机与疾病本质，指导痛风的临证治疗具有积极的现实意义和深远的历史意义。由于痛风是一种急性关节肿痛性疾病，特点是"来去突然，疾如风雨"，有"风性善行速变"之特点，故临床多认为其发病乃风邪夹寒湿等邪为主所致，究其原因，乃对痛风的基础病理——嘌呤代谢失常引起的高尿酸血症（尿酸浊毒）缺乏本质的辨识。痛风性关节炎多发部位为四肢（尤以下肢）远端关节，急性发作期突见关节红、肿、热、痛，日久可见痛风石形成，溃流脂浊，关节僵硬畸形。症状表现与中医痹证有着相似之处，所以在病因上误认为风邪为患，病机上误认为"痹"，并统施以风门套法治之。验之临床，往往对痛风性关节炎有近效而无远功，尤其对高尿酸血症及其诸多并发症之功效甚微。此乃缺乏标本深层次辨识而误也。应当指出，痛风性关节炎等病证是病之"标"象，此乃尿酸浊毒流注关节，瘀阻经络，或寒化或热化为患，非一般风邪所为也，"浊瘀"才是疾病致生的病理关键。"浊瘀"之邪，非受自于外，而主生于内。故此尚须提醒今之医者，古代所治痛风之理法方药仅能作为今之参考，不能生搬硬套。

第二节 病因病机认识

对于痛风的病因病机，历代医家多囿于外邪或兼夹郁火致病之说，而朱良春先生却有着独特的认识。他认为此病决不仅仅是简单的热痹，或热毒瘀滞而致。其背后更深的原因是痰湿阻滞血脉之中，难以泄化，与血相结而为浊瘀，这也是朱良春先生将痛风命名为"浊瘀痹"的原因。

朱良春先生认为，痛风多以中老年、形体丰腴，或有饮酒史、喜进膏粱肥甘之品、关节疼痛以夜半为甚、结石或溃流脂液为特征。这些说明本病正是因浊瘀滞留于经脉，则骨节肿痛、结节畸形，甚则溃破，渗溢脂膏；或郁闭化热，聚而成毒，损及脾肾。凡此皆浊瘀内阻使然，实非风邪作祟。浊瘀是内因，是主因；受寒、受湿、饮食等因素只是体内病变前提下的诱发因素。朱婉华教授进一步解释，浊与清对立而统一，浊是病理现象，浊能生痰、生热、生火，而火热都能转变为毒，就会出现各种复杂的症状。在痛风证治中，浊毒是导致关节肿痛、溃流脂浊，甚则后期出现关格的致病因素，而尿酸盐相当于人体的浊毒。

另外，浊毒瘀结内生，与脾肾二脏清浊代谢紊乱有关，脾肾不足、功能失调是发病的基础。先天禀赋不足，脾肾功能失健，其运转输布和气化蒸发失常，水谷精微化生为湿浊、痰饮、瘀血等致病物质，若不能正常排出，停积体内，阻碍气血运行，浊瘀又可以损及脏腑的生理功能。如此互为因果，相互作用，形成恶性循环，导致痛风性关节炎反复发作、缠绵难愈。

第三节　证候分类

1. 湿热蕴结（急性期）

下肢小关节卒然红肿疼痛，拒按，触之局部灼热，得凉则舒。伴有发热口渴、心烦不安、尿溲黄。舌红，苔黄腻，脉滑数。

2. 瘀热阻滞（急性期）

关节红肿刺痛，局部肿胀变形，屈伸不利，肌肤色紫暗，按之稍硬，病灶周围或有块垒硬结，肌肤干燥，皮色黧暗。舌质紫暗或有瘀斑，苔薄黄，脉细涩或沉弦。

3. 浊瘀阻滞（间歇期）

关节肿胀，甚则关节周围水肿，局部酸麻疼痛，或见块垒硬结不红。伴有目眩，面浮足肿，胸脘痞满。舌胖质紫暗，苔白腻，脉弦或弦滑。

4. 脾肾两虚，浊瘀内蕴（慢性期）

病久屡发，局部关节疼痛变形，昼轻夜甚，肌肤麻木不仁，步履艰难，筋脉拘急，屈伸不利，头晕耳鸣，颧红口干。舌质红，少苔或淡紫，脉弦细或细数。

第四节　治则治法

针对浊瘀痹的病因病机，治疗主要采用"泄浊化瘀、调益脾肾"的治疗大法，这是朱良春先生多年临证体悟的宝贵经验。

1. 遵循泄浊化瘀、推陈致新

著名风湿病专家、国医大师朱良春先生依据痛风的特征性而称之为"浊瘀痹"，在重视中医辨证施治原则的基础上，创立"泄浊化瘀"大法，对痛风的临床治疗具有积极的指导意义。

朱老指出，由于痛风之发生，是浊瘀为患，故应坚守"泄化浊瘀"这一法则，审证加减，浊瘀即可逐渐泄化，而血尿酸亦将随之下降，从而使分清泌浊之功能恢复，而趋健复。这也说明，痛风虽然也属于痹证范畴，具有关节疼痛、肿胀等痹证的共同表现，但浊瘀滞留经脉乃其特点，若不注意此，以通套治痹方药笼统施治，则难以取效。

朱老"泄浊化瘀"治疗痛风之大法已被诸多学者和一些名老中医认同并应用于临床，

显示出独特的疗效。宋氏认为，湿热浊毒，蕴滞血中，不得泄利，是痛风发生的主要原因。旷氏亦认为，"浊毒流注"乃痛风的病机关键。周氏亦持同见，认为"瘀浊凝滞"为痛风病因病机之关键，因此治疗痛风强调"泄浊化瘀"，临证屡试不爽。我们经多年临床实践表明，泄浊化瘀，荡涤污垢，推陈致新，不但可以解除痹痛，而且能够改善人体内环境，促进血液循环，排泄和降低尿酸。

2. 注重调益脾肾、正本清源

在痛风发病的过程中，湿浊痰瘀是始终贯穿的病理产物。浊毒瘀结内生，与脾肾二脏清浊代谢紊乱有关，脾肾功能失健，其运转输布和气化蒸发失常，水谷精微可化生湿浊、痰饮、瘀血等，停积体内，阻碍气血运行，浊瘀又可损及脏腑的生理功能。如此互为因果，形成恶性循环。痛风性关节炎等病证是病之标象，嘌呤代谢（脾肾清浊代谢）失常才是病之根本，是痛风反复发作缠绵难愈的内在因素。因此，调益脾肾，正本清源，可以恢复和激发机体整体的功能，以杜绝和防止痰湿浊瘀的产生，从而抑制和减少尿酸的生成。

3. 提倡养治结合防复发

养治结合，是控制痛风复发的重要措施。俗话说："三分治疗、七分保养"，在痛风发病的过程中，合理保健极其重要。痛风急性发作稳定后，在坚持药物治疗的同时，一个很重要的方面就是要注意调养。养治结合，同样可以达到预防复发，甚至完全控制复发的目的。调养的方法很多，主要包括饮食调养、心理调节、适度锻炼及生活起居调养等。只要坚持治疗，调养得当，就能促进病情好转与身体康复。

第五节 选 方 用 药

一、辨治用药经验

国医大师朱良春教授治疗痛风，初中期按湿浊瘀滞内阻论治，治以泄浊化瘀，蠲痹通络，常用大剂土茯苓、萆薢为对，葎草、虎杖为对，泽兰、泽泻为对，薏苡仁、玉米须为对，以泄浊化瘀；选秦艽、威灵仙为对，桃仁、赤芍为对，地龙、僵蚕为对，露蜂房、地鳖虫为对，以蠲痹通络；又拟徐长卿、片姜黄为对，宣痹定痛，屡收速效。痛风中晚期症见漫肿较甚者，拟加白芥子、胆南星为对，以化痰消肿缓痛；痛甚者拟延胡索、五灵脂为对，合全蝎、蜈蚣开瘀定痛；关节僵肿，结节坚硬者，用炮山甲、蜣螂虫等破结开瘀，既可软坚消肿，亦利于降低血尿酸指标。痛风后期损及脾肾，症见腰痛、血尿时，拟用金钱草、海金沙为对，小蓟、白茅根为对，以通淋化石止血，屡收佳效。

随症加减：蕴遏化热者，可加清泄利络之葎草、虎杖、三妙丸等；漫肿甚者，加僵蚕、白芥子、陈胆星等化痰药，加速消肿缓痛；如在急性发作期，宜加重土茯苓、萆薢之用量；证候偏热，关节灼热、焮红肿痛者，配用羚羊角粉或水牛角、广地龙、生地黄、寒水石、知母等以清热通络；证候偏寒者，加制川乌、草乌、川桂枝、细辛、仙灵脾、鹿角霜等以温经散寒；体虚者，选用熟地黄、补骨脂、骨碎补、生黄芪等以补肾壮骨；伴有结节，痛风石者，投以僵蚕、牡蛎化痰软坚，金钱草、车前草清热通淋，利水化石；腰背酸楚、骨节冷痛者，用鹿角霜、蜂房以温经散寒；如肾功能不全，宜加用六月雪、扦扦活，并配合使用中药灌肠，倘已呈"关格"之危局，则需配合血液透析；如合并肝功能损害，加用田基黄、垂盆草、五味子、羚羊角粉等；合并血糖偏高，可加鬼箭羽、萹蓄；合并心血管疾病，加薤白、降香、红景天等；合并高脂血症，加荷叶、决明子等；在痛风浊毒痰瘀胶固，气血凝滞不宣，经络闭塞阶段，配伍虫蚁搜剔钻透、化痰开瘀之品，往往能出奇制胜。

痛风在自然的病程中有各期的临床特点，如急性期热毒浊瘀突出，炎性反应明显。慢性期痰浊瘀阻与脾肾失调胶结，以虚实夹杂为多见。间歇期虽处于轻微关节症状的缓解状态，但仍存在肝脾肾不足、浊瘀未清、正虚邪恋之征象。实质上这正是痛风三期不同阶段所反映"邪盛""正虚"消长演变出现的证候变化，浊毒瘀滞、脾肾失调始终是痛风致病的主线。痛风虽表现为局部痹痛，关节病变为主，实际上是脏腑功能失调、升降失常、气血失和的全身性疾病。

急性期经验方——泄浊化瘀汤

处方：土茯苓 45g，萆薢 15g，威灵仙 30g，桃仁 10g，红花 10g，泽兰 10g，生薏苡仁 30g，全当归 10g，车前子 10g，泽泻 10g。用法：水煎服，每日 1 剂，日服 2 次。

此方用土茯苓、萆薢、威灵仙、桃仁、红花、泽兰、泽泻、生薏苡仁、全当归、车前子等为基础方。其中土茯苓、萆薢、威灵仙为主药。土茯苓泄浊解毒、健胃燥湿、通利关节；萆薢分清泄浊；威灵仙祛风除湿，通络止痛，辛散宣导，走而不守，"宣通十二经络""积湿停痰，血凝气滞，诸实宜之"，对改善关节肿痛确有殊功。三药合用有显著排泄尿酸作用。

现代药理研究证实，土茯苓、薏苡仁、车前子、泽泻、萆薢等清热泄浊、健脾利湿药，多具有抗炎、解热、镇痛作用，还能增强肾血流量或增加尿量而促进尿酸排泄，还能降低毛细血管通透性，改善病灶局部酸性环境，有利于痛风石溶解。威灵仙亦能溶解尿酸盐结晶，解除疼痛。桃仁、红花、泽兰等活血化瘀药，不仅可缓解血管痉挛，且能抗血小板聚集、保护血管内皮，改善微循环，防治痛风并发症；泽兰还能利水消肿，解毒，对瘀血阻滞、浊瘀互结之痛风尤为适宜。

1978 年朱老去广州讲学，曾在某医院为一尿酸盐沉积引起的痛风患者会诊。斯时患者左足第二跖趾关节肿痛，痛楚不堪，经西药治疗半年未愈，朱老诊为湿毒蕴结，经脉痹闭，予泄化湿毒、宣痹定痛。处方：土茯苓、生薏苡仁、淮山药各 30g，生黄芪、木防己、泽泻、怀牛膝各 12g，徐长卿 15g，片姜黄 9g。1981 年该病友函摘述，此方连服 30 余剂，肿痛尽消而出院，3 年未复发。

二、以"治未病"原则进行干预性治疗

我们在国医大师朱良春先生悉心指导下，治疗痛风性关节炎除泄浊化瘀、调益脾肾、激浊扬清、善用虫药、标本兼治的用药特点外，还非常注重"治未病"原则，对痛风的各个环节进行干预性治疗。

1. 对痛风发病机理的干预

基于高尿酸血症或痛风间歇期往往无主诉或没有明显症状，或临床无证可辨的情况，根据"未病先防、已病防变、既病防渐""治未病"的原则，国医大师朱良春提出应从痛风发病机理上进行药物干预。

如对患者进行体质辨证，气虚型体质以六君子汤为主方；阴虚型体质以六味地黄丸为主方；阳虚型体质以附桂八味丸为主方；痰湿型体质以二陈汤合平胃散为主方等。并结合中药药理，配伍针对性的药物：

如土茯苓、萆薢、威灵仙、苍术、薏苡仁、地龙、玉米须、金钱草、白茅根、车前草、蚕沙等利湿化浊、降低尿酸。

芫花（芫花素等）、大黄（大黄素）、虎杖、生首乌等清热解毒、通腑化瘀，对黄嘌呤氧化酶有较强的抑制作用，从而减少尿酸的合成。

百合、山慈菇等有秋水仙碱样的作用。穿山龙、土茯苓、秦艽、防己、黄柏、忍冬藤、淫羊藿等有非皮质激素类的抗炎作用。

石见穿、猫爪草、山慈菇、海藻、生牡蛎、生半夏、制南星、僵蚕等化痰软坚、散结消瘰，对软化痛风结节有一定功效。

金雀根、金钱草、石韦、瞿麦、泽泻、益母草、大黄、穿山龙、水飞蓟、水红花等清热通淋、化瘀排石，对消除尿酸盐沉积于肾小管及肾间质引起的炎症和肾梗阻有一定的治疗作用。蚕沙、青皮、橘皮等能碱化尿酸，降低尿液中尿酸水平。

对痛风发病机理进行药物干预，有利于调整机体阴阳气血的平衡，减少血尿酸的生成，防止痛风性关节炎反复发作，减轻尿酸盐对血管、心、脑、肾等器官的影响。

2. 对实验室指标异常的干预

古代中医文献没有针对各种检查指标进行治疗的记载，而实质上现代理化检查，是"望闻问切"四诊检查方法的延伸和拓展，使之更科学化和现代化。

针对血沉、C反应蛋白、血尿酸、肝肾功能等指标及X线摄片异常改变，中药有很好的疗效。如土茯苓、黄柏、生地黄、牡丹皮、秦艽、忍冬藤、虎杖等，能抑制血沉、C反应蛋白升高；秦皮能促进尿酸排泄，临床可配合土茯苓、威灵仙、车前子等用于尿酸升高的治疗。

对肾功能异常（Cr、BUN升高）、蛋白尿，临床可选用黄芪、冬虫夏草、大黄、积雪草、益母草、徐长卿等具有改善肾功能作用的药物。

长期或不合理使用抗炎、抗尿酸制剂等药物引起肝脏损伤、肝功能不全的，有研究显示，垂盆草、水飞蓟、紫丹参、虎杖、苦参、茵陈、枸杞子、五味子等有降低转氨酶、保护肝脏的作用，能有效治疗药物性肝损伤。

慢性痛风性关节炎反复发作，X线摄片检查若显示关节面或骨端皮质有透光性缺损阴影，呈现虫蚀样、穿凿样、蜂窝状、囊状改变的，骨质往往难以修复和新生。为防止尿酸盐形成而引起骨质破坏，在积极治疗痛风的基础上，可适当选用骨碎补、续断、淫羊藿、接骨木、狗脊、龙骨、牡蛎、穿山甲、龟板等益肾壮骨、化瘀消瘰之品，以养护骨质，降低骨破坏的发生率。

三、代表方药——痛风颗粒

1995 年朱婉华教授带领团队根据国医大师朱良春教授"泄浊化瘀、调益脾肾"的治疗原则研制了医院制剂痛风颗粒（苏药制字 Z04001377），并于 2008 年获得国家发明专利授权，专利号：200610088103.3。方中选用土茯苓益肾敛精，健脾除湿，清热解毒，祛风湿，强筋骨，通利关节；蚕沙祛风除湿，和胃化浊，活血通经，两药合为君药，调益脾肾，泄浊化瘀，通利关节，标本兼治。威灵仙祛风湿，通经络、消痰涎、散癖积，止痛；徐长卿祛风化湿，行气活血，止痛，解毒消肿，两药相伍，善止关节痹痛，合之为臣药，以增强君药之作用。重楼清热解毒，消肿止痛，凉血定惊；萆薢祛风除痹，分清泄浊，两药合为佐药，可增强消肿止痛，分清泄浊，蠲痹通络之功。车前子清热利尿，渗湿通淋，为使药，引药下行，促使浊瘀从膀胱排泄，全方共奏调益脾肾、泄浊化瘀、蠲痹通络之功。

四、中医分期治疗方案

1. 基础治疗

基础治疗措施包括建立良好的生活方式、饮食控制、避免诱因、治疗伴发病。

（1）急性期卧床休息，抬高患肢，避免过度劳累、紧张、受冷、受湿及关节损伤等诱发因素。

（2）食谱：低嘌呤饮食，禁止饮酒、肉汤、动物内脏、骨髓、海味、蛤蟹、鱼虾，建议米饭、蔬菜、水果、牛奶、鸡蛋，避免饱餐，避免大量进食豆类、肉类、面粉类食物。虽然控制饮食只能降低 59.5μmol/L 尿酸，但仍很重要。

（3）饮足够的水，8～10 杯/日，保持每日尿量在 2000ml 以上。

临床经验表明，非药物治疗是痛风治疗的基础（教育、运动、减轻体重、低嘌呤饮食、戒烟酒、多饮水保持充足尿量等），多数治疗方式尤其是健康的饮食方式和合并症的治疗需要伴随患者一生。治疗过程中要注重预防或逆转伴发的相关疾病，如肥胖、高三酰甘油血症、高血压等。在日本痛风治疗指南中还提出"将改变生活习惯，改善心血管事件高风险的高尿酸血症及痛风患者的生命预后，作为最终的治疗目标"。

2. 急性期治疗

（1）痛风颗粒（由土茯苓、萆薢、威灵仙等药物组成，具有泄浊化瘀等功效，院内制剂。批准文号：苏药制字 Z04001377；规格：每包 10g），每次 2 包（20g），每日 3 次，开水冲服。

痛风颗粒在急性期使用可以排泄尿酸、消肿止痛，在维持营养正常摄入的同时，又不引起痛风发作。经中国中医科学院基础理论研究所动物毒性实验，证明该制剂安全、无毒副作用，临床观察发现在降低血尿酸的同时，部分患者的血脂、血黏稠度也有不同程度的改善，肥胖患者的体重减轻，说明本方具有调益脾肾、恢复和激发机体整体功能、增加尿酸排泄、抑制尿酸生成的作用。

注意事项：痛风颗粒为清热解毒、泄浊化瘀之剂，脾胃虚寒者可减量使用。

（2）新癀片（由肿节风、三七、人工牛黄等组成，厦门中药厂有限公司生产，规格：每片 0.32g），每次 3 片，每日 3 次，口服。

新癀片具有清热解毒、活血化瘀、消肿止痛功效，用于热毒瘀血所致的咽喉肿痛、牙痛、痹痛、胁痛、黄疸、无名肿毒等症。我们在临床上将其与痛风颗粒配伍应用于"浊毒瘀结"所致之痛风的治疗，证实有增强疗效的作用。现代药理研究表明，本品具有抗菌、抗炎、镇静、镇痛、利胆、抗肿瘤等作用。

（3）芙黄膏，局部外敷。根据红肿灼热面积大小每次用 20～50g，均匀涂布于双层纱布上外敷，每次不超过 12 小时，24 小时更换 1 次。极少数患者出现外敷处皮肤痒疹现象，可加用丹皮酚软膏（由丹皮酚、丁香油等组成，合肥立方制药有限公司生产，规格：每支装 20g）每次 1～3g 与芙黄膏混合使用。

3. 间歇期治疗

痛风颗粒，每次 10g，每日 3 次，开水冲服。

4. 慢性期治疗

（1）无痛风石者，痛风颗粒，每次 10～20g，每日 3 次，开水冲服。

（2）有痛风石者，痛风颗粒，每次 10～20g，每日 3 次，开水冲服；浓缩益肾蠲痹丸（由生地黄、熟地黄、乌梢蛇、露蜂房等组成，具有益肾培本、蠲痹消石等作用，院内制剂，批准文号：苏药制字 Z04000448；规格：每包 4g）每次 4g，每日 3 次，餐后温水送服。益肾蠲痹丸中含虫类药，偶有服用后出现异体蛋白过敏现象，停服或加用抗过敏药后可以缓解。

第六节 中医特色疗法

（一）外治法

1. 中药外敷

急性发作时，以湿热蕴结为主，酌情选用清热除湿、宣痹通络之品，如芙黄膏或如意金黄膏，每隔 6～12 小时换药 1 次；以寒湿痹阻为主，选用驱风散寒除湿、温经通络药物，如乌头汤制成散剂，黄酒调匀外敷患处，每隔 6～12 小时换药 1 次。

2. 中药熏药或熏洗

湿热蕴结及瘀热阻滞者，酌情选用清热利湿，活血化瘀，通络止痛之品；脾肾两虚、浊瘀内蕴者，选用调益脾肾、泄浊化瘀的药物。评估患者，熬制药液，预热中药熏药治疗仪，根据熏药部位安排患者体位，暴露熏药部位，启动仪器，根据患者熏药部位调整喷头位置及温度。注意做好防护工作，观察患者反应。每次 40 分钟，每日 1～2 次。

（二）针灸治疗

1. 体针

主穴：第一组取足三里、阳陵泉、三阴交。第二组取曲池。

配穴：第一组内踝侧取太溪、太白、大敦；外踝侧取昆仑、丘墟、足临泣。第二组取合谷。

操作方法：病变在下肢，主穴与配穴取第一组，病变在上肢则取第二组。以主穴为主，根据部位酌加配穴，以 1～1.5 寸 30 号毫针刺入，得气后采用提插捻转补泻手法，急性期、发作期用泻法，缓解期用平补平泻法，均留针 30 分钟，每隔 10 分钟行针 1 次，每日或隔日 1 次，10 次为 1 个疗程，疗程间隔 3～5 日。

2. 刺络放血

用三棱针刺络放血，有活血祛瘀、通络止痛的功效，多在痛风急性发作时采用。取阿是穴，放血 1～2ml，每周 2～3 次。还可选用火针疗法、雷火灸、梅花针扣刺结合拔罐法等方法治疗。

（三）其他疗法

（1）拔罐：疼痛部位用 3～5 个火罐，每次留罐 5 分钟。热证者不宜。

（2）中频脉冲电治疗：中药离子导入，每日 1 次。热证者不宜。

（3）中医外科清创：适用于痛风结石较大、局部破溃者，局部清创，剥除痛风结石，并予生肌膏外敷包扎。

第七节　护理调摄

1. 饮食护理

保持理想体重，适当限制脂肪，限制食盐摄入，禁酒限烟，低嘌呤饮食，通过健康教育使患者了解常见食物的酸碱性及嘌呤含量，使之能够合理地安排日常饮食。要求患者多饮水，以增加尿量，促进尿酸排泄。适当饮水还可降低血液黏稠度。

2. 中医辨证施护

对湿热蕴结型痛风患者，应力戒烟酒，避免进食辛辣刺激食物，局部配合如意金黄散、芙黄膏等外敷；对寒湿痹阻型痛风患者，在季节变化时注意调节饮食起居，避免风寒湿邪外侵，发作时可局部热敷或中药熏蒸；急性发作期，须严格卧床休息，并适当抬高患肢，以利血液回流，避免受累关节负重。直至疼痛缓解 72 小时后开始适当轻微活动，促进新陈代谢和改善血液循环；间歇期，患者应注意鞋子的选择，尽量穿柔软舒适的鞋子，避免足部磨损造成感染。冬天避免受凉，室温保持在 20～22℃。

3. 心理护理

由于反复关节炎发作，常导致患者情绪焦虑不安，护理人员要及时对患者进行心理安慰，解释病情，帮助其了解痛风的病因及防治对策，增加配合治疗的信心。

4. 康复指导

（1）强调达标治疗的重要性：近年来各国指南均提出对患者进行积极有效的健康教育

是慢性疾病治疗的重要环节，对痛风治疗的策略从强调单纯的急性关节炎症的镇痛治疗，转为痛风和高尿酸血症患者的综合管理，将疾病预防摆在首位，强调了痛风综合治疗的重要性。同时提出"达标治疗"的重要性：对于无症状高尿酸血症，改善生活方式后血尿酸水平仍然＞540μmol/L；有家族史或伴发相关疾病时血尿酸＞480μmol/L 时，才给予降尿酸药物治疗。治疗的目标：对于一般的痛风患者，理想的血尿酸值为＜360μmol/L，对于难治性痛风或痛风石形成的患者，血尿酸应＜300μmol/L。降尿酸治疗应在达标后长期甚至终身维持，这也是难治性痛风治疗的关键。

（2）节制饮食，控制高嘌呤食物，不食或少食。多饮水，避免暴饮暴食。节制烟酒、不宜喝大量浓茶或咖啡。

（3）积极减肥，减轻体重。避免饥饿疗法，坚持适当的运动量。

（4）生活有规律，按时起居。注意劳逸结合，避免过度劳累、紧张与激动，保持心情舒畅，情绪平和。注意保暖和避寒，鞋袜宽松。

（5）在医师指导下坚持服药，以控制痛风急性炎症反复发作，维持血尿酸在正常范围。不宜使用抑制尿酸排出的药物，如氢氧噻嗪、呋塞米。

（6）定期检测血尿酸值，1～3 个月检测 1 次，以便调整用药和防治心、肾尿酸性结石。

（7）继发性痛风的预防主要是积极治疗多发性骨髓瘤、慢性肾病等原发病。

第八节　实验及临床研究

痛风颗粒是根据国医大师朱良春教授"泄浊化瘀、调益脾肾"的治疗原则研制的医院制剂，临床使用 20 余年，对原发性痛风、高尿酸血症取得满意疗效。目前，已与四川大学华西药学院合作完成了痛风颗粒的药效学、毒理学、工艺质量标准等研究，并在 2007 年"十一五"国家科技支撑计划中医治疗常见病研究项目立项，在江苏省内 8 家医院完成了 480 例随机对照临床观察。

一、实　验　研　究

1. 主要药效学实验研究

本实验主要观察了痛风颗粒灌胃给药对大鼠异物肉芽肿形成、二甲苯所致小鼠耳郭肿胀和尿酸钠所致大鼠足爪肿胀的抗炎作用，对小鼠扭体和热刺激疼痛反应的镇痛作用，对次黄嘌呤和氧嗪酸钾所致高尿酸血症小鼠血尿酸水平的影响，以及对尿酸钠所致兔急性关节炎和大鼠佐剂性关节炎模型关节肿胀度和踝关节病理改变的影响。试验设为痛风颗粒高、中、低剂量组和空白对照组。结果显示：痛风颗粒具有降低血尿酸含量、修复关节损伤、抗炎和镇痛作用，对痛风有较好的治疗作用。

2. 急性毒性实验研究

根据《中药、天然药物急性毒性试验技术指导原则》最大给药量试验指导原则，取小鼠 40 只，雌雄各半，禁食 12 小时后随机分为两组，分别为痛风颗粒组和空白溶媒对照组，每组 20 只。痛风颗粒组灌胃给予最高浓度的受试药（0.333g/ml），于 24 小时内灌胃两次，每次给药容量均为 40ml/kg，给药间隔 8 小时，空白溶媒对照组给予同等容积的蒸馏水，观察 14 天。结果显示：痛风颗粒组小鼠除给药第一天活动略有减少外，未出现死亡及其他异常症状，动物的饮食、行为活动、分泌物、排泄物等未见异常反应；药后 14 天，颈椎脱臼处死小鼠，肉眼观察动物的主要器官均无异常发现。按单次灌胃给药最大体积 0.4ml/10g 与受试品的最大浓度计算，痛风颗粒浸膏粉两次灌胃给予的干浸膏粉量为 26.667g/kg（相当于生药量 211.2g/kg），按公斤体重计算（成人体重按 60kg 计），相当于临床推荐人日用量的 241 倍。

3. 长期毒性实验研究

将 4～5 周龄雌雄各半的 SD 大鼠 176 只随机均分为四组，分别灌胃痛风颗粒 11.0g/kg、33.0g/kg 和 66.0g/kg（分别相当临床人日用量的 12.6 倍、37.7 倍和 75.4 倍）及等量 0.5%CMC（羧甲基纤维素钠），每天一次，连续 6 个月。期间观察动物的外观、活动、毛色、粪便、体重、摄食量等，并在给药后 3 个月、6 个月和停药后 1 个月检测动物的血常规、肝肾功能、电解质等实验室指标；在各检测时间点，解剖观察其各脏器肉眼及组织学变化结果：实验期间，少数动物出现偶发排软便，不久恢复正常；痛风颗粒 66.0g/kg 组动物在给药后 3 个月左右出现毛发色泽变差，有一只大鼠在给药过程中因灌胃不小心导致当场死亡，解剖发现双肺散在有药物颗粒。痛风颗粒各剂量组对动物摄食量无明显影响但可显著减慢雄性大鼠体重的增长速度，这种情况在停药后有所好转。各剂量组部分动物血液细胞学指标、血液生化学指标、脏器指数及电解质在给药后 3 个月、6 个月和给药 6 个月停药 1 个月后均有不同程度的波动，部分值的改变与对照组有统计学差异，但这些波动均在正常范围内。在给予痛风颗粒 66.0g/kg 6 个月后，其肝脏指数、附睾及睾丸指数均显著增加，与对照组比较有统计学差异，但这种改变是可恢复的，结合病理显微观察结果可以判定这种改变无任何病理意义。结论：痛风颗粒对大鼠蓄积性毒性作用甚小，其安全剂量为 33.0g/kg。

二、临 床 研 究

朱婉华教授在朱良春先生的指导下，2007 年承担国家"十一五"科技支撑计划中医治疗常见病研究项目"痛风性关节炎中医综合治疗方案"课题，进行多中心、大样本、随机对照临床观察，急性期与秋水仙碱对照、间歇期与苯溴马隆对照、慢性期与别嘌呤醇对照，经统计分析显示：急性期中医综合治疗与疗效肯定的秋水仙碱等效，解决了痛风急性期目前患者只能无奈选用秋水仙碱的痛苦；对间歇期中医综合治疗具有促尿酸排泄作用，与促尿酸排泄作用肯定的进口药苯溴马隆效果相当，为不愿意服用促尿酸排泄西药的患者提供了一种可以长期服用的中医中药治疗方案；慢性期中医综合治疗具有抑制尿酸生成作用，与治疗痛风的别嘌呤醇比较疗效无差异，且没有别嘌呤醇引起的剥脱性皮炎、造血系统损害的不良反应，同时与浓缩益肾蠲痹丸合用还有消石、促进骨质修复作用。故对约为 1.2

亿高尿酸血症的患者,尤其是那些平时需要应酬而不得不喝酒或短时间内不能改变饮食习惯的人来说,无疑给他们带来福音。

2010 年本方案列入国家中医药管理局"十一五"重点专科第一批 95 个病种中医临床路径痛风病的诊疗方案中,经国家中医药管理局"十一五"重点专科风湿病协作组 5 家医院 205 例临床验证,总有效率达 85.12%,优于痛风协作组内另 2 个验证方案,得到同行认可,为最优方案。

通过临床研究证明"泄浊化瘀、调益脾肾"治疗痛风性关节炎具有作用肯定、不良反应少、患者使用依从性好,适合基层临床和中西医工作者广泛应用和推广,为痛风患者及发病高危人群提供了更安全、有效、经济、方便的治疗方法,降低了痛风的发病率、致残率。

(一)一般资料

474 例符合诊断标准的痛风患者随机分为试验组(中药组)或对照组(西药组),两组病例均衡。急性期 160 例,间歇期 156 例,慢性期 158 例。其中急性期试验组年龄 20～65 岁,平均(46.61±9.71)岁;对照组年龄 20～65 岁,平均(46.33±11.90)岁。间歇期试验组年龄 23～65 岁,平均(47.83±12.25)岁;对照组年龄 27～65 岁,平均(47.63±10.76)岁。慢性期试验组年龄 21～65 岁,平均(51.13±9.21)岁;对照组年龄 29～65 岁,平均(50.50±9.36)岁。两组患者年龄具有均衡可比性。

(二)观察方法

1. 试验组

急性期:口服痛风颗粒,每次 2 包,每日 3 次;新癀片,每次 3 片,每日 3 次,疗程 7 日或疼痛红肿症状消失即停止使用。间歇期:口服痛风颗粒,每次 2 包,每日 3 次,疗程 30 日。慢性期:口服痛风颗粒,每次 2 包,每日 3 次,疗程 3 个月,伴有痛风结石者合用浓缩益肾蠲痹丸,每次 1 包,每日 3 次。

2. 对照组

急性期:口服秋水仙碱,每次 0.5mg,每日 2 次,疼痛无法缓解,再增至每次 0.5mg,每日 3 次,疗程 7 天或疼痛红肿症状消失即停止使用。间歇期:口服苯溴马隆,每次 50mg,早晨饭后口服,每日 1 次,疗程 1 个月。慢性期:口服别嘌呤醇,每次 100mg,每日 3 次,疗程 3 个月。

(三)观察指标

(1)安全性观测:一般体检项目,如血常规、尿常规、大便常规、心电图、肝功能、肾功能、血脂、血糖等。

(2)疗效性观测:血尿酸、受累骨关节 X 线检查、血沉、C 反应蛋白、11 点疼痛程度数字等级量表(NRS-11)、关节急性红肿、关节活动受限、关节功能评分(VAS)、步行功能评分(VAS)、健康评估调查表(HAQ 量表)。

（四）疗效分析

1. 疗效判定标准

临床治愈：症状完全消失，关节功能恢复正常，主要理化检查指标正常；显效：主要症状消失，关节功能基本恢复，主要理化检查指标基本正常；有效：主要症状基本消失，主要关节功能及主要理化指标有所改善；无效：与治疗前相比各方面均无明显改善。

2. 治疗结果

急性期：试验组总有效率为 89.61%，对照组总有效率为 82.20%；间歇期：试验组总有效率为 40.26%，对照组总有效率为 34.21%；慢性期：试验组总有效率为 61.43%，对照组总有效率为 65.71%，两组比较无显著性差异。结果表明，中药组方案疗效达到西医经典治疗方案同等水平（表 2-1）。

表 2-1　痛风性关节炎中医综合治疗结果

分期	试验组总有效率（%）	对照组总有效率（%）	x^2	P
急性期	89.61	82.20	1.71	0.19
间歇期	40.26	34.21	0.40	0.53
慢性期	61.43	65.71	0.28	0.60

3. 不良反应

在总的不良反应统计中，消化系统出现不良反应率对照组高于试验组，差异有统计学意义（$P < 0.05$），其他不良反应发生频次两组等同，差异无统计学意义（$P > 0.05$），在研究过程中，各种不良反应的转归情况中医组均优于西医组（$P < 0.05$）。因此，痛风颗粒比西药在安全性方面具有一定的优势。

第三章 病案分享

第一节　痛风急性发作期

【案例】

沈某，男，1969年生，江苏海门人。患者5年以来反复出现膝关节疼痛，平素自服止痛药，病情反复迁延，渐至双踝、双足趾关节处痛，并出现红肿。曾查尿酸偏高，未予以特殊处理，症状反复发作，一天前因痛来诊。刻下：右膝关节肿痛，行走暂不受限，畏寒肢冷，上下楼梯欠利，压痛（＋），灼热感明显，纳可，二便调，舌体胖，质淡，苔薄白，脉弦滑。有高血压病史，服药控制尚可，来诊时血压110/90mmHg。否认糖尿病、冠心病史。有吸烟史10余年，20支/日，偶饮酒。检查：BUN 5.24mmol/L，Cr 116μmol/L，尿酸595μmol/L，C反应蛋白80.5mg/L。证属浊瘀内阻，脾肾失调。治以泄浊化瘀、调益脾肾。处理：①痛风汤（院内协定处方，包含土茯苓、萆薢、蚕沙、威灵仙等药）加牡丹皮10g，泽兰30g，炒延胡索15g，扦扦活30g，六月雪20g，地榆20g。7剂。②浓缩益肾蠲痹丸，每次4g，每日3次。③新癀片，每次3片，每日3次。④低嘌呤饮食。

二诊：患者诉仍有关节红肿热痛，纳可，眠尚可，二便一般，舌淡红，苔薄白根腻，脉弦。查BUN 4.3mmol/L，尿酸591μmol/L，C反应蛋白27.1mg/L，原法继进。处理：①痛风汤加土茯苓15g，鬼箭羽30g，炒延胡索30g，牡丹皮10g，泽兰30g，白蔻仁（后下）6g。7剂。②浓缩益肾蠲痹丸，每次4g，每日3次。③新癀片每次3片，每日3次，口服。

三诊：患者药后关节痛已除，感觉良好，纳眠可，二便调，苔薄淡黄，脉弦。原方守法继进。再服7剂。

按语　案例为男性，5年以来反复出现膝关节疼痛，止痛药不能控制，双踝、双足趾关节处红肿痛，尿酸偏高，畏寒肢冷，灼热感明显，舌体胖，质淡，苔薄白，脉弦滑。患者症与舌象并不相符。整体而观，脾肾阳气亏虚、运化失健十分明显，而局部气机不畅、郁滞化热的红肿疼痛之征亦非常突出。此为浊瘀痹急性发作，当以"急则治其标"为则，以泄浊和瘀法，首诊以痛风汤加牡丹皮、泽兰、炒延胡索、扦扦活等汤剂内服，并浓缩益肾蠲痹丸、新癀片口服以温补肾督。痛风汤为朱老治疗痛风所创制，方中土茯苓、萆薢、蚕沙、威灵仙等泄降浊毒、通利关节；鬼箭羽、赤芍、益母草、泽兰等活血化瘀、利水泄下；苍术、何首乌等运脾益肾、燥湿解毒。诸药相伍，共奏泄浊化瘀、调益脾肾之功。7剂后，患者仍有关节红肿热痛，遂原方加大土茯苓、炒延胡索的剂量，并加白蔻仁以芳化湿浊。7剂后，患者关节痛已除，感觉良好，再服7剂，诸证皆无。案例治疗终获全功。

第二节　痛风慢性期

【案例一】

殷某，男，56 岁，农民，1986 年 4 月 15 日初诊。左足拇指肿痛已三月有余，经检查血尿酸达 21mg%（当时正常值为 5mg%，现大于 430μmol/L 为异常），诊断为痛风。近日右手食指关节亦红肿疼痛，口苦，溲黄。苔黄腻，质衬紫，脉滑数。此湿热夹浊瘀，阻于经隧之候。治宜化湿热、泄浊瘀、蠲痹着。处方：萆薢、生薏苡仁各 30g，土茯苓 45g，黄柏 10g，威灵仙、徐长卿各 15g，广地龙 12g，生甘草 8g，10 剂。

4 月 26 日二诊：药后指趾肿痛稍缓，口苦已释，溲黄亦淡。苔腻稍化，脉数较平。此湿热浊瘀有泄化之机，守法继进。上方续服 10 剂。

5 月 10 日三诊：症情平顺，血尿酸降至正常值，嘱间日服 1 剂，以巩固善后。

（原载于《朱良春用药经验集（修订版）》）

【案例二】

赵某，男，40 岁，供销员。左足踝及足拇指指侧经常灼热、肿痛，以夜间为剧，已起病 3 年，近年来发作较频，痛势亦剧。曾服秋水仙碱、别嘌呤醇等药，能顿挫病势，但胃肠道反应较剧，不能坚持服用；又因工作关系，频频饮酒，常食膏粱厚味，而致经常发作，颇以为苦，乃来求治。查血尿酸高达 942μmol/L，确系"痛风"无疑。苔白腻，脉弦滑。此病多由脏腑功能失调，升清降浊无权，痰湿滞阻于血脉之中，难以泄化，与血相结而为浊瘀，闭留于经隧，则关节肿痛作矣。治宜泄化浊瘀，蠲痹通络，并需戒酒慎食，庶可根治。处方：土茯苓 60g，威灵仙、虎杖、生薏苡仁各 30g，萆薢、泽兰、泽泻各 20g，桃仁、山慈菇、苍术各 12g，甘草 4g。5 剂。

二诊：药后肿痛显减，已能行走，效不更方，继进。5 剂。

后以"痛风冲剂"（南通市良春中医药研究所制剂）每服 1 包，每日 3 次善后，3 周后复查血尿酸已趋正常，基本痊愈。

（原载于《朱良春用药经验集（增订本）》）

【案例三】

范某，男，57 岁，江苏南通人。1 年前出现左足趾关节红肿热痛，予消炎治疗乏效，后查尿酸升高，诊断为"痛风"，予新癀片、别嘌醇、双氯芬酸钠缓释片治疗，效仍欠佳，病情迁延，反复发作，渐累及左膝及右肘部肿痛。

2011 年 3 月 16 日首诊：患者自觉左膝关节肿痛剧烈，行走和上下楼梯欠利，纳谷尚可，二便自调，夜寐一般，查血沉 31mm/h，尿酸 555μmol/L，舌质红，苔薄微腻，脉细数，证属浊瘀内蕴，经脉痹阻，治予泄浊化瘀，蠲痹通络为法，予浓缩益肾蠲痹丸口服，并拟方如下：痹通汤（基本方由炙地鳖虫 10g，炙蜂房 10g，广地龙 10g，当归 10g，威灵仙 30g，鸡血藤 30g，甘草 6g 等组成），加青风藤 30g，拳参 30g，金刚骨 50g，生白芍 30g，忍冬藤 30g，生黄芪 30g，泽兰 30g，泽泻 30g，凤凰衣 8g，莪术 8g，土茯苓 30g，制川乌 10g，川桂枝 10g，7 剂，水煎服，每日 1 剂。

2011年3月27日二诊：患者药后自觉左膝关节疼痛较前改善，行走亦较前灵活，纳寐均可，二便自调，舌有紫气，苔薄白，脉细小弦。效不更方，宗原法继治：上方加怀牛膝15g。7剂，水煎服，每日1剂。

2011年4月3日三诊：药后患者自觉疼痛减而未已，余无特殊不适，纳谷尚可，二便自调，夜寐尚安，舌质衬紫，苔薄白，脉细小弦，继予痛风免煎剂（痛风冲剂）巩固治疗。

按语 浊瘀内蕴，经脉痹阻，治当泄浊化瘀，蠲痹通络。方中痹通汤以虫类药疏涤化瘀，通络止痛。青风藤味苦、辛，性平，祛风湿，通经络，利小便，泻下焦血分湿热。《本草纲目》载称："青风藤治风湿流注，历节鹤膝"，药理研究有肯定的抗炎、镇痛作用。拳参味苦，性寒，清热解毒，散结消肿。金刚骨祛风除湿，活血通络。佐以制川乌、川桂枝、莪术祛风除湿、温经止痛、化瘀通痹，凤凰衣养阴生津，忍冬藤清热解毒、疏风通络，又可制川乌、桂枝、莪术之温燥；土茯苓、泽兰、泽泻等利湿泄浊；生黄芪、生白芍、甘草等益气养血，柔筋止痛，标本兼顾。诸药合参，契合病机，故收效甚捷。

第三节 痛风肾病

【案例一】

江某，男，74岁，江苏南通海门人。10余年前始出现双足跖趾关节肿胀疼痛，局部皮肤扪之灼热，诊断为"痛风性关节炎"，予治乏效，病情迁延不愈，渐累及四肢多关节红肿热痛，局部关节渐出现痛风石沉积，2017年初症情再发加重，其后发作频繁，甚则每月发作数次，近半月来尤甚，查尿素14.7mmol/L，肌酐145.2μmol/L，尿酸529μmol/L。

2017年12月8日首诊：患者自觉四肢多关节红肿热痛，活动不利，纳谷欠馨，二便尚调。查体：双手掌指关节肿胀（＋），多指关节可见痛风石沉积，最大直径约2cm，局部压痛（＋），双手握拳欠利，右膝关节可及鸡蛋大小痛风石沉积，双足趾关节肿胀、压痛（＋），局部皮肤焮红，扪之灼热，活动不利。查血沉84mm/h，尿素8.5mmol/L，肌酐130.0μmol/L，尿酸607.59μmol/L，C反应蛋白118.8mg/L。苔薄白，质衬紫，脉细小弦，证属浊瘀内蕴、脾肾亏虚、经脉痹阻，治予泄浊化瘀、调益脾肾、蠲痹通络为法，处方：痛风汤（基本方由土茯苓、草薢、威灵仙等组成）加凤凰衣7g，7剂，水煎服，每日1剂。并予芙黄膏外敷消肿止痛。

2017年12月15日二诊：患者自觉关节肿痛较前有所改善，活动尚欠灵活，纳寐一般，二便尚调，舌质衬紫，苔薄白，脉细弦。查血沉96mm/h，尿素3.4mmol/L，肌酐128.0μmol/L，尿酸398.5μmol/L，C反应蛋白60.46mg/L。宗原法继治，方中加入扦扦活20g，六月雪20g，牡丹皮20g，泽兰30g，14剂，水煎服，每日1剂。

2018年1月7日三诊：患者药后自觉双膝及双足跖趾关节疼痛较前明显改善，双手多指关节肿痛亦稍缓解，活动稍欠利，纳寐一般，二便尚调，舌质衬紫，苔薄白，脉细弦。查血沉42mm/h，尿素3.4mmol/L，肌酐100.0μmol/L，尿酸400.61μmol/L，C反应蛋白10.45mg/L。药既生效，率由旧章。上方14剂，水煎服，每日1剂。

2018年2月2日四诊：患者自觉四肢多关节肿痛明显改善，活动亦较前灵活，纳寐尚可，二便尚调。舌质衬紫，苔薄白，脉细弦。查血沉 31mm/h，尿素 3.0mmol/L，肌酐 108.0μmol/L，尿酸 536.63μmol/L，C 反应蛋白 5.17mg/L。上方 30 剂，水煎服，每日 1 剂。

2018 年 3 月 7 日五诊：药后患者已无明显关节疼痛，纳寐均可，二便自调，舌质衬紫，苔薄白，脉细弦。查血沉 19mm/h，尿素 4.9mmol/L，肌酐 100.0μmol/L，尿酸 499.91μmol/L，C 反应蛋白 7.31mg/L。中药 30 剂，水煎服，每日 1 剂。

按语　痛风发作时病位在关节，常表现为浊毒郁结之象，而发病后期，脾肾失调、正气不足之象则逐渐显露，故而浊毒瘀滞、脾肾失调始终是痛风致病的主线。痛风虽表现为局部痹痛，实际上是脏腑功能失调，升降失常，气血失和的全身性疾病。在遣方用药上，选用重楼、土茯苓、萆薢、黄柏、威灵仙、徐长卿等泄降浊毒、通利关节，桃仁、红花活血通络，赤芍、牡丹皮凉血清热、散瘀止痛，苍术燥湿健脾，扦扦活、六月雪清热利湿，泽兰利水消肿，诸药相伍，共奏泄浊化瘀、调益脾肾、蠲痹通络之效。临床上对痛风结石引起的肾功能异常，只要方法对，及时纠正，痛风性肾病是可以消灭在萌芽状态的。所以泄浊化瘀、调益脾肾大法也适用于痛风肾的防与治。

【案例二】

刘某，男，60 岁，安徽寿县人。患者 3 年前无明显诱因下出现四肢多关节游走性疼痛，双手多指关节肿痛，握拳不利，晨起僵滞不舒，曾在安徽某医院查血尿酸增高，风湿指标均正常，考虑痛风，予抗生素及激素输液治疗，疼痛控制可，唯易反复发作。近半年来渐出现右足、双肘、双肩关节肿痛，发作频繁。

2017 年 8 月 6 日首诊：患者双手多指关节肿痛，握拳欠利，右肩、右肘、右踝关节疼痛，双肘关节可见痛风石沉积，活动欠利。查体：双手多指关节轻度肿胀，压痛（+），握拳欠利，右肩、右肘关节压痛（+），抬举、屈伸欠利，双肘关节可见痛风石沉积，无破溃。右踝关节肿胀（+），压痛（+），扪之稍有灼热，行走欠利，双下肢静脉曲张，左侧为甚，双侧小腿皮肤色素沉着，无破溃。既往有高血压病史 6 年余，服硝苯地平缓释片 20mg/d，血压控制尚可。今查血常规：血红蛋白 115g/L，血沉 54mm/h，肾功能：尿素 21.5mmol/L，肌酐 448.0μmol/L，尿酸 741.12μmol/L；C 反应蛋白 60.73mg/L。RF、ASO、CCP 均正常。苔黄腻，中裂，舌衬紫，尖红，脉弦滑、结代。此乃"浊瘀痹"，辨证属浊瘀内蕴，脾肾亏虚，西医诊断：痛风性关节炎、肾功能不全、高血压 1 级（高危），治拟泄浊化瘀，调益脾肾，予痛风汤加减，并予浓缩益肾蠲痹丸口服，拟方：痛风汤（基本方由土茯苓、萆薢、威灵仙等组成）加扦扦活 30g，六月雪 30g，凤凰衣 8g，5 剂。

2017 年 8 月 21 日二诊：患者关节肿胀渐消，双手多指关节、双肘、左膝、右踝疼痛仍作，程度较前稍缓，活动稍灵活。予调整中药以增渗湿利尿之功，处方：痛风汤加扦扦活 30g，六月雪 30g，凤凰衣 8g，泽兰 30g，鬼见羽 30g，30 剂，继服浓缩益肾蠲痹丸。

2018 年 1 月 2 日三诊：患者经治疗症情改善，复查肌酐下降，出院后间断服药，疼痛时有反复，发作时予吲哚美辛栓纳肛止痛。今来复诊，双膝、肩、右肘关节疼痛，双手指肿痛，指、肘关节可见痛风石沉积，纳谷欠馨，不欲饮食，夜寐尚安，二便自调。今查血常规：血红蛋白 89g/L，血沉 78mm/h，肾功能：尿素 11.2mmol/L，肌酐 308.0μmol/L，尿酸 778.7μmol/L；C 反应蛋白 53.06mg/L。苔薄黄糙，质淡紫，脉细濡，尺弱，续予泄浊化瘀、调益脾肾治之，处方：痛风汤加抒抒活 30g，六月雪 30g，当归 15g，甘杞子 20g，山萸肉 22g，芒硝（分冲）6g，凤凰衣 7g，竹沥夏 15g，姜半夏 15g，潞党参 30g，云茯苓 22g，10 剂，并予肾炎灌肠方（生大黄 10g，白花蛇舌草 30g，六月雪 30g，丹参 20g）10 剂，煎汤 400ml，分早晚两次保留灌肠，继服浓缩益肾蠲痹丸。

2018 年 1 月 12 日四诊：患者双手多指关节及踝关节肿胀消退，肘膝关节疼痛较前稍改善，行走较前灵活，右肘痛风结石质地较前柔软，无胸闷心慌，纳谷尚可，夜寐一般，二便尚调。舌质淡衬紫，苔薄黄微腻，脉细。复查血常规：白细胞 3.63×10^9/L，红细胞 3.17×10^{12}/L，血红蛋白 74g/L，血沉 91mm/h，肾功能：尿素 9.7mmol/L，肌酐 313.0μmol/L，尿酸 634.7μmol/L。患者虽肾功能指标有所改善，但血红蛋白不断减少，予加用食疗五红汤（红枣 10g，赤豆 10g，枸杞 10g，花生衣 5g，黑米 15g，适量红糖，每日煮粥食用）以补益气血。患者因经常外出，服用中药汤剂不便，故予改服院内制剂痛风颗粒，巩固疗效。

2018 年 3 月 14 日：电话随访，经服用五红汤后，血常规逐渐恢复正常，近日复查 Hb 升至 125g/L，血沉 23mm/h，肾功能：尿素 8.6mmol/L，肌酐 168.0μmol/L。症情平稳，无明显关节肿痛。

按语 朱老认为，痛风多由内生湿（痰）浊，留阻血脉，难以泄化，血涩结滞，化为浊瘀，郁闭化热，蓄积成毒。浊毒滞留血中，适逢外邪相合，或嗜酒，或嗜食肥甘均可诱发。故治疗本病，当泄浊化瘀，荡涤污垢，推陈致新，不但可以解除痹痛，而且能够改善人体内环境，促进血液循环，排泄和降低尿酸。痛风汤中重楼、赤芍、土茯苓、石膏、牡丹皮、鬼箭羽等可清热消肿、凉血止痛，徐长卿、桃仁、红花、威灵仙活血化瘀，通络止痛，药证合拍，故收佳效。肾炎灌肠方全方清泄、解毒、化瘀之品同用，通过肠道吸收，相当于中药透析，使毒性物质从肠道排除，可明显降低血尿素和肌酐。本案患者罹患痛风 3 年余，双手指、足趾、足踝、肘、膝关节可见痛风石沉积，时易发作，迁延不愈，疼痛困扰，生活颇受影响，且已引起肾功能不全，故治疗以泄浊化瘀，清热消肿，解毒护肾，消石止痛为要，故予我院协定处方痛风汤加减，配合浓缩益肾蠲痹丸消石止痛，肾炎灌肠方解毒护肾，服药期间，患者出现了贫血，并逐渐加重，与患者本身痛风引起肾功能损害密切相关，经过治疗，肾功能逐渐恢复，虽然血红蛋白仍继续下降，经继续巩固治疗，并加用食疗方五红汤补益气血后逐渐好转。本案以泄浊化瘀、调益脾肾、补益气血治疗四个月，抑制了肾功能损害的发展，达到临床显效。电话随访，情况稳定，各项指标均有改善，嘱严格控制饮食中嘌呤的摄入，多饮水，保证尿量每日 2000ml 以上，按时服药，定期复诊。

【案例三】

吴某，男，79 岁，南通启东人。患者 2004 年 4 月份出现左足第一跖趾关节红肿热痛，疼痛剧烈，至启东市某医院检查血尿酸升高，诊断为"痛风性关节炎"，予秋水仙碱及别嘌醇对症治疗，患者症状好转即停药，其后时有反复，未正规服药治疗。2009 年患者出现双下肢水肿，查肌酐升高，自服"黄葵胶囊"治疗至今，患者肌酐降至正常，但双下肢水肿渐加重，2015 年 4 月 8 日查尿酸 485μmol/L，肌酐 105μmol/L。既往有"原发性高血压"病史 10 余年，现服非洛地平缓释片 5mg/d 控制血压。

2015 年 7 月 2 日首诊：患者偶感乏力，双下肢凹陷性水肿，胀痛不适，行走欠灵活，纳可，夜寐尚安，二便自调。舌淡衬紫，苔黄腻，脉细弦。查尿常规正常，血沉 13mm/h，尿素 4.88mmol/L，肌酐 198.8μmol/L，尿酸 493.9μmol/L；C 反应蛋白 3.9mg/L。诊为"水肿"，证属浊瘀内蕴，水湿内停，治以益肾健脾、泄浊化瘀、利水消肿为法，拟方：重楼 12g，赤芍 30g，徐长卿 15g，皂角刺 30g，元胡 30g，威灵仙 30g，土茯苓 30g，萆薢 30g，桂枝 10g，苍术 12g，生黄芪 30g，泽兰 30g，泽泻 30g，麻黄 6g，连翘 10g，赤小豆 30g，凤凰衣 7g。3 剂，水煎服，每日 1 剂。另予肾炎灌肠方（生大黄 10g，白花蛇舌草 30g，六月雪 30g，丹参 20g）3 剂，煎汤 200ml，分早晚两次保留灌肠。

2015 年 7 月 5 日二诊：患者药后双下肢水肿较前消退，肿胀感减轻，行走亦较前灵活，纳寐均可，二便自调，舌质衬紫，苔薄白微腻，脉细小弦。效不更方，宗原法继治：原方加骨碎补 30g，补骨脂 30g。5 剂，水煎服，每日 1 剂。肾炎灌肠方 5 剂续用。

2015 年 7 月 10 日三诊：患者双下肢水肿基本消退，活动一如常人，纳可，寐安，二便调。舌淡，苔薄白，脉细小弦。复查肾功能：尿素 4.28mmol/L，肌酐 82.7μmol/L，尿酸 445.8μmol/L。予患者痛风颗粒巩固治疗。

按语 此患者浊瘀内蕴，水湿内停，治当泄浊化瘀，利水消肿。首诊方中土茯苓、萆薢、威灵仙、苍术泄浊祛湿，赤芍、元胡、皂角刺活血化瘀，重楼清热解毒，生黄芪、桂枝健脾益气通经，泽兰、泽泻、麻黄、连翘、赤小豆利水消肿。患者脾肾亏虚在先，浊瘀内阻随之，郁而发热则关节肿痛，经络肌肤阻滞则发为水肿，合脾肾亏虚之因，通调水道失责，虚实夹杂故水肿难消，麻黄连翘赤小豆汤出自《伤寒论》，用治湿热蕴郁于内、外阻肌肤经络之病候，契合病机，加之生黄芪、骨碎补、补骨脂益肾健脾，标本兼治，水肿消退迅捷。另方中土茯苓、萆薢、威灵仙三药合用有显著的降尿酸作用，故服药 8 天血尿酸由 493.9μmol/L 降至 445.8μmol/L。肾炎灌肠方全方清泄、解毒、化瘀之品同用，通过肠道吸收，相当于中药透析，使毒性物质从肠道排除，可明显降低血尿素和肌酐。患者肌酐通过治疗迅速恢复正常。二诊守方同时加用骨碎补、补骨脂益肾壮督，盖"浊瘀痹"的病机为脾肾亏虚、浊瘀内蕴，益肾健脾应贯穿"浊瘀痹"治疗始终。

第四节　痛风石性痛风

【案例一】

周某，男，28 岁，工人，1979 年 8 月 9 日初诊。10 年前右足趾因不慎扭伤后，两足趾关节呈对称性肿痛；尔后约 5 年，两手指及膝关节呈对称性游走性肿痛。诊为"类风湿关节炎"。是年 7 月下旬发现右手拇指、示指有多个结节，且液化溃出白色凝块及淡黄色液体，后查血尿酸 952μmol/L，病理活检确诊为"痛风石"。X 线摄片提示双足跖趾关节第五跖骨头外缘有半圆形掌齿状小透亮区。诊断为"痛风"。嗣后两上肢、指、髋、膝、距小腿关节疼痛，每气交之变增剧。平素怯冷，面㿠无华，形瘦神疲。曾服西药"别嘌呤醇片"，因胃肠道反应停药。舌淡苔薄，脉细数。体温 37.5℃，血沉 32mm/h，尿检：蛋白（+）。乃湿浊留滞经脉，痹闭不利之咎。治宜化湿浊，通经络，蠲痹着。处方：土茯苓 60g，全当归、萆薢、汉防己、桃仁泥、炙僵蚕各 10g，玉米须 20g，甘草 5g。20 剂。

1979 年 10 月 25 日复诊：服药 60 剂后，复查血尿酸 714μmol/L，血沉 12mm/h，尿检

正常。患者手足之结节、肿痛渐趋消退。药既获效，嘱继服。

1979 年 11 月 25 日复诊：又服药 30 剂，唯感关节微痛，肿胀、结节已除，复查血尿酸 357μmol/L，嘱再服 10～20 剂，以善其后。

（原载于《朱良春用药经验集》）

【案例二】

周某，男，75 岁，南通人。2015 年 2 月 16 日初诊。患者患"痛风"20 余年，就诊时双手背红肿热痛，双手指多处痛风结石沉积，最大者约蚕豆大小，质硬，触痛明显。经采用泄浊化瘀、调益脾肾大法，配合中药外敷治疗 4 天，手背红肿消退，左手无名指和右手中指末端痛风石切开剥除，予生肌膏外敷后创口愈合较好，住院 16 天出院，门诊带药随访（图 3-1，图 3-2）。

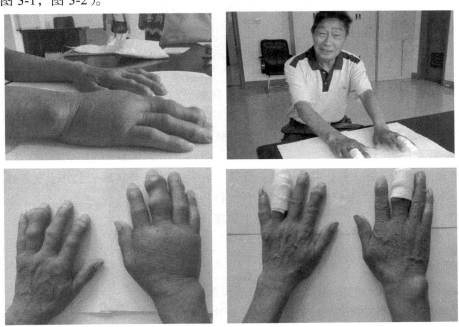

图 3-1　药内服加外敷治疗 4 天，前后对比，关节肿胀完全消退，痛风结石剥除，外用生肌愈合良好

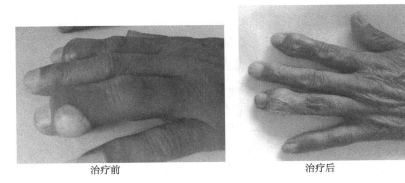

治疗前　　　　　　　　　　治疗后

图 3-2　治疗 16 天，左手前后对比图片

（原载于《朱良春益肾蠲痹法治疗风湿病》）

【案例三】

夏某，男，55 岁，干部，1988 年 3 月 14 日初诊。手指、足趾小关节经常肿痛，以夜间为剧，已经 5 年，右手食指中节僵肿破溃，亦已两年余。病史：5 年前因经常出差，频频饮酒，屡进膏粱厚味，兼之旅途劳顿，感受风寒，实感手指、足趾肿痛，因工作较忙，未曾介意。以后每于饮酒或劳累、受寒之后，即疼痛增剧，右手食指中节及左足拇指内侧肿痛尤甚，以夜间为剧，即去医院就诊，按风湿性关节炎处理，曾服吡罗昔康、布洛芬等药，疼痛有所缓解，时轻时剧，终未根治。两年前右手食指中节僵肿处破溃，流出白色脂膏，查血尿酸高达 918μmol/L，确诊为"痛风"，即服用别嘌呤醇、丙磺酸等药，症情有所好转，但因胃痛不适而停服，因之肿痛又增剧，乃断续服用，病情缠绵，迄今未愈。检查：形体丰腴，右手食指中节肿痛破溃，左足大趾内侧亦肿痛较甚，入暮为剧，血尿酸 714μmol/L，口苦，苔黄腻，质衬紫，脉弦数。右耳翼摸到两枚痛风石结节，左侧亦有一枚。诊断：浊瘀痹（痛风）。治疗：泄化浊瘀，蠲痹通络。处方：土茯苓 60g，生薏苡仁、威灵仙、萆草、虎杖各 30g，草薢 20g，秦艽、泽兰、泽泻、桃仁、地龙、赤芍各 15g，地鳖虫 12g，三妙丸（包煎）10g。10 剂。

1988 年 3 月 25 日二诊：药后浊瘀泄化，疼痛显减，破溃处之分泌物有所减少，足趾之肿痛亦缓，苔薄，质衬紫稍化，脉细弦。此佳象也，药既获效，毋庸更改，继进之。上方去三妙丸，加炙僵蚕 12g，炙蜂房 10g。15 剂。

1988 年 4 月 10 日三诊：破溃处分泌已少，僵肿渐消，有敛愈之征；苔薄，衬紫已化，脉小弦。血尿酸已接近正常，前法续进，并复入补肾之品以善其后。上方土茯苓减为 30g，去赤芍、萆草，加熟地黄 15g，补骨脂、骨碎补各 10g。15 剂。

1988 年 10 月 5 日随访：手足指、趾之肿痛，迄未再作。

（原载于《中医临床家朱良春》）

【案例四】

张某，男，60 岁，江苏南通人。素有痛风病史 20 余年，一直服别嘌醇、双氯芬酸钠等治疗，痛甚时加服醋酸泼尼松 5mg，每日 2 次，病情迁延，反复不愈，以致双手双足满布痛风石，局部关节活动受限。

2017 年 5 月 11 日首诊：患者双手双足肿胀明显，疼痛剧烈，局部皮肤扪之灼热，右足外踝及右手拇指痛风石局部破溃，右臀部破溃，活动不利，纳寐欠馨，二便尚调。查体：双手指关节肿胀、压痛（+），双手满布痛风石，握拳不利，右手拇指局部破溃 2cm×3cm，局部可见白色膏状分泌物，双膝关节可见直径约 5cm 的痛风石，压痛（+），双足满布痛风石，肿胀、压痛（+），右足外踝局部破溃，直径约 3cm×3cm，行走欠灵活，右臀部破溃，直径约 2cm×2cm，局部见白色分泌物，左踝前下方破溃，大小约 0.5cm×1cm。查血沉132mm/h，血常规：WBC $3.53×10^9$/L，RBC $2.33×10^{12}$/L，Hb 69g/L，尿酸 730.42μmol/L，肌酐 117μmol/L，C 反应蛋白 42.92mg/L。舌质衬紫，苔微腻，脉沉细（图 3-3），证属浊瘀内蕴、经脉痹阻，治予泄浊化瘀、蠲痹通络为法，拟方：痛风汤（基本方由重楼、赤芍、徐长卿、土茯苓、萆薢、石膏、桃仁、红花、威灵仙等组成）加牡丹皮 10g，泽兰 20g，鬼箭羽 40g，7 剂，水煎服，每日一剂。

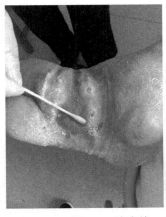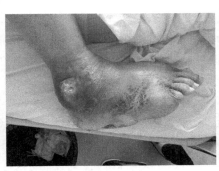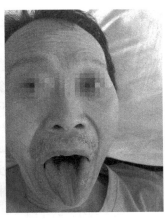

图3-3 治疗前，右足外踝和左踝前下方破溃，可见白色分泌物，以及舌苔变化

2017年5月21日二诊：患者自觉多关节肿痛较前稍有好转，活动尚欠灵活，查血沉117mm/h，尿酸728.16μmol/L，肌酐116μmol/L，C反应蛋白21.53mg/L。舌质衬紫，苔薄白微腻，脉沉细，纳寐尚可，二便自调。效不更方，上方7剂继服。

2017年5月26日三诊：患者双手部肿痛明显改善，双足部肿痛亦有所减轻，右臀部、右足外踝皮肤破溃处及右手拇指处破溃面愈合可，已能独立行走，纳寐尚可，二便尚调，舌质衬紫，苔薄白，脉细（图3-4）。查血沉109mm/h，肌酐125.0μmol/L，尿酸653.12μmol/L，C反应蛋白64.67mg/L。宗原法继治，中药14剂，水煎服，每日一剂。

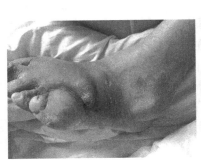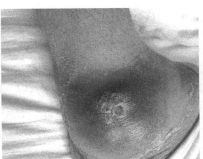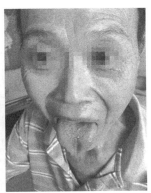

图3-4 治疗15天后，关节肿痛明显减轻，局部破溃处基本愈合，舌苔明显改善

2017年6月13日四诊：患者自觉近日关节疼痛有所反复，局部皮肤肿胀灼热，活动欠灵活，查血沉120mm/h，血常规：RBC 2.62×10^{12}/L，Hb 75g/L，WBC 正常。尿酸761.78μmol/L，肌酐90μmol/L，C反应蛋白44.04mg/L。舌质衬紫，苔薄白，脉细，予原方中加怀牛膝15g，14剂，水煎服，每日一剂。并予芙黄膏外敷。

2017年7月1日五诊：药后患者自觉关节肿痛减而未已，活动尚欠灵活，无明显痛风石破溃，舌质衬紫，苔薄白，脉细。查血沉108mm/h，尿酸704.19μmol/L，肌酐87μmol/L，C反应蛋白45.77mg/L。续当原法继进，中药30剂，水煎服，每日一剂。

2017年8月5日六诊：患者诸症减轻，略觉关节疼痛，活动尚可，行走不受限。纳寐尚可，二便自调。舌质衬紫，苔薄白，脉细。查血沉 75mm/h，血常规：RBC 3.11×10^{12}/L，Hb 83g/L。尿酸 651.00μmol/L，肌酐 77μmol/L，C 反应蛋白 18.20mg/L。药既生效，率由旧章。上方 30 剂，水煎服，每日一剂。

2017 年 9 月 10 日七诊：患者精神尚可，自觉轻度关节疼痛，余无特殊不适。纳寐尚可，二便自调。舌质衬紫，苔薄白，脉细。查血沉 18mm/h，尿酸 502.10μmol/L，肌酐 82μmol/L，C 反应蛋白 62.89mg/L。继予原法巩固治疗。

按语　朱良春教授对痛风的证候病因曾有"症似风而本非风""乃浊毒瘀滞使然"的高度概括。朱老认为，痛风多由内生湿（痰）浊，留阻血脉，难以泄化，血涩结滞，化为浊瘀，郁闭化热，蓄积成毒。浊毒滞留血中，适逢外邪相合，或嗜酒，或嗜食肥甘均可诱发。故治疗本病，当泄浊化瘀，荡涤污垢，推陈致新，不但可以解除痹痛，而且能够改善人体内环境，促进血液循环，排泄和降低尿酸。方中重楼、赤芍、土茯苓、石膏、牡丹皮、鬼箭羽等可清热消肿、凉血止痛，徐长卿、桃仁、红花、威灵仙活血化瘀、通络止痛，泽兰利水消肿，药证合拍，故收佳效。

第五节　痛风合并其他疾病

【痛风合并类风湿关节炎】

郭某，男，57 岁，农民，2000 年 1 月 7 日初诊。确诊痛风及类风湿关节炎均已多年。双手十指变形，左手小指有痛风结石，全身关节酸痛，近日足趾突发红肿热痛，故来就诊。纳可，便调，舌红绛，苔黄浊，脉弦，此浊瘀阻络，有化热伤阴之征。宜泄化浊瘀，养阴清热，通络定痛。处理：①青风藤、土茯苓、泽兰、泽泻、豨莶草、炒延胡索各 30g，生地黄 20g，没药、赤芍、白芍各 15g，炙蜂房、炙地鳖虫各 10g。14 剂。②痛风冲剂 9 包×4 袋，每服 1 包，每日 3 次，饭后服。③益肾蠲痹丸 4g×42 包，每服 4g，每日 3 次，饭后服。2000 年 2 月 8 日二诊：既往曾用激素未相告，用中药后擅自将泼尼松 4 片/日突然停服，故痛反剧，肿不消，口干、痰多，二便正常，苔中白腻，舌红，脉弦。前法损益。处理：①穿山龙 50g，土茯苓、豨莶草、青风藤、泽兰、泽泻、金荞麦、炒延胡索各 30g，徐长卿、没药、地龙、赤芍、炙僵蚕各 15g，皂角刺、地鳖虫、当归各 10g，甘草 6g。14 剂。②痛风冲剂 9 包×4 袋，每服 1 包，每日 3 次，饭后服。③益肾蠲痹丸 4g×42 包，每服 4g，每日 3 次，饭后服。

2000 年 3 月 14 日三诊：药后肿痛缓解，舌红，苔白腻，脉弦滑。激素已撤除，原法出入。处理：①穿山龙 50g，鸡血藤、土茯苓、威灵仙、金荞麦各 30g，徐长卿 15g，制川乌、乌梢蛇、炙蜂房、地鳖虫、广地龙、炙僵蚕、全当归各 10g，凤凰衣 8g。30 剂。②痛风冲剂 9 包×4 袋，每服 1 包，每日 3 次，饭后服。③益肾蠲痹丸 4g×42 包，每服 4g，每日 3 次，饭后服。

随访已趋缓解，嘱忌食含嘌呤类食物如各种豆类、海鱼、动物内脏、菠菜等及酒，多饮水，仍每日服益肾蠲痹丸 2 包，以期巩固。

按语　长期使用激素者，在改服中药的过程中均需递减，不可骤停。方中用穿山龙，且所用剂量较大，据笔者使用体会，似有替代激素的作用，而无激素的不良反应；金荞麦则为良好的祛痰化瘀、清热消炎药。

（原载于《中医临床家朱良春》）

【痛风合并类风湿关节炎】

张某，男，70岁，1999年11月10日初诊。双手指关节肿痛月余，伴晨僵1小时，左手中指关节严重红肿热痛，犹如胡萝卜，活动受限，二便调，纳可。查：尿酸666μmol/L，ENA总抗体阳性，白细胞$3.67×10^9$/L，血沉56mm/h，Cr 138μmol/L，舌红，苔薄白中裂，脉细小弦。此类风湿关节炎合并痛风，不易速解。治宜蠲痹通络，佐以泄化浊瘀。处理：①穿山龙、鸡血藤、威灵仙、生黄芪、青风藤、泽兰、泽泻、土茯苓各30g，生地黄20g，乌梢蛇、炙蜂房、地鳖虫、广地龙、炙僵蚕、全当归各10g，凤凰衣、甘草各6g。7剂。②痛风冲剂9包×4袋，每服1包，每日3次，饭后服。③益肾蠲痹丸4g×42包，每服4g，每日3次，饭后服。1999年11月20日二诊：药后关节肿痛减轻，口干，二便正常，但遇寒痛剧，舌脉同前。复检：血尿酸540μmol/L，原法续进。处理：①穿山龙、豨莶草、鸡血藤、土茯苓、威灵仙各30g，制川乌、乌梢蛇、炙蜂房、地鳖虫、广地龙、炙僵蚕、全当归各10g。7剂。②痛风冲剂9包×4袋，每服1包，每日3次，饭后服。③益肾蠲痹丸4g×42包，每服4g，每日3次，饭后服。

1999年11月27日三诊：近有低热，体温37.8℃左右，便溏，神疲，心悸，夜寐不安，血沉28mm/h，脉细涩。此症顽固，常有反复，原法续进。处理：①穿山龙、鸡血藤、威灵仙、鹿衔草、葎草、土茯苓、淮山药各30g，白薇、地骨皮各20g，乌梢蛇、炙蜂房、土鳖虫、广地龙、炙僵蚕、全当归各10g，甘草6g。14剂。②痛风冲剂9包×4袋，每服1包，每日3次，饭后服。③益肾蠲痹丸4g×42包，每服4g，每日3次，饭后服。

1999年12月11日四诊：低热渐除，神疲，纳可，寐不实，舌苔白腻，脉细小数，原法续进。处理：①上方加炒薏苡仁、夜交藤各30g。14剂。②痛风冲剂9包×4袋，每服1包，每日3次，饭后服。③益肾蠲痹丸4g×42包，每服4g，每日3次，饭后服。

1999年12月25日五诊：肿痛已消除，唯神疲、低热未已，需耐心服药，方能痊愈。处理：①上方30剂。②痛风冲剂9包×4袋，每服1包，每日3次，饭后服。③益肾蠲痹丸4g×42包，每服4g，每日3次，饭后服。

随访已愈。

按语 此案亦类风湿关节炎并发痛风，两者都是顽缠难愈的疾病，发生在一人身上，就更显得难以措手，前人著作中也鲜有可资借鉴的成例。笔者初诊用乌梢蛇、炙蜂房、地鳖虫、广地龙、炙僵蚕等蠲痹通络为主，佐以泽兰、泽泻、威灵仙、土茯苓、穿山龙泄浊化瘀。二诊因受寒而痛，加制川乌；三诊因发热加葎草、白薇、地骨皮；四诊因寐不实而加夜交藤，都是因证而施，而蠲痹通络，泄化浊瘀的主导方针不动，且汤丸并进，意在加强作用，并鼓励患者耐心服药，结果在五诊时即收肿痛尽消之效。

（原载于《中医临床家朱良春》）

【痛风合并下肢坏疽】

卫某，男，67岁，江苏南通人，2013年10月10日初诊。因"四肢多关节反复红肿热痛8年，加重1个月"收住院。患者8年前出现四肢多关节红肿热痛，通州市人民医院查血尿酸升高，诊断为"痛风性关节炎"，予"别嘌呤醇及双氯芬酸钠缓释片"治疗，疼

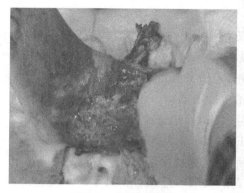

图 3-5　入院时所摄

痛缓解后自行停药。后症情反复，双足踝逐渐出现数枚大小不等痛风石，疼痛剧烈，间断服用"止痛药"治疗，病情迁延反复。1年前双足踝痛风石破溃，溃疡面未能得到控制，经久不愈，并出现下肢皮肤紫暗发黑，1个月前双足红肿热痛加重，局部皮肤紫黑，破溃处流出暗红色恶臭液体，南通大学附属医院建议截肢，患者拒绝。为求中医药治疗特来我处，刻下：双足红肿热痛伴皮肤紫暗发黑，局部可见 5 个大小不等的溃疡面，最大 8cm×6cm，最小 6cm×5cm，侵及肌层，可见及筋骨，伴暗红色液体流出，恶臭难闻（图 3-5），纳少，夜寐不佳，二便自调，舌淡红衬紫，苔黄厚腻，脉细弦，趺阳脉细沉。查：体温 37.3℃，神清，精神委靡，面色无华，心肺及腹部未见明显异常，双侧近端指间、腕及足趾关节多发痛风石，压痛（++），局部扪之有灼热感，活动不利，属祖国医学"浊瘀痹"范畴。患者老年男性，饮食不当，脾肾失调，致使浊瘀胶凝，痹阻经络，发为肿痛。证属脾肾失调，寒凝浊瘀互结。入院中医诊断：浊瘀痹（脾肾亏虚，浊瘀胶凝）；西医诊断：急性痛风性关节炎，双下肢坏疽伴感染。予低嘌呤饮食，以哌拉西林钠他唑巴坦钠抗感染，清创消毒隔日一次，中医以调益脾肾、泄浊化瘀为大法，予中药汤剂、浓缩益肾蠲痹丸、痛风颗粒口服，生肌膏+协定 15 号外敷；丹参川芎嗪活血通络，参附注射液扶正益气；中药以痛风汤加减：痛风汤加补骨脂 30g，生黄芪 80g，泽兰、泽泻各 30g，制附片 14g，干姜 3g，细辛 10g，生半夏（加姜 3 片先煎半小时）15g，乌梢蛇 15g，生水蛭 6g，鬼箭羽 30g，炒知母 10g，陈胆星 30g，金银花 30g，玄参 30g，虎杖 30g，当归 15g，怀牛膝 15g，生薏苡仁 45g，炒黄柏 15g，凤凰衣 8g。3 剂，每日 1 剂。每剂煎取药汁 540ml，每日分 3 服，每次 180ml，餐前温服。

2013 年 10 月 16 日二诊：患者双足红肿热痛，局部可见 5 个大小不等的溃疡面，伴暗红色液体流出，恶臭难闻（图 3-6），纳少，夜寐不佳，二便自调，无发热咳嗽，舌淡红衬紫，苔黄厚腻，脉细弦，换药时溃疡面脓性分泌物减少。查血常规基本正常，血沉 65mm/h，血尿酸 595μmol/L，C 反应蛋白 45.2mg/L。朱婉华主任医师查房后指出患者双下肢痛风结石因破溃后经久不愈，致使双侧足踝处大面积溃疡面，深达肌层，伴脓性分泌物，恶臭难闻，进而发生菌血症及败血症，可能危及生命，故治疗上密切观察患者病情变化，并及时局部清创消毒，积极抗感染治疗。中药守方 7 剂，每日 1 剂。嘱患者清淡饮食，肢体适当活动，防止血栓形成。

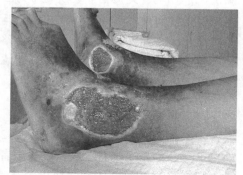

图 3-6　治疗 1 周时所摄

2013 年 10 月 24 日三诊：患者双足红肿热痛已明显改善，皮肤紫暗发黑，局部溃疡面周围附有白膜，局部破溃处已有新生肉芽长出，无脓性分泌物，面积较入院时有所缩小，最大 7cm×5cm；纳可寐安，二便自调，舌淡红衬紫，苔黄厚腻，脉细弦。查房分析患者经本院"调益脾肾、泄浊化瘀、蠲痹通络"法治疗，并结合生肌玉红膏外敷后，症情明显改善。药既有效，既不更方，中药处方如下：痛风汤加补骨脂30g，生黄芪80g，泽兰、泽泻各30g，制附片14g，干姜3g，细辛10g，生半夏（加姜3片先煎半小时）15g，乌梢蛇15g，生水蛭6g，鬼箭羽30g，炒知母10g，陈胆星30g，金银花30g，玄参30g，虎杖30g，当归15g，怀牛膝15g，生薏苡仁45g，炒黄柏15g，凤凰衣8g。7剂，每日1剂，常法煎服。

2013年10月27日四诊：患者双足肿痛明显好转，唯感神疲乏力，舌淡苔白腻，边有齿痕，脉细弦。溃疡面周围逐渐新生肉芽，一小溃疡面基本愈合，查血沉53mm/h，肝功能正常，尿酸479μmol/L，C反应蛋白33.2mg/L。患者症状及辅助检查均较前明显好转，现神疲乏力，舌淡苔白腻，边有齿痕，脉细弦，创口愈合缓慢，考虑兼有阳气亏虚之象，故取阳和汤之义，以益气温阳，祛腐生肌，处方如下：痛风汤加补骨脂30g，生黄芪100g，泽兰、泽泻各20g，生水蛭6g，乌梢蛇15g，制附片14g，干姜3g，细辛15g，生半夏（加生姜3片先煎半小时）22g，鬼箭羽30g，陈胆星20g，炒知母10g，金银花30g，玄参30g，虎杖30g，当归20g，怀牛膝15g，生薏苡仁45g，炒黄柏15g，凤凰衣8g，鹿角胶（烊化）8g。7剂，每日1剂，常法煎服。

2013年11月3日五诊：患者双下肢破溃面积渐缩小，足背部溃疡面愈合，肿痛已消，舌淡苔白腻，脉细弦。查局部可见4个大小不等的溃疡面，最大6cm×5cm，最小3cm×4cm，无脓性分泌物（图3-7），血常规正常，血沉28mm/h，尿酸408μmol/L，C反应蛋白12.4mg/L。予停哌拉西林钠、他唑巴坦钠及丹参川芎嗪注射液，中药继前方7剂，每日1剂。

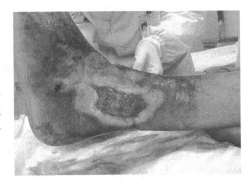

图3-7 治疗20天后所摄

2013年11月14日六诊：患者症情逐渐平稳，双下肢溃疡面渐收口，已愈合两个，纳可寐安，二便自调，舌淡苔白，脉细弦。患者症情好转，带药出院，门诊治疗。处方：痛风汤加补骨脂30g，生黄芪100g，泽兰、泽泻各20g，生水蛭6g，乌梢蛇15g，制附片14g，干姜3g，细辛15g，生半夏（加生姜3片先煎半小时）22g，鬼箭羽30g，陈胆星20g，炒知母10g，金银花30g，玄参30g，虎杖30g，当归20g，怀牛膝15g，生薏苡仁45g，炒黄柏15g，凤凰衣8g，鹿角胶8g。10剂，每日1剂，常法煎服。浓缩益肾蠲痹丸、痛风颗粒继续口服治疗。

2014年1月12日电话回访，下肢溃疡完全愈合，局部肿痛缓解，生活自理。

按语 痛风性关节炎引起下肢溃疡（坏疽）是临床外科常见病、多发病，具有病程长、溃疡经久难以愈合，或虽收口每因损伤而诱发，少数尚有癌变可能等特点。临床疗效较差，现代医学治疗多集中在防止创面感染和对创面进行保护，如抗感染、外科清创术、植皮术，甚至截肢等，总体疗效不理想，对耐药、二重感染、创面条件不适于清创植皮等问题，缺乏有效应对措施。本案采用整体辨病与局部辨证相结合，内服与外治相结合的治疗，3个月后溃疡创面愈合，无瘢痕形成，取得良好疗效。

《灵枢·痈疽》曰："寒邪客于经络之中，则血涩，血涩则不通。"该病由痛风性关节炎引起，明代龚廷贤《万病回春》中指出："一切痛风肢体痛者，痛属火，肿属湿……所以膏粱之人多食煎、炒、炙、酒肉，热物蒸脏腑，所以患痛风，恶疮痈疽者最多。"朱老总结痛风的病因病机，以痰湿阻滞于血脉之中，难以泄化，与血相结而为浊瘀，滞留经脉，则骨节肿痛、结节畸形，甚则溃破溢脂，聚久成毒，损及脾肾内脏。凡此皆浊瘀内阻使然，实非风邪作祟。朱老倡立"浊瘀痹"新病名，提出"泄浊化瘀，调益脾肾"的治疗法则，泄浊化瘀，推陈致新，可以解除痹痛，改善人体内环境，促进血液循环，排泄和降低尿酸；调益脾肾，正本清源，可以恢复和激发机体整体的功能，杜绝和防止痰湿浊瘀的产生，从而抑制和减少尿酸的生成。朱老研制医院制剂痛风颗粒、院内协定方"痛风汤"，药物以土茯苓、徐长卿、地鳖虫、广地龙、晚蚕沙、粉萆薢等组成，为国家中医药管理局"十一五"重点专科主攻病种痛风诊疗方案验证，通过8家验证单位、480例大样本、多中心、随机、分期临床观察。结果显示：与西医经典治疗方案疗效相当，且具有不良反应小、病例依从性高的优势。本案痛风性关节炎患者患病多年，风寒、湿热、浊瘀胶结凝固，化腐致损，虚、浊、瘀、腐并见，致使邪毒损络，腐溃发黑，久不收口。在治法上，根据中医肾主骨，脾主四肢肌肉的理论，以"调益脾肾，泄浊化瘀"为大法。选方以痛风汤和四逆汤、阳和汤、四妙勇安汤为主，用药配伍体现：第一，主以"泄浊化瘀，调益脾肾"治其本，以地鳖虫、广地龙、鹿角胶、生水蛭、乌梢蛇等动物药应用，取益肾蠲痹，搜剔钻透，通闭解结之功，可促进湿浊泄化，溶解瘀结，推陈致新，增强疗效；第二，使用制附片、细辛、干姜、生半夏辛温有毒之品，辛温走窜，走而不守，结合生黄芪、当归可以补益气血、温通经脉、活血祛腐；其三，选以复方、大方配伍，以土茯苓、虎杖、炒黄柏、炒知母等苦寒药，清泄下焦湿热浊毒，并牵制辛温毒副作用，且此类药含有大量鞣酸，可促进机体伤口愈合。全方既可调益脾肾治一身之本，又可泄浊化瘀治有形之邪，寓扶正祛邪于一方，故而取效快捷。

【痛风合并急性脑血管病】

李某，男，51岁，西安人，2014年9月13日初诊。患者有痛风病史20余年，疼痛反复发作，发作时自服秋水仙碱缓解疼痛，未正规降尿酸治疗。高血压病史5年，长期服用苯磺酸左旋氨氯地平，血压控制不良。2014年4月脑出血。8月上旬，患者出现头痛伴认知功能减退，烦躁不安，胡言乱语，在当地医院检查头颅DWI示"左侧颞叶、左侧海马区、左侧枕叶新鲜脑梗灶"，予对症处理，住院治疗期间出现痛风急性发作，症状持续无法缓解，于2014年9月13日来我院诊治，由5个家属陪同轮椅推入诊室，躁动，谵语，无法对答，膝踝关节红肿，触之灼热，压之退缩，查尿酸589.6μmol/L，血沉20mm/h，C反应蛋白6.7mg/L。以泄浊化瘀、调益脾肾、蠲痹通络为治疗大法，配合中药外敷和针灸理疗。中药处方：痛风汤（院内协定处方）加、痹通汤（院内协定处方）加、生黄芪50g，川芎10g，生水蛭8g，凤凰衣7g，莪术7g，荷叶30g。每日一剂水煎服。治疗1周，关节肿痛明显减轻，并且精神症状亦逐渐恢复（图3-8）。2周后能自行行走，对答如流，并送上锦旗以示谢意（图3-9）。住院1个月，基本恢复正常，带药门诊随访，通过饮食控制、适度功能锻炼等健康管理，9个月的时间体重减轻30斤，能生活自理，能照顾家人（图3-10、图3-11）。

2015年6月，朱婉华院长到西安出差，李某面诊，恢复正常。

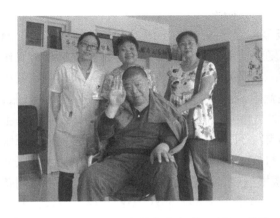
图 3-8 治疗 1 周，患者关节肿痛明显减轻，精神
症状亦逐渐改善

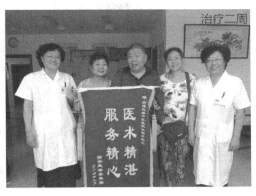
图 3-9 治疗 2 周，患者能自行行走，对答如流，
并送上锦旗以示谢意

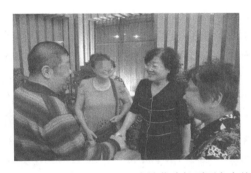
图 3-10 2015 年 6 月 28 日，朱婉华院长到西安出差，
患者特前往拜谢。通过健康管理，体重减轻 30 斤

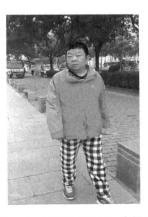
图 3-11 2016 年 4 月发来视频，病性稳定。2 年
来痛风未发作

　　按语　本例患者因认知障碍，影像学检查提示急性脑梗死发作，治疗期间痛风急性发作，朱婉华教授考虑脑梗死的发作与高尿酸密切相关，诊疗方案以泄浊化瘀、调益脾肾、蠲痹通络的抗痛风整体辨证为主，治疗 2 周，不但痛风发作得到控制，同时脑梗死引起的精神症状也得到改善和恢复。痛风汤为泄浊化瘀法基本方，痹通汤为益肾蠲痹法的基本方，以土茯苓、草薢、薏苡仁、威灵仙等泄浊解毒之品，配伍赤芍、地鳖虫、桃仁、地龙等活血化瘀通络之品，两方共奏祛风、解痉、抗炎、解毒、抗过敏之功，迅速消除高尿酸血症对中枢神经系统的毒性作用，使血管炎症得以恢复，因此，在治疗痛风的同时，脑梗死的症状也随之缓解。

　　国医大师朱良春教授倡立以"浊瘀痹"作为痛风的中医病名，突出痛风的发生主要病理因素为痰和瘀，脾肾功能失调，湿浊痰瘀难以泄化，浊瘀聚而成毒所致。而脑梗死（中风病）的病因病机也以痰和瘀为主，两者病变本质紧密相关，因此其发生、发展必然互相影响。

（原载于《朱良春益肾蠲痹法治疗风湿病》）

【痛风合并未分化脊柱关节病】

时某，男，60 岁，江苏连云港人。因反复四肢多关节肿痛 10 余年于 2016 年 2 月 24 日来我院就诊。患者有痛风病史 10 年，反复双足足趾关节红肿热痛，未正规治疗，发作时在当地诊所予静脉输液。自 2014 年底始，双踝关节急性关节炎症发作频繁，多处就诊疗效欠佳。2015 年 9 月至南京某三甲中医院就诊，予"塞来昔布胶囊、非布司他片"口服，血尿酸降至正常范围（190μmol/L 左右），关节疼痛程度虽有所减轻，但仍持续肿痛，主要累及双髋、膝、踝及双手多指关节。2016 年 2 月 20 日，因双膝关节肿痛影响步行，服药无法控制，至某医院就诊，查类风湿因子（RF）24.7IU/L（参考值 0～12IU/L），尿酸 165.0μmol/L，血沉 85mm/h，X 线片提示"腰椎退变，双膝关节退变"，B 超提示"双侧膝关节髌上滑囊内积液"，予抽取关节腔积液，并予青霉素静脉滴注治疗 1 周，未效，晨僵约半小时，活动后减轻，畏寒明显，得温觉舒。既往体健，否认银屑病、炎症性肠病病史。体格检查：轮椅推入诊室，右手第二掌指关节轻度肿胀，压痛（+），握拳欠灵活，双膝、双踝关节肿胀（++），压痛（++），局部扪之灼热感，肤色未变，浮髌试验（+），腰椎棘突压痛（±），转侧尚利，双直腿抬高试验（±），双"4"字征因膝关节肿痛未能配合。处置：检查骶髂关节 CT、血沉、C 反应蛋白、HLA-B27。CT 提示"骶髂关节退变，髂骨骨质密度减低，双侧股骨头密度欠均匀，双侧髋关节积液，L_5 椎管崩裂"，血沉 102mm/h，C 反应蛋白 147.5mg/L，HLA-B27 38.4U/L（参考值 0～35U/L），初步考虑"未分化脊柱关节病、痛风性关节炎"，收住入院。治法：补肾壮督、温阳通络、泄浊化瘀。处理：①蠲痹汤（院内协定方）加青风藤 30g，穿山龙 50g，骨碎补 30g，补骨脂 30g，拳参 30g，忍冬藤 30g，生黄芪 30g，泽兰 30g，泽泻 30g，川桂枝 10g，制川乌 10g，水牛角 30g，生白芍 30g，制南星 30g，土茯苓 30g，萆薢 30g，凤凰衣 7g，莪术 7g。②浓缩益肾蠲痹丸（院内制剂，苏药制字 Z04000448）每次 1 包，每日 3 次；金龙胶囊每次 4 粒，每日 3 次；新癀片每次 3 粒，每日 3 次口服，辅以针灸、中药熏蒸、康复功能锻炼，并进一步完善相关检查，排除其他风湿病。

2016 年 2 月 25 日：入院第二天，精神欠振，双踝、双膝、双髋关节疼痛较甚，双踝肿胀明显，轻度凹陷性压迹，行走欠利，双肩疼痛，抬举欠利，双手多指关节疼痛，以右手掌指关节为甚，晨僵约半小时，畏寒明显，得温觉舒，夜寐易汗出，纳一般，二便尚调。舌淡衬紫，苔黄腻，脉细弦。入院后检查结果回报：血常规正常，血沉 102mm/h，C 反应蛋白 147.5mg/L，IgG 20.0g/L，RF、环瓜氨酸肽（CCP）正常，HLA-B27 38.4U/L，空腹血糖 7.75mmol/L，ASO、循环免疫复合物（CIC）、肝肾功能、血脂、电解质、乙肝病毒指标、二便常规及隐血正常。X 线示双肺未见明显异常，动脉硬化，双踝关节软组织肿胀，双跟骨骨质增生。心电图示窦性心律，右心室肥大，完全性右束支传导阻滞，T 波改变。肿胀关节局部予协定 15 号外敷，空腹血糖偏高，嘱其饮食控制，择日复查，余治疗不变。

2016 年 2 月 27 日：入院第四天，关节肿痛尚未有明显改善，夜间症状尤著，行走活动不利，关节喜暖，晨僵，纳一般，夜寐欠佳，汗出较多，二便尚调。舌淡衬紫，苔黄腻，脉细弦。复查空腹血糖 7.8mmol/L，糖化血红蛋白 7.0%，建议降糖治疗，患者拒绝，予糖尿病饮食宣教，嘱注意饮食控制，定期复查。中药处方中加生薏苡仁 30g，萆薢 30g，萹蓄 30g，鬼箭羽 30g，炮山甲（分吞）4g，加双氯芬酸钠缓释片止痛，余同前。

2016 年 3 月 1 日：患者双手、双踝关节肿胀尤甚，伴多关节疼痛明显，活动欠利，晨起僵滞，双膝、踝关节局部因外敷药物导致的皮疹经对症处理已逐渐消退，瘙痒减轻，无发热，纳眠欠佳，夜间汗出稍减，二便尚调。舌淡衬紫，苔黄腻，脉细弦。加地塞米松 10mg 静脉滴注加强抗炎，停新癀片、双氯芬酸钠缓释片，改氨酚羟考酮片口服止痛，中药方中加炒延胡索 30g。

2016 年 3 月 2 日：空腹血糖 19.3mmol/L，双手、双踝关节肿胀稍减，多关节疼痛亦有缓解，晨起仍僵滞，活动欠灵活，双膝、踝皮疹渐消，瘙痒明显减轻，夜间汗出稍有缓解，纳谷、夜寐一般，二便尚调。舌淡衬紫，苔黄腻，脉细弦。建议胰岛素治疗，患者及家属拒绝，予盐酸二甲双胍，每次 0.5g，每日 2 次口服，并改地塞米松 5mg 静脉滴注，余治疗同前。

2016 年 3 月 3 日：多关节疼痛、晨僵较前减轻，双手肿胀明显消退，双踝关节肿胀渐消，双膝、踝关节皮疹已缓解，时有胃脘不适，纳谷一般，夜寐汗出仍多，二便尚调。舌淡衬紫，苔黄腻，脉细弦。查空腹血糖 23.4mmol/L，餐后 2 小时血糖 18.94mmol/L。患者关节疼痛好转，血糖显著升高，予停地塞米松，改盐酸二甲双胍，每次 0.5g，每日 3 次，同嘱三餐定时定量，余治疗同前。

2016 年 3 月 4 日：患者诉胃脘不适，感恶心，进食欲吐，服药时尤甚，无胃痛胃胀，关节疼痛、肿胀减轻，活动较前灵活，夜寐汗出多，纳欠佳，夜寐尚可，二便尚调。舌淡衬紫，苔黄腻，脉细弦。复查血常规：血小板 373×10⁹/L，血红蛋白 105g/L，血沉 82mm/h，C 反应蛋白 50.3mg/L，血糖 8.38mmol/L，白蛋白 32.4g/L，肝肾功能正常。治疗同前。

2016 年 3 月 5 日：患者昨日夜间发热，体温最高达 38.0℃，关节疼痛有所加重，晨起热退，夜间汗出多，晨僵，纳谷欠馨，夜寐一般，二便正常。舌淡衬紫，苔黄腻，脉细弦。晨起空腹血糖 8.3mmol/L。加地塞米松 2mg 静脉滴注抗炎，中药中加炒白芥子 15g，刺猬皮 15g，姜半夏 15g，生代赭石 20g，余同前。

2016 年 3 月 6 日：晨测血糖 7.3mmol/L，胃脘不适，不思饮食，关节疼痛较前明显减轻，双手、踝关节肿胀明显消退，晨起僵滞稍缓，活动较前转利，无发热，夜寐汗出不适，纳谷欠馨，夜寐一般，二便尚调。舌淡衬紫，苔黄腻，脉细弦。查 C4 0.12g/L，C3 正常，CA199 正常。关节疼痛好转，患者拒绝服用止痛药物，予停氨酚羟考酮，余不变。

2016 年 3 月 7 日：双手指关节、腕肩关节、双侧髋关节、膝踝关节疼痛减而未已，胃脘不适减轻，舌淡衬紫，苔黄腻，脉细弦。晨起空腹血糖 6.9mmol/L，近来监测三餐前血糖尚平稳，予改盐酸二甲双胍，每次 0.5g，每日 2 次口服，同嘱其坚持饮食控制。

2016 年 3 月 11 日：患者晨起血糖 5.4mmoL/L，关节疼痛较轻，活动转利，无明显关节肿胀，无明显胃脘不适，胃纳渐馨，夜寐汗出减轻，二便正常。舌淡衬紫，苔黄腻，脉细弦。患者病情渐趋稳定，停地塞米松，加雷公藤每次 10mg，每日 3 次口服抗风湿，余同前。

2016 年 3 月 14 日：双手肿胀复作，双手、双膝、踝关节疼痛略加重，胃脘不适不显，食欲欠佳，夜寐汗出仍作，二便尚调。舌淡衬紫，苔白腻，脉细弦。复查血常规：血小板 387×10⁹/L，血沉 76mm/h，C 反应蛋白 153.1mg/L，空腹血糖 6.8mmol/L，改雷公藤每次 20mg，每日 2 次口服，中药处方调整如下：痹通汤去甘草加青风藤 30g，金刚骨 50g，骨碎补 30g，忍冬藤 30g，生黄芪 30g，泽兰、泽泻各 30g，生白芍 30g，枳实、枳壳各 15g，厚朴 15g，苍术 15g，生白术 60g，熟附片 8g，干姜 3g，凤凰衣 7g，莪术 7g，川桂枝 10g，麻黄 4g，连翘 10g，赤小豆 30g，制南星 30g。

2016 年 3 月 15 日：患者双手肿胀无改善，双踝轻度肿胀，伴关节疼痛，活动欠利，胃纳尚可，夜寐汗出稍减，二便正常。舌淡衬紫，苔白腻，脉细弦。患者病情缠绵反复，今加甲泼尼龙片 8mg 口服控制病情。

2016 年 3 月 16 日：患者精神转佳，双手、双踝肿胀较前减轻，关节疼痛亦有缓解，活动较前转利，晨起僵滞不舒，纳谷尚可，夜寐汗出减少，二便尚调。舌淡衬紫，苔白腻，脉细弦。

2016 年 3 月 18 日：关节疼痛较前减轻，双手、双踝肿胀明显消退，晨僵，活动片刻后可缓解，纳可，夜寐稍有汗出，二便尚调。舌淡衬紫，苔白腻，脉细弦。复查血常规：白细胞 $10.31×10^9$/L，血小板 $405×10^9$/L，血沉 75mm/h，C 反应蛋白 35.2mg/L，空腹血糖 4.2mmol/L，肝功能：AST 53.5U/L，ALT 114.6U/L。复查血沉、C 反应蛋白较前下降，提示治疗有效，嘱耐心服药，其 AST、ALT 稍偏高，既往肝功能正常，考虑雷公藤多苷片致肝损害可能，今予停雷公藤多苷片，择期复查。

2016 年 3 月 20 日：患者一般情况可，关节肿胀不显，关节疼痛较入院时明显减轻，关节喜暖，胃脘不适好转，夜寐汗出减少，纳谷、夜寐尚安，二便尚调。舌淡衬紫，苔白稍腻，脉细弦。患者要求出院，带药门诊随访治疗。

2016 年 4 月 29 日：门诊治疗 1 个月，复查肝功能正常，关节肿痛仍时有反复，但总体趋势是逐渐减轻，病情得到了有效控制，今要求再次住院配合理疗及功能锻炼。

按语　本案患者治疗过程颇为曲折：①因痛风病史而掩盖脊柱关节病病情。患者有十余年的痛风病史，未能正规有效治疗，关节肿痛发作频繁，后至某三甲中医院就诊，因其有痛风病史，遂直接予以塞来昔布、非布司他口服，虽疼痛能够缓解，但病情并未能控制，渐累及双髋、膝、肩、指关节。一般大家都认为脊柱关节病多表现为下腰背的僵痛，但临床确有部分患者以下肢髋、膝、踝等大关节非对称性炎症为表现，还有极少数可见手足四肢小关节炎起病的，因此临床上若出现类似症状都应做相关检查以鉴别、排除。另外，痛风性关节炎患者以第一跖趾关节为最多见，其次为踝、膝关节，累及髋、肩关节的实属少见，痛风性关节炎的发病很大部分与温度有关，温度越低尿酸盐的溶解度越低，因此肢体远端关节更容易发生痛风性关节炎。在接诊该患者时首先予以检查骶髂关节 CT、HLA-B27，检查结果也证实考虑其脊柱关节病是正确的。虽然 HLA-B27 不作为强直性脊柱炎的诊断指标，但 HLA-B27 阳性是预测有脊柱关节病部分不典型临床表现患者是否会发展为强直性脊柱炎的一个很好的指标。因此，HLA-B27 检测对诊断脊柱关节病，尤其是强直性脊柱炎有着重要的作用。②治疗过程错综复杂。患者接受治疗后，非但症状没有减轻，反倒有所加重，诊断出糖尿病，敷药后关节部位皮疹，考虑到患者因关节疼痛及功能障碍严重影响生活质量，加用双氯芬酸钠止痛，地塞米松静脉滴注抗炎，不想空腹血糖却直线飙升，不得不停用地塞米松，加用降糖药，随即又出现低热，再次使用小剂量地塞米松，症状稍有缓解稳定后停用，改为雷公藤口服，但又出现肝酶升高，加之患者本就惧怕西药的不良反应，抗拒使用西药，索性停用所有西药，仅加甲泼尼龙 8mg 口服，症情逐渐得到控制，下一步就是待病情稳定后逐步撤减激素。

参 考 文 献

常宇. 2013. 国医大师朱良春匡正对痛风病机的认识. 中国中医药报·农村与社区版，10-17.

陈汉玉，翁庚民. 2010. 中药治疗类风湿关节炎的疗效及安全性评价. 中国中医药现代远程教育，8（17）：
250.

陈熙鸣，李亚秀. 2010. 翁俊影四味痛风饮治疗高尿酸血症疗效研究. 中国当代医药，（18）：92.

高红勤，米良青，朱婉华. 2014. 朱良春治疗痛风经验应用体会. 中国中医药信息杂志，21（8）：114-115.

高尚社. 2011. 国医大师路志正教授治疗痛风性关节炎验案赏析. 中国中医药现代远程教育，9（19）：1.

顾冬梅，蒋恬，江汉荣，等. 2017. 益肾蠲痹法治疗痛风漏诊脊柱关节病案例分析. 中国中医基础医学杂
志，23（9）：1326-1327.

顾冬梅，蒋恬. 2011. 朱婉华治疗痛风性关节炎经验. 中医杂志，52（4）：340-341.

郭乾乾，陈慧，陈自珍. 2010. 老中医任世玉治疗痹症经验. 中国中医药现代远程教育，8（14）：8.

国家中医药管理局. 1994. 中医病证诊断疗效标准. 南京：南京大学出版社.

何俊治. 1997. 痛风灵湿敷膏治疗痛风性关节炎 168 例. 四川中医，15（2）：43.

何泽民. 2007. 降浊活血益肾汤治疗痛风 45 例临床观察. 中国中西医结合杂志，27（5）：455.

贺兴东，翁维良，姚乃礼. 2009. 当代各老中医典型医案集·内科分册. 北京：人民卫生出版社. 1090.

黄煌. 2002. 方药传真. 南京：江苏科学技术出版社.

蒋恬，顾冬梅，常宇. 2013. 朱良春匡正对痛风病机的认识. 中国中医药报·农村与社区版. 10-17.

蒋恬，顾冬梅，江汉荣，等. 2016. 从浊瘀内阻、脾肾失调重新认识痛风. 南京中医药大学学报，32（1）：
4-5.

蒋恬，顾冬梅，张爱红. 2012. 泄浊化瘀法治疗痛风性关节炎临床观察. 北京中医药大学学报，35（1）：
65-69.

蒋熙，吴坚，朱婉华，等. 2005. 痛风冲剂治疗痛风性关节炎 128 例. 中医通报，4（4）：40-41.

兰红勤，韩彬. 2006. 旷惠桃教授论治痛风病经验. 中国中医药报，10-18.

李悦殉. 2009. 扶脾泄浊汤治疗痛风 63 例. 现代中西医结合杂志，18（3）：273.

路洁，魏华. 2005. 路志正教授论治痛风的学术思想. 浙江中医学院学报，29（6）：30.

栾炯，孟粉照，王建中. 1997. 慈军散外敷治疗痛风 36 例临床观察. 山西中医，（3）：44.

罗树梅. 2010. 白虎加桂枝汤治疗痛风性关节炎急性发作临床观察. 光明中医，25（7）：1173.

吕仁和，赵进喜. 2009. 糖尿病及其并发症中西医诊治学. 北京：人民卫生出版社.

倪毓生. 1988. 四妙丸加味治疗急性痛风性关节炎 34 例. 江苏中医，（9）：20.

秦秀芳，严小蓓. 2006. 六神丸外敷治疗痛风急性发作临床观察. 上海中医药杂志，40（5）：30.

石瑞舫. 2011. 路志正治疗痛风痹经验. 河北中医，33（7）：965.

孙光荣，杨龙会，马静. 2009. 当代名老中医典型医案集. 内科分册. 北京：人民卫生出版社.

孙维峰，徐伟，姚富庆，等. 2003. 泄浊除痹汤治疗原发性痛风高尿酸血症疗效观察. 河北中医，25（1）：
13.

汤健. 1992. 骨科临床鉴别诊断. 合肥：安徽科技出版社.

王惟恒，王尚全. 2013. 痛风千家妙方. 北京：人民军医出版社.

王小芳，张恩树. 2005. 任达然用化浊祛瘀痛风方治疗痛风的经验. 江苏中医药，26（6）：9.

王亚平. 2006. 朱良春对丹溪痛风学说的发展创. 中国中医药报，22-24.

王艺黎，严余明. 2003. 痛风从毒论治的体会. 中国医药学报，17（6）：364.

吴博文. 2006. 中西医结合治疗痛风性肾病 30 例. 中医中药，3（5）：61.

吴沛田. 2004. 黄芪桂枝五物汤应用. 中国中医药报，9-16.

吴小样. 2009. 痛风性肾病中医临床治疗探究. 中国民族民间医药杂志，（4）：57.

吴忠源，宫慧娟，黄素芳，等. 2009. 中药内服外敷治疗痛风性关节炎 35 例. 中国医药导报，6（17）：76.

伍沪生. 2014. 痛风与晶体性关节病. 北京：人民卫生出版社，171.

伍新林. 2000. 痛风性肾病的中医诊治概述. 中国医刊，35（11）：325.

谢东升. 1995. 虎杖膏外敷治疗痛风性关节炎 50 例. 浙江中医杂志，（5）：204.

谢幼红，王北. 2006. 周乃玉治疗痛风经验. 北京中医，（6）：339.

徐克武. 2006. 宋贵杰教授治疗痛风性关节炎的经验. 中医正骨，（7）：70.

叶伟洪. 1990. 消痛饮治疗痛风性关节炎 18 例报告. 中医杂志，（4）：40.

张爱红，朱婉华，顾冬梅，等. 2012. 急性痛风性关节炎疗效影响因素 Logistic 回归分析. 中医药通报，11（3）：46-49.

张爱红，朱婉华，顾冬梅. 2012. 中医药治疗痛风性关节炎研究进展. 世界中西医结合杂志，7（6）：536-540.

张改连，黄烽. 2008. 欧洲风湿病学会联合会推荐的痛风诊断方案. 中华风湿病杂志，（5）：353.

张满生，李素波，寿苗林，等. 2009. 药用炭治疗原发性高尿酸血症的临床分析. 中国全科医学，12（1）：21.

张朋凌，谷占卿. 2010. 中医药治疗痛风性关节炎的探讨和再认识. 中国中医药现代远程教育，8（17）：32.

赵文金，赵多明，赵华. 2010. 痛风降酸溶石汤治疗痛风病 46 例. 陕西中医，31（8）：28.

赵智强. 2009. 略论痛风、高尿酸血症的病因病机与治疗. 中医药学报，37（5）：45.

周翠英，孙素平，傅新利. 1998. 风湿病中西医诊疗学. 北京：中国中医药出版社.

周卫惠. 2009. 豨莶草止痛散治疗急性痛风性关节炎疗效观察. 辽宁中医药大学学报，11（9）：86.

朱婉华，顾冬梅，蒋恬. 2011. 浊瘀痹——痛风中医病名探讨. 中医杂志，52（17）：1521-1522.

朱婉华，张爱红，顾冬梅，等. 2012. 痛风性关节炎中医证候分布规律探讨. 中医杂志，53（19）：1667-1670.

朱婉华，张侠福，顾冬梅，等. 2015. 泄浊化瘀、调益脾肾法治疗痛风性关节炎伴下肢坏疽验案. 中医杂志，56（13）：1169-1670.

朱婉华，朱建平，徐世杰，等. 2001. 痛风冲剂治疗痛风的临床和实验研究. 中医药信息杂志，8（12）：55-57.

病案彩图请扫码

痛风冲剂治疗痛风的临床和实验研究

朱婉华　朱建平　徐世杰　吕爱平

（江苏省南通市良春中医药研究所　南通　226001）

痛风的发病率逐年增高，而治疗痛风的药物至今仍以西药秋水仙碱止痛、别嘌呤醇抑制尿酸生成、丙磺舒增加尿酸排泄为常规治疗。临床上痛风患者常伴有肥胖、高血脂、高血压倾向，这些也是糖尿病、动脉硬化、冠心病、肾小球硬化、脑动脉硬化的促发因素。上述药物不良反应较大，易引起新的医源性疾病，使治疗更为复杂，患者大都难以坚持治疗，临床颇为棘手。因此，研制一种既能排泄尿酸、抑制尿酸合成，又能消肿止痛，标本兼治，服用方便，剂量小，安全，无不良反应的中成药是非常必要的。

痛风冲剂是根据全国名老中医朱良春治疗痛风的"泄浊化瘀，利湿通络"大法研制的医院制剂，处方主要包括土茯苓、萆薢等药物，经临床运用 6 年，对原发性痛风已取得满意疗效。1996 年申请课题，列为南通市第一批社会发展科技计划项目，同年与中国中医研究院基础理论研究所合作，已完成了对照组临床观察、药效学、毒理学、工艺质量标准等研究，于 2000 年 4 月转让合肥神鹿集团。兹将临床和实验结果汇报如下。

1　临床研究

1.1　一般资料

根据西医痛风诊断标准（参照美国风湿病学会制订的标准）及国家中医药管理局 1995 年实施的中医病证诊断疗效标准执行。将患者随机分为治疗组和对照组。治疗组 30 例，其中男性 28 例，女性 2 例；40 岁以下 4 例，41～60 岁 19 例，60 岁以上 7 例，平均年龄（54±9.3）岁；病程最短 30 天，最长 26 年；症状轻重分级：轻度（＋）16 例，中度（＋＋）12 例，重度（＋＋＋）2 例。对照组 30 例，其中男性 29 例，女性 1 例；40 岁以下 1 例，41～60 岁 24 例，60 岁以上 5 例，平均年龄（54.16±10.97）岁；病程最短 20 天，最长 14 年；症状轻重分级：轻度（＋）19 例，中度（＋＋）10 例，重度（＋＋＋）1 例。两组患者性别、年龄、病程、病情程度均无显著性差异（$P > 0.05$）。

1.2　观察方法

1.2.1　痛风冲剂组

急性发作期：口服痛风冲剂，每次 12g，每日 3 次，疗程 1 周。发作间歇期：口服痛风冲剂，每次 6g，每日 3 次，疗程 3 周。

1.2.2　对照组

急性发作期：秋水仙碱（0.25mg/片），首服 2 片，隔 1 小时服 1 片，连服 2 次，腹泻即停服，1～2 天症状缓解后，每日 1～2 片，疗程 1 周。发作间歇期：别嘌呤醇（100mg/片），每次 1 片，每日 3 次，疗程 3 周。

1.3　观察指标

1.3.1　安全性观测

一般体检项目，如血常规、肝肾功能检查。

1.3.2　疗效性观测

患者关节及肌肉等局部症状（疼痛、肿胀、痛风石、肌肉萎缩、关节僵直畸形等）、关节功能、全身症状、舌脉变化、血尿酸、血沉、白细胞、X 线摄片。

1.4　疗效分析

1.4.1　疗效判定标准

临床痊愈：症状完全消失，关节功能恢复正常，主要理化检查指标正常；显效：主要症状消失，关节功能基本恢复，主要理化检查指标基本正常；有效：主要症状基本消失，主要关节功能及主要理化检查指标有改善；无效：与治疗前相比，各方面均无改善。

1.4.2　治疗结果

痛风冲剂组 30 例中临床痊愈 6 例，占 20%；显效 11 例，占 36.7%；有效 9 例，占 30%；无效 4 例，占 13.3%，总有效率为 86.7%。秋水仙碱片、别嘌呤醇组 30 例中临床痊愈 2 例，占 6.7%；显效 6 例，占 20%；有效 14 例，占 46.6%；无效 8 例，占 26.7%，总有效率为 73.3%。两组相比有显著性差异（$P<0.05$）。

1.4.3　不良反应

接受痛风冲剂治疗的患者均未出现不良反应，对照组出现毒副作用者 11 例，主要表现为恶心、呕吐、腹泻等胃肠道反应，多数患者不能耐受。另外，白细胞降低 2 例，过敏性皮疹 1 例。

2　实验研究

中国中医研究院基础理论研究所对痛风冲剂进行了药效学观察、急性毒性实验研究、长期毒性实验研究。

2.1　药效学观察

此实验目的是观察痛风冲剂对微结晶尿酸钠所致大白鼠实验性痛风的影响。选用材料：微晶型尿酸钠。取 5g 尿酸置于 1000ml 沸水中，pH 调至 7.4，再加热至 95℃，室温冷却并轻轻搅拌，过滤，得微晶型尿酸钠，高温（200℃）灭菌，以无菌生理盐水配成 100mg/ml 的混悬液。选用健康雄性 Wistar 大白鼠，体重为（190±20）g 50 只，随机分为五组，每组 10 只。动物造模方法：无菌条件下，于大白鼠右后足跖皮下注射 0.1mlMSU 混悬液（100mg/ml）。造模前各组动物按下述方法给予相应药物，模型组：不施加任何因素；阳性对照组：按 0.5mg/（kg·d）灌胃给秋水仙碱；痛风冲剂大剂量组：灌胃给痛风冲剂 4mg；痛风冲剂中剂量组：灌胃给痛风冲剂 2mg；痛风冲剂小剂量组：灌胃给痛风冲剂 2mg。末次给药 2 小时后造模。造模后以游标卡尺测定大白鼠足跖左右径宽度、上下径厚度（每 2

小时 1 次，连续测 6 次）。结果见表 1。

表 1 痛风冲剂对大白鼠足跖肿胀程度的影响（上下径×左右径，cm²）

组别	0 小时	2 小时	4 小时	6 小时	8 小时	10 小时
模型组	0.4045	0.4891	0.5811	0.6140	0.5876	0.5160
阳性对照组	0.3987	0.4077	0.5532	0.5938	0.5080	0.4327
痛风冲剂大剂量组	0.4104	0.4581	0.4602	0.5225	0.4312	0.3965
痛风冲剂中剂量组	0.4003	0.4480	0.5737	0.5339	0.4910	0.3785
痛风冲剂小剂量组	0.3897	0.3447	0.3747	0.4723	0.3232	0.3632

根据本实验观察结果，大白鼠足跖皮下注射尿酸钠混悬液后，肉眼可见局部很快充血变红，但 1 小时内肿胀并不十分明显。足跖部肿胀在注射后 4～6 小时达到高峰。给药组大白鼠的足跖肿胀消退明显要比模型组快，而且痛风冲剂中剂量组为优；与秋水仙碱组比较，在消肿方面痛风冲剂各剂量组亦均不逊色。

2.2 急性毒性实验研究

选用中国中医研究院实验动物中心的健康昆明种小白鼠 20 只，18～20g，雌雄各半。将痛风冲剂用蒸馏水配制成 70%浓度，口服灌胃给药，剂量为每次 210g/kg（相当于2.0ml/20g），每日 3 次，此灌胃量为小白鼠能够接受的最大浓度下的最大体积，连续观察 7 天。结果表明，除少数几只小白鼠大便变稀外，其余小白鼠饮食、饮水及活动等均正常，未见明显毒副作用，亦无一只小白鼠死亡，重复实验 1 次，获相同结果。急性毒性实验药量相当于临床用量的 230 倍，初步证实了该药安全无毒。

2.3 长期毒性实验研究

选用中国中医研究院实验动物中心的健康 Wistar 大白鼠 80 只，出生 6 周，（100±20）g，雌雄各半，平均分为四组，每组 20 只。其中三组口服灌肠给予痛风冲剂，剂量分别为108g/kg、54g/kg、27g/kg，每日 1 次，连续 3 个月，另一组按上述大剂量给予相当的蒸馏水作对照，每天观察其活动情况和行为变化等，每周称重 1 次；3 个月后，每组留 4 只大鼠（停药 1 周后，再作以下检查），其余全部处死，取血送检白细胞计数、血红蛋白测定和肝肾功能检查，解剖观察其各脏器肉眼及组织学变化。上述各项数据均用 t 检验进行统计学处理，比较组间差异的显著性。实验结果表明，除大剂量组个别大白鼠在实验开始一段时间内有大便变稀外，痛风冲剂对大白鼠活动和行为无明显影响；对大白鼠体重、血常规及肝肾功能也均无明显影响。病理组织学检查结果表明，痛风冲剂除大剂量对个别大白鼠有轻度肝细胞损伤和肾小球细胞数增多外，未发现其他明显有意义的病理学改变。结论：痛风冲剂长时间服用除大剂量组个别大白鼠外，未见明显毒副作用，进一步证实了该药安全无毒。

3 讨论

"痛风"属中医热痹范畴，一般均用三妙丸化裁加减治疗。朱良春老中医通过数十年经验总结，认为此病系湿浊瘀滞，停着经隧，而致骨节肿痛，时流脂膏之证。应予泄浊化瘀、利湿通络、调益脾肾。从 1989 年起，我们拟土茯苓萆薢汤治疗痛风 37 例进行观察，在此基础上修订、完善。1995 年又研制成"痛风冲剂"用于临床，对 100 例患者进行疗效观察。在不断总结、探索后，我们 1996 年按新药研制方法，最后筛选处方，由土茯苓、萆薢等 7 味药组成。通过与秋水仙碱、别嘌呤醇的对照观察，疗效较优，（$P < 0.05$），且无明显毒副作用。

痛风是嘌呤代谢紊乱和（或）尿酸排泄减少而致的一组疾病。高尿酸血症是痛风最重要的生化基础，血中尿酸饱和值是 430μmol/L，超过这个饱和点，渐渐会有针状晶体析出，沉积于关节组织，局部的粒细胞吞噬尿酸盐结晶引起关节组织发生炎症反应。据此，用微结晶尿酸钠可以成功地在多种动物身上诱导出急性痛风性关节炎。在评定抗痛风药药效时，多采用大鼠和家兔复制痛风性关节炎。

临床和实验研究表明，痛风冲剂具有清热解毒、泄浊化瘀、通络止痛之作用，组方合理，用药精当，在痛风急性发作期和发作间歇期可以排泄尿酸、消肿、止痛；慢性期，在适当停用高嘌呤饮食，以维持营养正常摄入的同时，又不引起痛风发作，可明显减少并发症的发生，临床疗效明显优于对照组。同时，对治疗极为棘手的其他慢性合并疾病，如高血脂、干燥综合征、类风湿关节炎、肾衰竭等患者，只要用药恰当，均有显著的疗效，能起到标本兼治的作用。该药无毒副作用，工艺设计合理，质量标准稳定，患者服用既安全可靠，又十分方便，应用于临床多年，深受国内外患者的欢迎。

[原载：中国中医药信息杂志，2001，8（12）：55-57]

痛风冲剂治疗痛风性关节炎 128 例临床观察

蒋　熙　吴　坚　朱婉华　蒋　恬

痛风冲剂是以全国著名老中医朱良春治疗痛风的经验为基础和依据，研制而成的纯中药复方制剂，我们就近 5 年的临床应用做疗效观察如下。

1　临床资料

根据痛风诊断标准（参照 1987 年美国风湿病协会标准、1995 年卫生部《中医病证诊断疗效标准》）执行。入选病例来自本院（所）内科门诊的痛风性关节炎患者，所有病例以治疗先后为序号，查随机数字表将其分为两组。治疗组 128 例，其中男 124 例，女 4 例；年龄 28～71 岁，平均 54.6 岁；病程 20 天至 26 年，平均 12.8 年。对照组 30 例，其中男 29 例，女 1 例；年龄 30～70 岁，平均 52.5 岁；病程 30 天至 25 年，平均 11.4 年。两组病例在性别、年龄、病程、治疗前血尿酸水平等方面，经统计学处理无明显差异（$P > 0.05$），具有可比性。

2　治疗方法

2.1　治疗组

口服痛风冲剂（土茯苓、萆薢等，医院制剂）。急性发作期：每次 12g，每日 3 次，疗程 1 周。发作间歇期：每次 6g，每日 3 次，疗程 3 周。

2.2　对照组

急性发作期：秋水仙碱 0.5mg/片，首次 2 片，隔 1 小时服 1 片，直到疼痛缓解或出现恶心呕吐、腹泻等胃肠道症状即停用，以后给予维持量 0.5mg，每日 1～2 次，疗程 1 周。发作间歇期：别嘌呤醇 100mg／片，每次 1 片，每日 3 次，疗程 3 周。

3　疗效观察

3.1　观察指标

患者治疗后的主要症状（关节疼痛、肿胀、活动功能等）、血常规、血沉、肝肾功能（血尿酸）。

3.2　疗效标准

参照 1995 年卫生部《中药新药临床研究指导原则》标准。

（1）显效：临床症状消失，关节功能基本恢复正常，主要理化检查指标基本正常。

（2）有效：临床症状基本消失，关节功能及主要理化检查指标改善。

（3）无效：治疗后临床症状及化验检查无变化。

3.3　治疗结果

（1）对血尿酸、血沉的影响见表 1。从表 1 可见治疗组与对照组均有降低血沉、血尿酸的作用，但两组相比较，治疗组降低血尿酸明显优于对照组。

表 1　治疗前后血尿酸、血沉变化（$\bar{x} \pm s$）

组别	血尿酸（μmol/L）		血沉（mm/h）	
	治疗前	治疗后	治疗前	治疗后
治疗组	503±104.3	418±75.6	31.6±11.4	15.3±8.5
对照组	497±90.2	453±69.8	33.8±16.2	17.8±8.7

（2）疗效比较（表 2）

表 2　治疗组与对照组疗效比较（n，%）

组别	显效	有效	无效	总有效
治疗组	68（53.1%）*	43（33.6%）	17（13.3%）	111（86.7%）*
对照组	8（26.70）	14（46.6%）	8（26.7%）	22（73.3%）

＊两组总有效率相比，有显著性差异（$P < 0.05$）。治疗组显效率明显高于对照组，表明治疗组既能改善症状，又能降低血尿酸。

3.4　不良反应比较

治疗组服药后均未出现不良反应，对照组出现毒副作用者 11 例，主要表现为恶心、呕吐、腹泻等胃肠道反应，多数患者不能耐受。另外，有白细胞降低 2 例，过敏性皮疹 1 例。

4　讨论

痛风是嘌呤代谢紊乱所致的疾病，高尿酸血症是痛风最重要的生化基础。临床以痛风性关节炎为主要表现，常伴有高脂血症、高血压、糖尿病、动脑硬化及冠心病等。因此，痛风已不能单纯看成是一种关节痛，血尿酸增高成为心血管疾病的危险因素，并与心脑血管病死率密切相关，已构成了对人体生活质量的影响和生命的威胁。

痛风属中医"痹证"的范畴，朱良春老师倡立的"浊瘀痹"，较为切合病机。朱老认为，本病系湿邪痰浊，滞留血中，浊瘀蕴结，不得泄利，积渐化毒，偶遇外邪，恣食肥甘饮酒等，引动而发，出现骨节肿痛，溃流脂浊，甚则石淋、关格等症。而浊毒瘀结，又与脾肾二脏清浊代谢紊乱尤为有关。故恪守泄化浊瘀大法，贯穿于本病的始终。

痛风冲剂针对浊瘀致病而设，方中土茯苓、萆薢等泄降浊毒，通利关节，激浊扬清，宣通气化。临床和实验研究表明，痛风冲剂具有泄浊化瘀，调益脾肾的作用。在痛风急性发作期和发作间歇期可以排泄尿酸，消肿止痛。在慢性期可以减少并发症的发生，在维持营养正常摄入的同时，又不引起痛风的发作。动物毒性试验证实，该制剂安全无毒副作用。临床观察发现，在血尿酸降低的同时，部分伴发高血脂患者的血脂血黏度也有不同程度的改善，肥胖者的体重亦逐渐减轻。由此可见，痛风与高脂血症、肥胖症等代谢综合征同出一门，皆缘于痰瘀作祟。痛风冲剂其泄浊化瘀的功效，可以排泄和降低尿酸，改善人体内环境，促进血液循环。而调益脾肾，可以恢复和激发机体整体的功能，达到抑制和减少尿酸生成的效果。

[原载：中医药通报，2005（4）：40-41]

朱良春对丹溪痛风学说的发展创新

王亚平

金元时期，学术繁荣，名医辈出，朱丹溪汲取诸家之长，不仅明确提出痛风病名，而且对痛风进行了深入研究，其主要代表作《格致余论》及门人整理校订之《金匮钩玄》《丹溪心法》《丹溪手镜》等著作中有关痛风的论述，形成了较为系统的痛风学说，对后世产生了深远影响。

一、丹溪痛风学说简介

痛风的主要证候是关节疼痛，《丹溪心法·痛风》说："痛风而痛有常处，其痛处赤肿灼热，或浑身壮热"；又说："骨节疼痛，昼静夜剧，如虎啮之状"。这与现代医学痛风患者的临床特征颇为相似。丹溪认同痛风属中医痹证范畴，但又不同于历节风，对两者做了明确界定："历节风痛走注不定，痛风有定，夜甚"（《丹溪手镜》）。

痛风病因病机，丹溪认为"彼痛风者，大率因血得热，已自沸腾，其后或涉冷水，或立湿地，或扇取凉，或卧当风，寒凉外搏，热血得寒，污浊凝涩，所以作痛，夜则痛甚"，为血热受寒得之；并且认识到痛风有种特殊的病理产物"污浊凝涩"，瘀滞脉络。

金元时期《太平惠民和剂局方》盛行，医家多崇尚辛温香燥之剂，丹溪倡导"湿热论"，但临证难免受《太平惠民和剂局方》影响，因此在痛风治疗上，提出"以辛热之剂，散寒湿，开发腠理，其血得行"的治疗原则。他提出了系列治疗方药，如上中下痛风方，辛温发腠，燥湿化痰，清热活血。"如肥人肢节痛，多是风湿与痰饮流注经络而痛，宜南星、半夏。如瘦人肢节痛，是血虚，宜四物加防风、羌活。如瘦人性急躁而肢节痛，发热，是血热，宜四物汤加黄芩、酒炒黄柏"等。应该看到，丹溪的主要临证思路和方药，很有临床价值，亦符合丹溪一贯倡导"六气之中，湿热为病，十居八九"的湿热理论。

二、继承发展，首创"浊瘀痹"新病名

"浊瘀痹"病名，是朱良春先生基于对经典及丹溪痛风学说深刻理解，在诊治痛风的长期临床实践中，深入研究，反复推敲而创立的。先生认为"中医之痛风是广义的痹证，而西医学之痛风则是指嘌呤代谢紊乱引起高尿酸血症的'痛风性关节炎'及其并发症，所以病名虽同，概念则异"。同属痹证，又谓之痛风，虽然突出了痛之特点，但名出多门，相互重叠，且与现代医学之"痛风"相混淆，不利于临床治疗与研究。先生对丹溪《格致余论·痛风论》中"热血得寒，污浊凝涩，所以作痛，夜则痛甚，行于阴也"的论点高度重视；认为痛风特征，"多以中老年，形体丰腴，或有饮酒史，喜进膏粱肥甘之品；关节疼痛以夜半为甚，且有结节，或溃流脂液"。先生明确认识到："从病因来看，受寒受湿虽是诱因之一，但不是主因，湿浊瘀滞内阻，才是主要原因"；对于痛风发病机理，先生认为"痰湿阻滞于血脉之中，难以泄化，与血相结而为浊瘀，滞留于经脉，则骨节肿痛、结节畸形，甚则溃破，渗溢脂膏。或郁闭化热，聚而成毒，损及脾肾"；指出"凡此皆浊瘀内阻使然，实非风邪作祟"；创立"浊瘀痹"新病名，既有别于西医，又统一于中医痹证范畴，其内涵深刻，见解独到，继承前人，又高于前人，实乃发前人未发之言。先生的精辟论述，寓创新于继承中，为本病的临床研究提供了宝贵的理论依据，其理论的产生，又根植于先生一生实践，勇于探索"发皇古义、融会新知"的创新精神。

三、引申发展，创立新治法方药

1. 依据病机，创立治则

治疗上，朱良春先生提出要"恪守泄化浊瘀大法，贯穿于本病始终"。而对丹溪"以辛热之剂，流散寒湿"治法，应当活看，重在领悟其"开发腠理，其血得行"的临床思路。先生在痛风证治中，并不一概否定"治以辛热"，而是审证加减。先生认为"依据证候之偏热、偏寒之不同，而配用生地、寒水石、知母、水牛角等，以清热通络，或取制川乌、制草乌、川桂枝、细辛、仙灵脾、鹿角霜等以温经散寒"；认为"可收消肿定痛，控制发作之效"。但先生反对一味滥用辛温燥热、祛风发散之法，对丹溪主张"湿热相火，为病甚多"的理论深为赞同并有发挥。这是先生从"天人合一，整体观念"出发，认为当代与金元时期相比，疾病谱与临床证候日益复杂化，人、自然界及生活方式已发生巨大变化，临床多见"湿热偏盛，浊毒瘀滞""若不注意及此，以通套治痹方药笼统施治，则难以取效"，唯有"坚守泄化浊瘀这一法则，审证加减，浊瘀即可逐渐泄化，而血尿酸亦将随之下降，而趋健复"。

2. 组方用药，注重实效

丹溪创立众多痛风方剂，但重于风寒湿热，略于浊瘀内阻。先生师古而不泥古，悉心研究痛风数十年，创立"痛风方"，用药独具特色。方中以土茯苓、萆薢、威灵仙等泻浊解毒，佐以桃仁、地鳖虫、地龙等活血化瘀之品，组成基本方，辨证用之确有实效。痛风方中三味主药的应用，别具一格，近年来，我临床常仿师意，治疗痛风、关节肿痛，此三味主药为必用之品。

用虫类药治疗"痹证"是先生最具特色、最具创新的临床经验之一。先生穷毕生心血，悉心研究虫类药，继承前人，不断挖掘，常出新意，有许多成功的宝贵经验，值得深刻领会。先生常谓："非常之病，必有非常之药"；认为"痛风日久，绝非一般祛风除湿，散寒通络等草木之品所能奏效。必须借助血肉有情之虫类药，取其搜剔钻透，通闭解结之力"。先生治疗痛风，常在方中配用地鳖虫、地龙等虫类药，认为"可促进湿浊泄化，溶解瘀结，推陈致新，增强疗效，能明显改善症状，降低血尿酸"。先生将上方制成"痛风冲剂"，临床和实验研究证明，该具有泄浊化瘀，调益脾肾，排泄尿酸，消肿止痛的显著作用；其临床疗效，经得起重复，有较高的实用价值。

从朱良春先生的学术思想和临床经验中我们可以领悟到，其一，痛风虽属痹证范畴，但与风痹、寒痹、湿痹、热痹及五脏痹等，有明显区别，关键在于"浊瘀蕴结，痹阻经脉，"由此而创立了"浊瘀痹"新病名。其二，补充了《内经》《金匮要略》中有关痹证的分类不足，提出痰、浊、瘀，内邪互为因果致痹的论点，是对《内经》"风寒湿三气杂至合而为痹"，外邪致痹理论的继承发展。其三，进一步引申发挥，使痛风理论和实践更符合当代临床实际，丰富、发展了丹溪痛风学说。其四，创立了"浊瘀痹"完整的理、法、方、药规范，为我们提供了实用、有效的临床思路和方法。

（原载：朱良春医集. 长沙：中南大学出版社，2006：465-467）

朱婉华治疗痛风性关节炎经验

顾冬梅　蒋恬　指导：朱婉华

痛风是一种内源性嘌呤代谢性疾病，高尿酸血症是痛风最重要的生化基础，以急性关节炎反复发作、关节畸形、泌尿系结石、痛风肾病等为主要临床特征，是常见多发的风湿性疾病。该病属中医"痹证"的范畴，著名风湿病专家朱良春教授依据该病的特征性而称之为"浊瘀痹"，创立泄浊化瘀大法，疗效确切[1]。朱婉华教授在继承其父朱老学术思想的基础上，将痛风的病机治则遣方择药，不断完善发展，恪守泄浊化瘀法的同时，重视调整脾肾功能，在防治痛风性关节炎的临床研究中，积累了丰富的经验，现介绍如下。

1. 泄浊化瘀，推陈致新

《医学入门·痛风》云："形瘦瘦者，多内虚有火，形虚肥者，多外因风湿生痰，以其循历遍身，曰历节风，其如虎咬，曰白虎风，痛风必夜甚者，血行于阴也。"历代医家对痛风的论述，多囿于外邪或兼夹郁火致病之说。朱良春教授对痛风的证候病因曾有"症似风而本非风""乃浊毒瘀滞使然"的高度概括。朱老师亦认为痛风多由内生湿（痰）浊，留阻血脉，难以泄化，血涩结滞，化为浊瘀，郁闭化热，蓄积成毒，浊毒滞留血中，适逢外邪相合，或嗜酒，恣食肥甘均可诱发。临证中出现骨节剧痛，或溃流脂浊，或关节蹉跎，或石淋尿血，甚则关格尿闭等险恶之征。凡此种种，皆由浊毒瘀滞为患，导致本病的发生。朱老师认为，泄浊化瘀，荡涤污垢，推陈致新，不但可以解除痹痛，而且能够改善人体内环境，促进血液循环，排泄和降低尿酸。

2. 调益脾肾，正本清源

《杂病会心录》曰："脾元健运，则散精于肺，而肌腠坚固，外湿无由而入；肾气充实，则阴阳调和而升降有度，内湿何由而生"。在痛风发病的过程中，湿浊痰瘀是始终贯穿的病理产物。朱老师认为，浊毒瘀结内生，与脾肾二脏清浊代谢紊乱有关。先天禀赋不足，脾肾功能失健，其运转输布和气化蒸发失常，水谷精微可以化生为湿浊、痰饮、瘀血等致病物质，若不能正常排出，停积体内，阻碍气血运行，浊瘀又可以损及脏腑的生理功能。如此互为因果，相互作用，形成恶性循环，正是痛风性关节炎反复发作缠绵难愈的内在因素。脾肾不足、功能失调是发病的基础。朱老师认为，调益脾肾，正本清源，可以恢复和激发机体整体的功能，以杜绝和防止痰湿浊瘀的产生，从而抑制和减少尿酸的生成。

3. 激浊扬清，标本兼治

痛风在自然的病程中有各期的临床特点，如急性期毒热浊瘀证候突出，炎性反应明显。慢性期痰浊瘀阻与脾肾失调胶结，以虚实夹杂为多见。间歇期虽处于无主诉或仅有轻微关节症状的缓解状态，但仍存在肝脾肾不足，浊瘀未清，正虚邪恋之征象。朱老师认为，这是痛风三期不同阶段所反映"邪盛""正虚" 消长演变出现的证候变化，浊毒瘀滞、脾肾失调始终是痛风致病的主线。痛风虽表现为局部痹痛，关节之变为主，实际上是脏腑功能失调，升降失常，气血失和的全身性疾病。在遣方择药上，根据朱老的经验，并结合自己多年临床实践，朱老师选用土茯苓、萆薢、蚕沙、威灵仙等泄降浊毒，通利关节；鬼箭羽、赤芍、益母草、泽兰等活血化瘀，利水泄下。至于调益之法，含有调整、促进的意义，而不同于单纯的补益。况且补益不当，而产生助热上火、蕴湿生痰、阻遏气机等弊端，更致浊瘀难化。故用苍术、何首乌等运脾益肾，燥湿解毒。诸药相伍，共奏激浊扬清，化瘀通络，调益脾肾之功。以此研制的痛风颗粒，经现代药理研究证实，本方具有调节核酸、嘌呤代谢，促进核酸合成，改善微循环，抗炎镇痛，利尿消肿等多种生物学效应，具有抑制尿酸生成和促进尿酸排泄的双向调节作用。

4. 善用虫药，协同增效

朱老师受著名虫类药学家朱良春教授的影响，善用虫类药物治疗风湿病，通闭解结功效显著。运用泄浊化瘀药与虫类药配伍治疗痛风性关节炎，能明显改善症状，增强疗效。如关节灼热、焮红肿痛者，配以羚羊角粉或水牛角、广地龙清热通络；关节剧痛、痛不可近者，伍以全蝎、蜈蚣搜风定痛；关节肿大、僵硬畸形者，参以穿山甲、蜣螂虫开瘀破结；伴有结节，痛风石者，投以僵蚕、牡蛎化痰软坚；腰背酸楚、骨节冷痛者，用以鹿角霜、蜂房温经散寒，等等。朱老师认为，在痛风浊毒痰瘀胶固，气血凝滞不宣，经络闭塞阶段，配伍虫蚁搜剔钻透、化痰开瘀之品，往往能出奇制胜，收到常规药物难以达到的疗效。

5. 病案举例

顾某，男，43 岁，张家港长江村人，2005 年 9 月 7 日初诊。右踝关节肿痛反复发作 5 年，加重 1 个月。患者有痛风病史 5 年，每劳累及饮食不慎时即发，平时自服秋水仙碱、别嘌呤醇、芬必得等药，虽能减轻疼痛，但发作几无间断。近 1 个月右踝关节持续肿痛，服药无法缓解，患处肤色紫暗，扪之稍热，行走困难。舌质暗红，苔薄黄腻，脉弦细。实验室检查：血尿酸 563μmol/L，血沉 32mm/h。中医诊断：浊瘀痹。西医诊断：痛风性关节炎（慢性期）。治宜泄浊化瘀，调益脾肾。处方：土茯苓 45g，萆薢 30g，生熟薏苡仁各 20g，泽泻 15g，苍术 15g，生制何首乌各 15g，全蝎（研末分吞）3g，赤芍 15g，地龙 15g，益母草 30g，徐长卿 15g，甘草 6g，7 剂，每日 1 剂，水煎服。复诊关节疼痛明显减轻，局部轻微肿胀僵滞，能独立行走，纳可，二便调。舌质暗红，苔薄黄，脉弦细。原方去全蝎，加僵蚕、白芥子，加强化痰消肿之功。三诊：又进药 7 剂，关节肿痛基本解除，复查血尿酸 465μmol/L，血沉 20mm/h。唯站久则肢体酸软，大便时溏。此邪退正虚之象，续以痛风颗粒巩固治疗。1 个月后复查血尿酸在正常范围内。此后，患者经常邮购痛风颗粒，随访至今痛风很少复发。

按语 朱老师认为，痛风发作时病位在关节，常表现为浊毒瘀结证，而发病后期脾肾失调，正气不足之象逐渐显露，在痛风慢性期和间歇期尤为明显，在治疗过程中应重视调益脾肾。本例患者病情缠绵，浊瘀久羁，经脉痹阻，痹痛累发，故宜大剂量土茯苓、萆薢等化浊解毒；赤芍、益母草等活血祛瘀；全蝎、地龙开闭解结，使其浊去瘀化，经脉流通；苍术燥湿健脾，行气解郁；生制何首乌益肾敛精，通腑解毒。苍术何首乌合用，阴阳相交，燥润相济，以杜生痰（湿）之源，以复阴阳升降之本，起调节脾肾生理功能的作用。诸药合用，以达到降低血尿酸、防治痛风性关节炎的目的。

参 考 文 献

[1] 张文康. 中国百年百名中医临床家丛书·国医大师卷：朱良春. 北京：中国中医药出版社，2011.

[原载：中医杂志，2011，52（4）：340-341]

浊瘀痹——痛风中医病名探讨

朱婉华 顾冬梅 蒋 恬 指导：朱良春

通过比较现代医学痛风与祖国医学痛风的特点，发现两者之间的不同点，并阐述国医大师朱良春教授对痛风病因病机的认识，提出"浊瘀痹"作为痛风的中医病名。

痛风（gout）是嘌呤代谢障碍所致的疑难病。目前中医学术界多将此病中医病名也称为"痛风"，笔者认为这种看法值得商榷。古代中医文献所论痛风是指广义的痹证，与现代医学所指痛风存在差别，而国医大师朱良春提出的"浊瘀痹"病名更契合病机，现陈述如下。

1. 现代医学"痛风"的特点

痛风是嘌呤代谢紊乱和（或）尿酸排泄减少所引起的一种晶体性关节炎，临床表现为高尿酸血症和尿酸盐结晶沉积所致的特征性急性关节炎、痛风石形成、痛风石性慢性关节炎，并可发生尿酸盐肾病、尿酸性尿路结石等，严重者可出现关节致残、肾功能不全。痛风常伴发中心性肥胖、高脂血症、糖尿病、高血压及心脑血管病。

目前对痛风的诊断，国内外临床医生大多公认美国风湿病协会 1977 年制订的诊断标准：①关节液中有特异性的尿酸盐结晶体。②有痛风石，用化学方法（murexide 试验）或偏振光显微镜观察证实含有尿酸盐结晶。③具备下列临床、实验室和 X 线征象等 12 条中 6 条者：1 次以上的急性关节炎发作；炎症表现在 1 日内达到高峰；单关节炎发作；观察到关节发红；第一跖趾关节疼痛或肿胀；单侧发作累及第一跖趾关节；单侧发作累及跗骨关节；可疑的痛风石；高尿酸血症；关节内非对称性肿胀（X 线片）；不伴骨质侵蚀的骨皮质下囊肿（X 线片）；关节炎症发作期间关节液微生物培养阴性。

2. 中医学痛风的特点

"痛风"一词最早见于梁代陶弘景《名医别录》"独活，微温，无毒。主治诸贼风，百节痛风无久新者"[1]。这里的"痛风"是指由于邪风侵袭导致的关节疾病，应当属于痹证范畴。

金元四大家之一的朱丹溪对痛风颇有研究，《格致余论·痛风论》曰："彼痛风者，大率因血受热，已自沸腾，其后或涉冷水，或立湿地，或扇取凉，或卧当风，寒凉外搏，热血得寒，汗浊凝涩，所以作痛，夜则痛甚，行于阴也"[2]，说明"痛风"乃因血热当风遇湿受寒，湿浊凝滞阻于经脉，表现为"作痛，夜则痛甚"，也应属于痹证范畴。

清代喻嘉言在《医门法律》中曰："痛风一名白虎历节风，实则痛痹也"[3]。

清代林珮琴《类证治裁》则曰："痛风，痛痹一症也……初因风寒湿郁痹阴分，久则化热攻痛，至夜更剧"[4]。

《医学入门》曰："痛风，形怯瘦者，多内因血虚有火；形肥勇者，多外因风湿生痰；以其循历遍身，曰历节风，甚如虎咬，痛必夜甚者，血行于阴也"[5]。

《医学六要》曰："痛风，即内经痛痹。上古多外感，故云三气合而为痹。今人多内伤，气血亏损，湿痰阴火，流滞经络，或在四肢，或客腰背，痛不可当，一名白虎历节是也"[6]。

龚廷贤在《万病回春》中又指出"一切痛风肢体痛者，痛属火，肿属湿……所以膏粱之人多食煎、炒、炙、酒肉，热物蒸脏腑，所以患痛风，恶疮痈疽者最多"[7]。

从上述文献论述中可以看出，"痛风"这一病名，在许多中医文献中均有论述，但有些并非与嘌呤代谢紊乱引起的痛风相符合，虽病名为痛风，临床表现、发病原因并不相同，但有一个共性，把该病视为一种因外受风寒湿邪而引起的一种疾病，属痹证。

《中药新药治疗痹病的临床研究指导原则》指出：痹病是指因外邪侵袭肢体经络而致

肢节疼痛、麻木、屈伸不利的病证。严重者可致肢体残废，丧失劳动力。本病相似于现代医学自身免疫病范畴，诸如类风湿关节炎、风湿性关节炎、强直性脊柱炎、骨性关节炎等。尤其是类风湿关节炎、风湿性关节炎多见。临床主要表现：关节、肌肤、筋骨等部位疼痛，或肿胀僵硬，麻木重着，或屈伸不利，甚则关节肿大变形，强直不伸，肌肉萎缩等。多与气候变化有关，好发于青壮年，女多于男。理化检查：ASO 增高，或血沉增快，或类风湿因子阳性，X 线可见骨质侵害。

将上述痹证与嘌呤代谢紊乱引起的痛风的特征相比较，不难看出两者之间尚有较大的差别，因此将痛风的中医病名定为"痛风"的观点我们认为值得商榷。

3. 国医大师朱良春对痛风的论述

朱老认为痛风特征"多以中老年，形体丰腴，或有饮酒史，喜进膏粱肥甘之品；关节疼痛以夜半为甚，且有结石，或溃流脂液"；明确指出："从病因来看，受寒受湿虽是诱因之一，但不是主因，湿浊瘀滞内阻，才是主要原因"；对于痛风发病机理，认为"痰湿阻滞于血脉之中，难以泄化，与血相结而为浊瘀，滞留于经脉，则骨节肿痛、结节畸形，甚则溃破，渗溢脂膏。或郁闭化热，聚而成毒，损及脾肾"；指出"凡此皆浊瘀内阻使然，实非风邪作祟"[8]。国医大师朱良春根据痛风的病因病机，创立了"浊瘀痹"新病名及"泄浊化瘀、调益脾肾"的治疗大法，这一论点早于 1989 年载于《中医杂志》[9]，朱老又于1991 年撰写"浊瘀痹辨治一得"一文发表于《光明中医杂志》，已被纳入《现代中医内科学》《中医临床诊疗丛书》《实用中医风湿病学》三部大型工具书中，作为名老中医经验进行专篇介绍。

朱老认为"中医之痛风是广义的痹证，而西医学之痛风则是指嘌呤代谢紊乱引起高尿酸血症的'痛风性关节炎'及其并发症，所以病名虽同，概念则异"。同属痹证，又谓之痛风，虽然突出了痛之特点，但名出多门，相互重叠，且与现代医学之"痛风"相混淆，不利于临床治疗与研究。

朱老创立的"浊瘀痹"新病名，既有别于西医，又统一于中医痹证范畴，补充了《内经》《金匮要略》中有关痹证的分类之不足，提出痰、浊、瘀，内邪互为因果致痹的论点，是对《内经》"风寒湿三气杂至合而为痹"，外邪致痹理论的继承发展，并进一步引申发挥，使痛风理论和实践更符合当代临床实际，内涵深刻，见解独到[8]。

综上所述，将痛风中医病名定为"浊瘀痹"较为契合病机。

参 考 文 献

[1] 陶弘景集, 尚志钧辑校. 名医别录. 北京：人民卫生出版社, 1986：38.

[2] 朱丹溪. 格致余论·痛风论. 北京：人民卫生出版社影印, 1956：38.

[3] 喻嘉言. 医门法律. 北京：中医古籍出版社, 2002：112.

[4] 林珮琴. 类证治裁. 太原：山西科学技术出版社, 2010：314.

[5] 李梴. 医学入门. 天津：天津科学技术出版社, 1999：825.

[6] 张三锡. 医学六要. 上海：上海科学技术出版社, 2005：216.

[7] 龚廷贤. 龚廷贤医学全书·万病回春. 北京：中国中医药出版社, 1999：371.

[8] 王亚平. 朱良春对丹溪痛风学说的发展创新. 中国中医药报, 2006-7-24.

[9] 姚祖培，陈建新. 朱良春治疗痛风的经验. 中医杂志，1989，（3）：16.

[原载：中医杂志，2011（17）：1521-1522]

泄浊化瘀法治疗痛风性关节炎临床观察

蒋 恬 顾冬梅 张爱红

（南通市良春中医药研究所 江苏 226009）

痛风性关节炎是由于嘌呤生物合成增加、尿酸产生过多或尿酸排泄不良而致血中尿酸增高，尿酸盐结晶在关节腔沉积，而反复发作的炎性代谢性疾病。痛风因其较高的致死率、致残率，被世界卫生组织列为 20 世纪人类十大顽症之一。目前治疗痛风性关节炎以口服西药为主，但由于其不良反应大而往往不能被患者长期接受。运用朱良春教授"泄浊化瘀法治疗痛风"的经验，治疗各期痛风并进行临床疗效观察，报道如下。

1 临床资料

1.1 一般资料

474 例痛风性关节炎患者均为 2009 年 7 月至 2010 年 12 月于南通良春风湿病医院、南通市中医院、江苏省中西结合医院、南京市中医院、常州市中医院、苏州大学附属第一医院、苏州市中医院、南通市第四人民医院风湿科的门诊男性患者。随机分为实验组（中药组）或对照组（西药组），两组病例均衡。急性期 160 例，间歇期 156 例，慢性期 158 例。其中急性期实验组年龄 20～65 岁，平均（46.61±9.71）岁；对照组年龄 20～65 岁，平均（46.33±11.90）岁。间歇期实验组年龄 23～65 岁，平均（47.83±12.25）岁；对照组年龄 27～65 岁，平均（47.63±10.76）岁。慢性期实验组年龄 21～65 岁，平均（51.13±9.21）岁；对照组年龄 29～65 岁，平均（50.50±9.36）岁。两组患者年龄比较差异无统计学意义（$P>0.05$），具有均衡可比性。

1.2 药物

痛风颗粒，由土茯苓、川萆薢等组成，具有泄浊化瘀等功效，批准文号：苏药制字 Z04001377，每包 10g。新癀片，由肿节风[1]、三七、人工牛黄等组成，厦门中药厂有限公司生产，批准文号：国药准字 Z35020063，每片 0.32g。浓缩益肾蠲痹丸，由生地黄、熟地黄、乌梢蛇、露蜂房等组成，具有益肾培本、蠲痹消石等作用，批准文号：苏药制字 Z04000448，每包 4g。

秋水仙碱，西双版纳版纳药业有限责任公司，批号：081110，规格：每片 0.5mg；苯溴马隆，昆山龙灯瑞迪制药有限公司，批号：0802279，规格：每片 50mg；别嘌呤醇，广东彼迪药业有限公司，批号：20081201，规格：每片 100mg。

2 方法

2.1 西医诊断标准

参照 1977 年美国风湿病学会（ACR）的分类标准[2]制订，下述三项中，具备任何一项即可诊断。

（1）关节液中有特异性的尿酸盐结晶体。

（2）有痛风石，用化学方法（murexide 试验）或偏振光显微镜观察证实含有尿酸盐结晶。

（3）具备下列临床、实验室和 X 线征象等 12 条中 6 条者：①1 次以上的急性关节炎发作；②炎症表现在 1 日内达到高峰；③单关节炎发作；④观察到关节发红；⑤第一跖趾关节疼痛或肿胀；⑥单侧发作累及第一跖趾关节；⑦单侧发作累及跗骨关节；⑧可疑的痛风石；⑨高尿酸血症；⑩X 线片示关节内非对称性肿胀；⑪X 线片示不伴骨质侵蚀的骨皮质下囊肿；⑫关节炎症发作期间关节液微生物培养阴性。

2.2　中医证候诊断标准

参照 1994 年国家中医药管理局《中药新药临床研究指导原则》[3]制订。

湿热蕴结：下肢小关节猝然红肿疼痛，拒按，触之局部灼热，得凉则舒。伴有发热口渴、心烦不安、尿溲黄。舌红，苔黄腻，脉滑数。

瘀热阻滞：关节红肿刺痛，局部肿胀变形，屈伸不利，肌肤色紫暗，按之稍硬，病灶周围或有块垒硬结，肌肤干燥，皮色暗黧。舌质紫暗或有瘀斑，苔薄黄，脉细涩或沉弦。

痰浊阻滞：关节肿胀，甚则关节周围水肿，局部酸麻疼痛，或见块垒硬结不红。伴有目眩，面浮足肿，胸脘痞满。舌胖质紫暗，苔白腻，脉弦或弦滑。

肝肾阴虚：病久屡发，关节痛如虎咬，局部关节变形，昼轻夜甚，肌肤麻木不仁，步履艰难，筋脉拘急，屈伸不利，头晕耳鸣，颧红口干。舌质红，少苔，脉弦细或细数。

2.3　分期标准

参照中华医学会风湿病分会 2005 年颁布的《原发性痛风治疗指南（草案）》[4]。急性期：急性痛风性关节炎是痛风的主要临床表现，常为首发症状。间歇期：为反复急性发作之间的缓解状态，通常无任何不适或仅有轻微的关节症状，诊断必须依赖过去的急性痛风性关节炎发作的病史及高尿酸血症。慢性期：病程迁延多年，持续高浓度的血尿酸未获满意控制的后果，痛风石形成或关节症状持续不能缓解。

2.4　纳入标准

符合痛风性关节炎中西医诊断标准；近一周内未使用过治疗痛风性关节炎的中药（包括祛风除湿、清热消肿、通络止痛等中成药及汤剂）、西药（非甾体抗炎药、皮质激素类药、抗风湿慢作用药物）者；病程为早、中期，病情为轻、中、重度痛风性关节炎患者；年龄 18～65 岁的男性；知情同意，由受试者或其家属（监护人）签署的同意参加研究的书面知情同意书。

2.5　排除标准

合并严重心、肺、肝、肾疾病者；患者近 3 个月内曾参加其他临床实验；精神病患者；不配合治疗者；对实验药物过敏者；晚期重度痛风性关节炎患者（关节炎重度畸形、僵硬、丧失劳动力或出现多处痛风石及肾损害）；继发性高尿酸血症者；因其他原因，不宜纳入或参加本实验可能导致患者发生其他并发症者。

2.6　治疗方法

一般治疗包括控制饮食、避免诱因、避免伴发病等。

实验组急性期口服痛风颗粒每次 20g，新癀片每次 0.96g，每日 3 次，连用 7 日或症状缓解后停药；间歇期口服痛风颗粒每次 20g，每日 3 次，连用 30 日；慢性期口服痛风颗粒每次 20g，浓缩益肾蠲痹丸（有痛风石者选用）每次 4g，每日 3 次，连用 3 个月。

对照组急性期口服秋水仙碱每次 1mg，每日 3 次，连用 7 日或疼痛红肿症状消失即停止使用；间歇期：早晨饭后口服苯溴马隆，每次 50mg，每日 1 次，连用 30 日；慢性期口服别嘌呤醇每次 100mg，每日 3 次，连用 3 个月。

2.7 观察指标

2.7.1 一般观察

病程、病史、家族史、舌苔、脉象等情况，血常规、尿常规、大便常规，心电图、血压、心率等生命体征检查，肝功能、肾功能、血脂、血糖、C 反应蛋白、血沉、血尿酸，慢性期患者复查关节 X 线，痛风石数目、大小，两次痛风发作之间的平均天数。各期治疗前后、治疗结束随访第 3 个月各检查 1 次。

2.7.2 疗效指标

11 点疼痛程度数字等级量表（NRS-11）和血尿酸下降程度为主要疗效指标。NRS-11 具体标准：0 级表示无疼痛；1～3 级表示轻度疼痛，但仍可从事正常活动；4～6 级表示中度疼痛，影响工作，但能生活自理；7～9 级表示比较严重的疼痛，生活不能自理；10 级表示剧烈疼痛，无法忍受。

2.7.3 安全性指标

所有入选且至少服用 1 次实验药物的受试者将参与安全性评价（包括不良事件/反应、实验室检查），所有治疗期间发生的不良事件/反应将按照不良事件/反应发生部位和严重程度列表。不良事件/反应及实验室检查异常值的发生率亦列出。根据治疗痛风的药物特性，主要观察消化道症状、皮疹、过敏反应等；一般检查项目包括心电图、血常规、尿常规、大便常规、肝功能、肾功能。

2.8 统计方法

采用 SAS 9.1.3 统计软件进行数据处理，组内比较采用配对 t 检验，组间比较采用独立样本 t 检验，计算资料以（$\bar{x} \pm s$）表示。

3 结果

3.1 一般情况

急性期、间歇期、慢性期各实验组与对照组患者年龄、BMI、吸烟史、饮酒史比较差异无统计学意义（$P>0.05$），详见表 1、表 2。

表 1　痛风不同阶段组年龄、BMI 比较（$\bar{x} \pm s$）

时期	组别	年龄（岁）	BMI
急性期	实验组（$n=82$）	46.61±9.71	25.28±2.12
	对照组（$n=78$）	46.33±11.90	25.31±1.86
	t	0.163	−0.086
	P	0.871	0.932
间歇期	实验组（$n=80$）	47.83±12.25	25.60±2.49

续表

时期	组别	年龄（岁）	BMI
	对照组（n=76）	47.63±10.76	24.93±2.31
	t	0.111	1.760
	P	0.912	0.081
慢性期	实验组（n=80）	50.94±9.11	25.49±2.76
	对照组（n=78）	50.33±9.30	24.87±2.19
	t	0.411	1.570
	P	0.682	0.118

表 2　痛风不同阶段各组吸烟、饮酒史的比较（例）

时期	组别	吸烟史			饮酒史		
		否	是	已戒	否	是	已戒
急性期	实验组（n=82）	22	44	13	41	36	2
	对照组（n=78）	32	36	13	41	34	6
	t		2.630			2.030	
	P		0.301			0.792	
间歇期	实验组（n=80）	33	34	10	18	37	22
	对照组（n=76）	40	28	13	21	36	24
	t		2.400			0.467	
	P		0.301			0.792	
慢性期	实验组（n=80）	33	34	10	18	37	22
	对照组（n=78）	40	28	13	21	36	24
	t		1.540			0.230	
	P		0.460			0.891	

3.2　主要疗效指标比较

3.2.1　治疗前后疼痛 11 点变化

急性期实验组与对照组均能降低患者疼痛，差异无统计学意义，结果见表 3。间歇期实验组与对照组均能降低患者疼痛，治疗 2 周时减轻疼痛差异亦无统计学意义，结果见表 4。慢性期实验组与对照组均能降低患者疼痛，组间比较差异有统计学意义（$P<0.05$），结果见表 5。

3.2.2　治疗前后血尿酸变化

急性期、间歇期、慢性期，实验组与对照组均能降低血尿酸，同阶段组间比较差异无统计学意义。结果见表 6。

表 3　急性期疼痛 11 点治疗前后及差值组间比较（$\bar{x}±s$）

治疗时间	实验组（n=82）	对照组（n=78）	Z	P
治疗前	2.30±0.60	2.26±0.59	−0.780	0.074
治疗后	0.69±0.63*	0.81±0.59*		

注：与本组治疗前比较* $P>0.05$。

表 4 间歇期治疗前与治疗 2 周和治疗后疼痛 11 点及差值的比较（ $\bar{x} \pm s$ ）

治疗时间	实验组（n=80）	对照组（n=78）	Z	P
治疗前	0.65±0.68	0.58±0.64		
治疗 2 周	0.62±0.72*	0.63±0.75*	−1.300	0.194
治疗后	0.47±0.66*	0.47±0.62*	−1.019	0.380

注：与本组治疗前比较* P＞0.05。

表 5 慢性期治疗前与治疗 1 个月、2 个月和治疗后疼痛 11 点及差值的比较（ $\bar{x} \pm s$ ）

治疗时间	实验组（n=80）	对照组（n=78）	Z	P
治疗前	1.32±0.74	1.17±0.64		
治疗 1 个月	0.89±0.61*	0.97±0.68*	−2.30	0.021
治疗 2 个月	0.69±0.61*	0.81±0.66*	−2.30	0.021
治疗后	0.49±0.55*	0.86±0.65*	−3.91	＜0.010

注：与本组治疗前比较* P＜0.05。

表 6 痛风不同阶段治疗前后实验组与对照组血尿酸水平降低的比较（ $\bar{x} \pm s$ ）

时期	组别	治疗前	治疗后
急性期	实验组（n=82）	484.13±64.41	464.69±90.26
	对照组（n=78）	483.80±92.97	472.37±109.38
	t		0.650
	P		0.519
间歇期	实验组（n=80）	507.81±92.19	469.56±89.69*
	对照组（n=76）	494.36±90.69	418.45±113.15*
	t		−1.950
	P		0.053
慢性期	实验组（n=80）	520.55±103.01	473.34±118.63*
	对照组（n=78）	516.08±110.17	450.67±107.51*
	t		−0.560
	P		0.580

注：与本组治疗前比较* P＞0.05。

4 讨论

现代医学对痛风性关节炎的治疗，目前仍以抗痛风、抗炎、排泄尿酸和抑制生成药物为主，不良反应明显。中医治疗虽有其优势，但仍处于临床研究的阶段，至今尚无统一的标准。如何做到标准化、规范化的辨证分型，建立痛风的中医临床路径，实施贯穿于痛风性关节炎各期统一有效的治疗方案，使之更好地指导临床，一直是我们研究和努力的方向。

祖国医学对痛风的论述，历代医家多囿于外邪或兼夹郁火之说。朱良春教授对痛风的病因病机曾有"症似风而本非风""乃浊毒瘀滞使然"的高度概括；认为多由内生湿（痰）浊，流注血脉，难以泄化，血涩结滞，化为浊瘀，郁闭化热，蕴结成毒，浊毒瘀结是发病的主要原因，脾肾失调是发病的基础；提出痛风性关节炎以“浊瘀痹”为中医病名，颇为贴切，避免混淆。本研究根据朱良春教授泄浊化瘀的治疗法则，以其经验方研制的“痛风颗粒”作为观察痛风性关节炎各期的主要药物，方中土茯苓、萆薢、威灵仙、泽泻、秦皮等泄除浊毒，通利关节；赤芍、益母草、地龙等活血化瘀，利水泄下；苍术、何首乌等运脾益肾，燥湿解毒，共奏泄化浊瘀，调益脾肾之功。全方通调并用，标本兼施，颇能切中病机。辅以新癀片或浓缩益肾蠲痹丸等药物，使其在痛风性关节炎各期的治疗中，发挥独特的功效。痛风颗粒经四川华西药学院药效学研究证实，具有调节核酸、嘌呤代谢，促进尿酸合成，改善微循环，抗炎镇痛，利尿消肿等多种生物学效应，具有抑制尿酸生成和促进尿酸排泄的双向调节作用。

经临床观察，痛风发作期常表现为浊毒瘀结证，往往邪盛病进，受累关节症状明显。而发病后期正气不足，脾肾功能失调之象逐渐显露，如局部肿胀，缠绵难消，或肢节酸软，不耐疲劳等。同时伴有高脂血症，或糖尿病，或高血压，或肥胖症的患者，在痛风慢性期中较为多见。痛风颗粒在急性期可以泄浊解毒，消肿止痛。通过泄浊化瘀，荡涤腐垢，推陈致新，不但可以解除痹痛，而且能改善人体内环境，促进血液循环，排泄和降低尿酸；在缓解期能够维持体内血尿酸的正常水平；慢性期可以缓解关节症状，防止病情反复，合用浓缩益肾蠲痹丸，还具蠲痹消石的功效。通过调益脾肾，正本清源，可以恢复和激发机体整体功能，以杜绝和防止痰湿浊瘀的产生，从而抑制和减少尿酸的生成。

结果表明，实验组与对照组疗效相似，实验组具有明显改善关节疼痛和关节功能等指标、病例依从性高等优势，且安全而无毒副作用。泄浊化瘀法治疗痛风性关节炎，提供了一种安全有效的新途径，值得推广运用。

参考文献

[1] 国家药典委员会. 中华人民共和国药典. 2005 版. 北京：化学工业出版社，2005：154.

[2] 美国风湿病学会. 急性痛风关节炎分类标准. 中华风湿病学杂志，1998，2（2）：120.

[3] 中华人民共和国卫生部. 中药新药临床研究指导原则. 北京：中国医药科技出版社，1994：215.

[4] 中华医学会风湿病分会. 原发性痛风治疗指南（草案）. 中华风湿病学杂志. 2004，8（3）：178-180.

[原载：北京中医药大学学报，2012，35（1）：65-69]

急性痛风性关节炎疗效影响因素 Logistic 回归分析

张爱红[1]，朱婉华[1]，顾冬梅[1]，蒋　熙[2]，徐　蕾[3]，周正球[4]，陈普建[5]，高忠恩[6]，王小超[7]，陈志伟[8]

（1. 江苏省南通市良春中医药研究所 226009；2. 江苏省南通市中医院 226001；3. 江苏省南京市中医院 210001；4. 江苏省常州市中医院 213000；5. 江苏省南通市第四人民医院 226005；6. 江苏省苏州市中医院 215101；7. 江苏省中西医结合医院 210028；8. 苏州大学第一附属医院 215006）

【摘要】目的：运用 Logistic 回归分析方法，探讨影响急性痛风性关节炎疗效的因素，为提高治疗急性痛风性关节炎疗效提供科学依据。方法：152 例确诊的急性痛风性关节炎病例，来自 8 个临床研究分中心，随机分成中医治疗组 78 例和西医治疗组 74 例。中医治疗方案包括基础治疗、痛风颗粒加新癀片；西医治疗方案为基础治疗和秋水仙碱，收集患者治疗前后的临床表现。疗效评价参照《中药新药临床研究指导原则》（试行）2002年版。数据分析主要采用 Logistic 回归。结果：中医治疗组中，关节功能评分、脉弦、小便短赤与疗效相关，其中关节功能评分、脉弦与疗效呈正相关，小便短赤呈负相关。西医治疗组中，舌质红、脉弦、关节活动受限评分、便干结与疗效相关，其中舌质红、脉弦与疗效呈正相关，关节活动受限评分、便干结呈负相关。将回归分析结果中显示的相关性症状列入治疗的适应证，分析后的结果表明：中、西医治疗组的疗效均有所提高。结论：一些因素影响中、西医治疗急性痛风性关节炎疗效，为了提高临床治疗效果，应加强此方面的进一步研究。

痛风属中医学"痹证"范畴，急性痛风性关节炎临床表现为关节红肿疼痛，疼痛进行性加重，呈剧痛。根据中医证候理论，采用多中心临床研究方法，搜集某种疾病经同一处方治疗后与疗效有关或无关因素的集合。运用 Logistic 回归分析方法可以进行治疗效果评价[1]，找出影响疗效的相关因素，有助于进一步提高中医药治疗的针对性及临床治疗的效果。本研究运用上述方法，对 152 例急性痛风性关节炎（acute gouty arthritis，AGR）患者进行了回归分析，从中医证候理论出发，探索影响疗效的可能因素，为进一步提高疗效提供科学的方法和依据。

1 资料与方法

1.1 纳入标准

1.1.1 西医诊断标准

采用 1977 年美国风湿病学会制订的痛风性关节炎诊断标准[2]。

（1）关节液中有特异性的尿酸盐结晶体。

（2）有痛风石，用化学方法（murexide 试验）或偏振光显微镜观察证实含有尿酸盐结晶。

（3）具备下列临床、实验室和 X 线征象等 12 条中 6 条者：①1 次以上的急性关节炎发作；②炎症表现在 1 日内达到高峰；③单关节炎发作；④观察到关节发红；⑤第一跖趾关节疼痛或肿胀；⑥单侧发作累及第一跖趾关节；⑦单侧发作累及跗骨关节；⑧可疑的痛风石；⑨高尿酸血症；⑩关节内非对称性肿胀（X 线片）；⑪不伴骨质侵蚀的骨皮质下囊肿（X 线片）；⑫关节炎症发作期间关节液微生物培养阴性。上述第（1）、（2）、（3）项中，具备任何一项即可诊断。需与风湿热、丹毒、蜂窝织炎、化脓性关节炎、创伤性关节炎、假性痛风等相鉴别。

1.1.2 中医诊断标准

采用国家中医药管理局 1995 年发布的《中医病证诊断疗效标准》[3]。

（1）多以单个趾关节，猝然红肿疼痛，逐渐痛剧如虎咬，昼轻夜甚，反复发作。可伴发热，头痛等症。

（2）多见于中老年男子，可有痛风家族史。常因劳累、暴饮暴食、吃含高嘌呤饮食、饮酒及外感风寒等诱发。

（3）初起可单关节发病，以第一趾关节为多，继则足踝、跟、手指和其他小关节，出现红、肿、热、痛，甚则关节腔可有渗液。反复发作后，可伴有关节周围及耳郭、耳轮和趾、指骨间出现"块"（痛风石）。

（4）血尿酸增高，发作期白细胞总数可升高。必要时作尿常规、肾功能等检查，以了解痛风后肾病变情况。X 线摄片检查可示：软骨缘邻近关节的骨质有不整齐的穿凿样圆形缺损。

1.1.3　纳入标准

（1）符合痛风性关节炎中西医诊断标准。

（2）近一周内未使用过治疗痛风性关节炎的中药（包括祛风除湿、清热消肿、通络止痛等中成药及汤剂）、西药（非甾体抗炎药、皮质激素类药、抗风湿慢作用药物）者。

（3）病程为早、中期，病情为轻、中度痛风性关节炎患者。

（4）年龄 18～65 岁的男性。

（5）知情同意，由受试者或其家属（监护人）签署的同意参加本研究的书面知情同意书。

1.2　一般资料

2009 年 4 月 21 日至 2011 年 4 月 1 日在南通良春风湿病医院、南通市中医院、常州市中医医院、苏州大学附属第一医院、苏州市中医院、江苏省中西医结合医院、南京市中医院、南通市第四人民医院 8 个分中心门诊就诊的急性痛风性关节炎患者，按多中心随机原则分为中医治疗组和西医治疗组。

1.3　治疗方案

1.3.1　中医治疗方案

（1）基础治疗：饮食控制、避免诱因、治疗伴发病。

（2）痛风颗粒（由土茯苓、川萆薢等组成，具有泄浊化瘀等功效，院内制剂），每包 10g，每次 2 包，每日 3 次，口服，连用 7 天，或疼痛红肿症状消失即停止使用。

（3）新癀片（由肿节风、三七、人工牛黄等组成，厦门中药厂有限公司生产）每片 0.32g，每次 3 片，每日 3 次，口服，连用 7 日，或疼痛红肿症状消失即停止使用。

1.3.2　西医治疗方案

（1）基础治疗：饮食控制、避免诱因、治疗伴发病。

（2）给予秋水仙碱，每次 0.5mg，每日 2 次，疼痛无法缓解，再增至每次 0.5mg，每日 3 次，连续使用 7 天，或疼痛红肿症状消失即停止使用。

1.4　观察指标

初诊及治疗结束时，观察并记录一般情况、中医四诊信息、11 点疼痛等级量表（NRS-11）、关节红肿评分、关节功能受限评分、关节功能评分、步行功能评分、HAQ 得分等。疗效评价标准参照《中药新药临床研究指导原则》（试行）1995 年版疗效评定标准[4]。改善百分率≥20%为有效，否则为无效。各项指标改善百分率=（治疗前值−治疗后值）/治疗前值×100%。

1.5　统计学方法

所有数据均采用 SPSS16.0 软件进行统计学分析。

（1）计量资料根据资料性质分别采用相应的统计方法，正态分布用 t 检验，非正态分布资料采用非参数检验；计数资料采用卡方检验。检验显著性水准 $\alpha=0.05$。

（2）Logistic 回归分析：以治疗结束时疗效作为因变量，以患者初诊时各项指标为自变量，选用基于似然比统计量的逐步向前法。入选标准，即进入模型的最低指定 P 值为 0.5；剔除标准，即对已进入模型的变量，不删除的最低指定 P 值为 0.2。

2 结果

2.1 基本情况

2.1.1 一般情况

本次研究共入选病例 161 例，剔除不符合纳入标准而被误纳入的病例 1 例和未接受治疗的病例 2 例，实际进入研究病例 158 例，其中中医组 79 例，西医组 79 例，中医组脱落 1 例，西医组脱落 5 例。最后中医组完成 78 例，西医组完成 74 例。

2.1.2 两组基线比较

两组患者年龄、身高、体重、BMI、病程比较，经 t 检验，差异无统计学意义（$P > 0.05$），提示两组基线均衡，见表 1。

表 1 两组治疗前一般情况（$\bar{x} \pm s$）

变量名	中医组（$n=78$）	西医组（$n=74$）	t	P
年龄（岁）	46.65±9.82	46.14±11.79	0.295	0.768
身高（m）	1.72±0.05	1.71±0.04	1.611	0.109
体重（kg）	74.77±6.75	73.70±6.02	1.027	0.306
BMI	25.32±2.11	25.28±1.92	0.111	0.911
病程（年）	2.33±2.19	2.89±2.94	−0.737	0.461

2.2 两组中医证候分布

152 例研究对象各中医证候所占比例不同，分别为湿热蕴结占 64.47%，瘀热阻滞占 13.82%，痰浊阻滞占 17.10%，肝肾阴虚占 4.61%；两组比较，差异无统计学意义（$P > 0.05$）。提示两组中医证候分布基线均衡，见表 2。

表 2 两组中医证候构成情况

中医证候	中医组	西医组*	合计	构成比（%）
湿热蕴结	46	52	98	64.47
瘀热阻滞	11	10	21	13.82
痰浊阻滞	18	8	26	17.10
肝肾阴虚	3	4	7	4.61

注：急性痛风性关节炎中医证候四型西医组与中医组比较，$\chi^2 = 4.30$，*$P=0.23$。

2.3 两组疗效比较

治疗结束后中医组、西医组有效率分别为 74.36%（58/78）、71.62%（53/74），两者比较无统计学差异（$\chi^2 = 0.144$，$P > 0.05$），提示两组疗效差异无统计学意义。

2.4 中医治疗疗效分析

2.4.1 中医治疗组 Logistic 单因素分析

中医组治疗结束后，将影响疗效的因素进行单因素 Logistic 回归分析，有统计学意义的因素见表 3。

表 3　中医治疗急性痛风性关节炎非条件单因素 Logistic 回归分析结果

变量	优势比（OR）	95%可信区间	P
年龄	0.89	0.72～0.95	0.031
痛如虎咬	0.224	0.072～0.70	0.010
灼痛	0.11	0.013～0.86	0.036
口渴	11.61	1.45～92.91	0.021
小溲短赤	0.28	0.072～0.91	0.000
脉细	9.26	1.15～74.41	0.036
脉弦	4.59	2.36～15.42	0.014
关节活动受限评分	0.92	0.88～0.95	0.000
关节功能评分	7.74	2.76～22.13	0.003
步行功能评分	11.61	1.45～9.29	0.000
HAQ 得分	0.65	0.40～0.89	0.018

2.4.2 中医治疗组 Logistic 多因素回归分析

将单因素分析有统计学意义的因素引入多因素 Logistic 回归模型进行逐步筛选，筛选结果见表 4。结果：脉弦、关节功能评分优势比 OR（odds ratio）＞1（P=0.00，P=0.02），提示中医对关节功能评分高、脉弦患者疗效较好；小便短赤的优势比 OR＜1（P=0.019），提示中医组对于有小便短赤的患者疗效差。

表 4　中医治疗急性痛风性关节炎影响疗效非条件多因素 Logistic 回归分析结果

变量	β	SE（β）	Wald	OR 值	OR 的 95%可信区间	P
年龄	−0.12	0.081	2.00	0.89	0.76～1.05	0.16
痛如虎咬	−1.15	2.33	0.24	0.32	0.003～30.71	0.62
灼痛	−2.74	2.13	1.64	0.065	0.001～4.25	0.20
口渴	3.55	2.23	2.53	34.94	0.44～278.7	0.11
小便短赤	−1.32	2.58	4.26	0.27	0.099～0.77	0.019
脉细	−0.031	1.76	0.00	0.97	0.031～30.43	0.99
脉弦	2.81	2.12	2.07	16.61	9.02～23.50	0.00
关节活动受限评分	−0.21	0.12	3.29	0.81	0.64～0.91	0.16
关节功能评分	3.16	2.25	1.98	23.58	0.29～192.5	0.02
步行功能评分	0.14	0.12	1.33	1.15	0.91～1.46	0.25
HAQ 得分	−0.247	0.25	0.98	0.78	0.48～1.27	0.323

2.5 西医治疗组疗效分析

2.5.1 西医治疗组 Logistic 单因素分析

西医组治疗结束后，将影响疗效的因素进行单因素 Logistic 回归分析，有统计学意义的因素见表5。

表5 西医治疗急性痛风性关节炎非条件 Logistic 回归单因素分析结果

因素	优势比（OR）	95%可信区间	P
痛如虎咬	0.037	0.009~0.15	0.000
关节胀痛	2.80	1.97~8.08	0.037
便干结	0.21	0.061~0.71	0.012
舌质红	6.52	2.12~20.04	0.001
舌苔润	0.062	0.007~0.57	0.014
舌苔黄	9.14	2.39~34.93	0.001
脉象细	9.44	1.17~76.32	0.035
脉象弦	6.41	1.91~21.94	0.003
关节急性红肿	2.67	1.08~6.63	0.020
关节活动受限评分	0.91	0.87~0.95	0.000
步行功能评分	0.92	0.89~0.96	0.000
HAQ 得分	0.83	0.70~0.97	0.026

2.5.2 西医治疗组多因素 logistic 回归分析

将单因素分析有统计学意义的因素引入多因素 Logistic 回归模型进行逐步筛选，筛选结果见表6。舌质红、脉弦 OR 均＞1（$P=0.008$，$P=0.003$），提示有此类症状的患者疗效更好；便干结、关节活动受限评分的 OR＜1（$P=0.006$，$P=0.003$），提示关节活动受限评分高、有便干结症状者疗效较差，见表6。

表6 西医治疗急性痛风性关节炎影响疗效因素 Logistic 回归分析

变量	β	SE（β）	Wald	OR 值	OR 的95%可信区间	P
痛如虎咬	−13.00	7.94	2.68	0.00	0.00~13.03	0.10
关节胀痛	2.08	2.30	0.81	7.98	0.087~728.69	0.37
便干结	−3.19	1.15	7.69	0.041	0.004~0.39	0.006
舌苔润	−0.26	0.37	0.48	0.77	0.37~1.60	0.49
舌质红	2.34	0.88	7.09	10.43	1.86~58.61	0.008
舌苔黄	1.24	0.89	1.95	3.45	0.61~19.61	0.16
脉细	1.54	1.43	1.17	4.68	0.28~76.88	0.28
脉弦	2.10	0.71	8.86	8.18	2.05~32.63	0.003
关节急性红肿评分	1.07	0.78	1.89	2.92	0.63~13.51	0.17
关节活动受限评分	−0.15	0.052	8.76	0.86	0.78~0.95	0.003
步行功能评分	−0.069	0.074	0.86	0.93	0.81~1.08	0.35
HAQ 得分	−0.67	0.54	1.54	0.51	0.18~1.47	0.21

3 讨论

痛风性关节炎是由于嘌呤生物合成增加，尿酸产生过多或因尿酸排泄不良而致血中尿酸增高，尿酸盐结晶在关节腔沉积而反复发作的炎性代谢性疾病[5]，近年来已成为发病率急骤上升的常见病、多发病[6]。国医大师朱良春认为"浊毒瘀结"是痛风这一代谢性疾病的主要病理因素，且与脾肾二脏清浊代谢紊乱关系尤为密切，据此提出辨证治疗以"泄浊化瘀，调益脾肾"法贯穿始终。朱婉华教授在总结朱老"泄浊化瘀"治疗痛风的经验基础上，选用土茯苓、萆薢等药研制出医院制剂——痛风冲剂（颗粒），痛风急性期使用可以排泄尿酸、消肿止痛，在维持营养正常摄入的同时，又不引起痛风发作[7]。经动物毒性实验，该制剂安全、无毒副作用，临床观察发现在降低血尿酸同时，部分患者的血脂、血黏稠度也有不同程度改善，肥胖患者体重减轻，说明该制剂具有调益脾肾、恢复和激发机体整体功能、增加尿酸排泄、抑制尿酸生成的作用[7]。

本研究中医组采用国医大师朱良春积累近 50 年治疗痛风性关节炎的临床经验，即具有"泄浊化瘀，调益脾肾"功能的痛风颗粒[7]联合具有"清热解毒、活血化瘀、消肿止痛"作用的新癀片。西医组采用疗效肯定、具有消炎止痛作用的秋水仙碱。结果表明：中医治疗组中，关节功能评分、小便短赤、脉弦与疗效相关，其中关节功能评分、脉弦与疗效呈正相关，小便短赤则呈负相关。西医治疗组中，舌质红、脉弦、关节活动受限评分、便干结与疗效相关，其中舌质红、脉弦与疗效呈正相关，关节活动受限评分、便干结则呈负相关。结果提示：临床表现可能影响疾病的治疗效果，不仅影响中医的治疗，亦影响西医的治疗。

随着现代医学的发展，越来越多的学者认识到人类疾病进入了个性化治疗时代[8]。中医辨证论治是根据患者的宏观信息进行的个性化治疗。我们将回归分析结果中显示的相关性症状列入治疗的适应证中，对原始数据进行再次分析，结果表明中医疗效从 63.64% 提高到 92.31%，差异有统计学意义；西医疗效亦得到了相应提高，结果提示：临床表现能够作为辨证论治乃至个体化治疗的有效信息，值得深入研究。

现代医学也开始注意对影响疾病的因素进行因子分析，但大多是对与诊断相关的因素进行再次分类，未注意与诊断无关的一些因素，同时也没有进行临床表现与疗效之间相关性的探索[9、10]。这些研究结果表明，加强临床表现在疾病诊断分类、疗效评价和作用方面的研究，有助于阐明中医证候分类的科学性。

参 考 文 献

[1] 方积乾. 卫生统计学. 北京：人民卫生出版社，2003：362.

[2] Wallace SL，Robinson H，Massi AT，et al. Preliminary criteria for the classification of the acute arturitis of primary gout. Arthritis Rheum，1977，20：895-900.

[3] 国家中医药管理局. 中医病证诊断疗效标准. 南京：南京大学出版社，1994：50.

[4] 中华人民共和国卫生部. 中药新药临床研究指导原则. 北京：人民卫生出版社，1995：179-182.

[5] Christoph B，Hans JR，Stefan B. Serum uric acid as an indepen-dent predictor of mortality in patients with angioraphically provencoronary artery disease. Am J Cardiol，2002，89：12-17.

[6] 张乃峰，Wigley R，曾庆馀，等. 关于某些风湿性疾病在中国流行情况的调查. 中华内科杂志，

1995，34（2）：79-83.

[7] 蒋熙，朱婉华，吴坚，等. 痛风冲剂治疗痛风性关节炎 128 例. 中医药通报，2005，4（22）：40.

[8] 易家康. 人类疾病进入个性化治疗时代. 世界科学，2001，21（3）：19-20.

[9] Guthrie E，Creed F，Fernandes L，et al. Cluster analysis of symptoms and health seeking behaviour differentiates subgroups o f patients with sever e irritable bowel syndrome. Gut，2003，52（11）：1616-1622.

[10] 吕爱平，何羿婷，查青林，等. 类风湿性关节炎症状与疗效关系的回归分析. 中西医结合学报，2005，3（6）：432-437.

[原载：中医药通报，2012（3）：46-59]

中医药治疗痛风性关节炎研究进展

张爱红 朱婉华 顾冬梅

痛风性关节炎（简称痛风）是嘌呤代谢紊乱和（或）尿酸排泄减少，血尿酸持续升高所致的疾病，其临床特点为高尿酸血症，伴痛风性急性关节炎发作、痛风石沉积、痛风石性慢性关节炎和关节畸形，部分患者后期可累及肾脏引起慢性间质性肾炎和尿酸性肾结石形成。长期反复发作造成关节破坏，关节畸形而致残，甚至影响内脏，危及生命，造成家庭和社会的重大损失。痛风最早是在欧洲一些国家的富贵阶层的人群中流行，因此痛风有"帝王病""富贵病"之称。

一、痛风的流行病学特征

依据血液中高尿酸的成因来分，痛风可分为原发性痛风及继发性痛风。

痛风的发病率、患病率与经济发展程度、饮食结构及医疗水平等多种因素有关。Harris 等[1]1995 年报道英国痛风的患病率已达总人口的 1%。Kramer 等[2]调查 20 世纪 90 年代美国人的痛风与肾脏患病情况，结果显示美国的痛风患病率高达 2.7%。原发性痛风患病率具有性别差异，男性高于女性，男女之比约为 20：1，男女高尿酸血症患病之比为 2：1[3]。调查结果显示 45 岁以上为高发人群，60～65 岁血尿酸最高，同年龄组血尿酸男性高于女性[4]。BMI 与痛风相关，超重者和肥胖者痛风的患病率为正常体重者的 2.02 倍和 2.40 倍[5]。痛风发病呈现家族性，双亲有高尿酸血症和痛风者，比单亲有高尿酸血症和痛风者病情重，而且前者从儿童阶段即可患病，但痛风的家族遗传性在世代和家系中出现规律尚不明显，原发性痛风患者中，10%～25%有阳性家族史，患者的近亲中 15%～25%有高尿酸血症[6]。因此认为原发性痛风是常染色体显性遗传，但外显性不全，痛风可能是多基因的。研究发现外因与痛风的发生有关，如饮食结构、过度饮酒尤其是啤酒、职业及其环境、社会经济地位等。进食过多高嘌呤、高蛋白食物与痛风的发作可能有关，如肉类、海鲜、豆类和浓肉汤等。Yanlaanaka 等[7]认为乙醇对提高血尿酸浓度作用最大。

随着经济的发展，亚洲地区近年高尿酸血症患病率有明显上升趋势。我国 20 世纪 80 年代初进行了人群调查，高尿酸患病率男性为 4%，女性为 3%[8]。90 年代上海的人群调查显示痛风患病率为 0.34%，其中男性高尿酸患病率为 14.2%，女性为 7.1%[6]，比 80 年代初的结果显著升高。痛风患病率呈上升趋势，给社会带来巨大的负担。

二、痛风病因

1. 中医病因

元代朱丹溪首次在《格致余论》"痛风"中指出："痛风者，大率因血受热，已自沸腾，其后或涉冷水，或立湿地，或扇风取凉，或卧地当风，寒凉外搏，热血得寒，污浊凝涩所以作痛，夜则痛甚，行于阴也"，认为痛风产生的病因有痰、风热、风湿和血虚。汉代张仲景《金匮要略》中记载："病历节不可屈伸疼痛"皆由"风湿""风血相搏"所致。唐代王焘《外台秘要》中记载："大多是风寒暑湿之毒，因虚所致，将摄失理……昼静而夜发，发时彻骨绞痛。"清代林珮琴《类证治裁》曰："痛风，痛痹之一症也……初因风寒湿郁痹阴分，久则化热致痛，至夜更剧"[9]。祖国医学认为痛风属"痹证"范畴，归其病因多为过食膏粱厚味，致脾失运化，肾失分泌清浊之功，湿热浊毒内生；或为禀赋不足，外感风、寒、湿之邪，日久郁而化热，凝滞为痰，阻滞经络。其病机为湿热痰浊痹阻经络，气血不畅，不通则痛，若流注关节，筋骨失养，则可见关节僵肿畸形。

现代国医大师朱良春认为，痛风浊毒滞留血中，不得泄利，初始未甚可不发痛，然积渐日久，愈滞愈甚，或逢外邪相合，终必瘀结为害，或闭阻经络而发骨节疼痛，或兼夹凝痰变生痛风结节，久之，痰浊瘀腐则见溃流脂浊，痰瘀胶固，以致僵肿畸形；由于郁闭之邪最易化热，其症又多兼热象，如湿浊蕴热，煎熬尿液，可见石淋尿血；浊毒久稽，损伤脾肾，寒热杂错，壅塞三焦，而有关格险恶之症，凡此种种，皆浊毒瘀滞为殃，非风邪作祟之症，此浊毒之邪非受自于外，而主生于内，脾肾郁闭，二脏清浊代谢紊乱，水谷不归正化，浊毒随之而生，滞留血中，终则瘀结为患[10]。田财军[11]认为本病的病机主要为浊毒内伏血脉，损耗气血，酿生湿热痰浊，攻于手足，阻滞经脉则见关节卒然赤肿疼痛。

2. 西医病因病理

血液中尿酸的长期增高是痛风发生的关键原因。尿酸是人体嘌呤代谢的最终产物，主要来源：一是人体细胞内蛋白质分解代谢产生的核酸和其他嘌呤类化合物经一些酶的作用而生成内源性尿酸；二是食物中所含的嘌呤类化合物。根据高尿酸血症发病的原因，分为原发性和继发性两类。原发性痛风成因目前仍然未知，但大多数的学者相信其与基因有关，可能与性别、年龄、遗传、BMI、环境因素、季节与运动有关。继发性痛风依其原因又可分为过度制造尿酸及尿酸排泄不良或同时两种机制存在，也可能由于药物的使用或是患者本身的健康状况，如酗酒、白血病、淋巴瘤、肺癌、吸烟、牛皮癣、肥胖、肾功能不全、饥饿、贫血、未接受治疗的高血压患者、糖尿病、遭受重大疾病或受伤、因不能行动而导致长期卧床者、甲状腺疾病等可能导致继发性痛风。

痛风性关节炎是尿酸钠微结晶沉淀于关节的滑膜、软骨、骨质及关节的周围软组织引起的非特异性炎症反应。关节中血管较少，组织液氢离子浓度较高，基质中黏多糖酸丰富，是尿酸较易沉积于关节组织的原因。受寒、劳累、饮酒、饥饿、进食富含嘌呤食物（心、肝、肾、脑、沙丁鱼、鱼卵等）[12]、感染、创伤和手术等为发病的常见诱因。

三、中医药治疗痛风性关节炎

目前临床上西药治疗本病常用秋水仙碱、非甾体抗炎药、肾上腺糖皮质激素、丙磺舒、苯溴马隆、别嘌呤醇等，虽也能缓解临床症状，有一定降低血尿酸的作用，但并不能解决体内嘌呤代谢紊乱问题，且药物的毒副作用明显。中医药治疗疾病多从整体入手，根据病因病机辨证论治，中医药在治疗痛风方面有悠久的历史，有自己的独特优势，临床治疗和基础研究取得了较大的进展，疗效也比较明显。中医药治疗痛风具有疗效较好、简便廉验且安全性较高的特点，适合长期使用，故越来越引起医学界的关注，也成为中医临床科研的重点之一，现就中医药治疗原发性痛风的相关研究进行综述，为临床应用提供科学依据。

1. 辨证分型论治

丘青中[13]把痛风性关节炎分为浊毒瘀滞型和痰湿阻滞型，浊毒瘀滞型方用自拟消痛汤1号方，药用土茯苓、薏苡仁、忍冬藤、车前草、萆薢、蒲公英、地龙、赤小豆、赤芍、川牛膝。痰湿阻滞型方用自拟消痛汤2号方，药用黄芪、土茯苓、防风、薏苡仁、白术、车前草、蚕沙、陈皮、川牛膝、甘草。方策等[14]将本病辨证分为湿热蕴结、瘀热阻滞、痰湿阻滞、肝肾阴虚四型。湿热蕴结型，治以活血散结，清热解毒，方用四妙散加减；瘀热阻滞型治以清热散瘀，通络止痛，方用枝藤汤加减；痰湿阻滞型治以涤痰化浊，散瘀泄热，方用涤痰汤加减；肝肾阴虚型治宜滋肝补肾，以六味地黄汤加减，效果良好。黄秀珍等[15]将本病分为湿热蕴结型、痰瘀痹阻型、久痹正虚型三型。治以基本方加减，基本方药用土茯苓、车前子、萆薢、黄精、丹参、地龙。湿热蕴结型以基本方加黄柏、苍术、川牛膝、薏苡仁、忍冬藤、山慈菇、豨莶草、虎杖、威灵仙、甘草；痰瘀痹阻型以基本方加当归、川芎、桃仁、红花、威灵仙、白芥子、制南星、白芍、豨莶草、甘草；久痹正虚型以基本方加当归、白芍、白术、桑寄生、杜仲、枸杞子、黄芪、鸡血藤、乌梢蛇。以口服布洛芬、别嘌呤醇为西药对照组。结果治疗组总有效率为 94.64%，对照组总有效率为 78.85%，治疗组明显优于对照组。

2. 分期论治

张钟爱等[16]根据痛风临床表现的不同，将原发性痛风分为急性发作期、缓解期。急性期多由热毒之邪与湿交结，治宜清热化湿，通络止痛，方用自拟痛风1号方：苍术、薏苡仁、牛膝、黄柏、车前草、玉米须、萆薢、山慈菇，经治疗热毒渐消，关节疼痛明显减轻，血尿酸显著下降。缓解期热毒之邪虽解，湿浊之邪缠绵，痹阻经络关节，治宜清热利湿，通络化瘀，方用自拟痛风2号方加减：苍术、薏苡仁、牛膝、络石藤、茯苓、玉米须、金钱草，经该方治疗热毒渐消，湿邪始化，关节疼痛减轻，血尿酸显降。周乃玉[17]认为，治疗痛风应分期用药，急性期，湿浊、瘀热在血脉，表现为关节红肿热痛，辨证：湿热浊毒，瘀滞血脉，闭阻关节。治法：清热解毒，泄浊化瘀，通利关节。方药：五味消毒饮合大黄䗪虫丸加减。缓解期，湿浊、瘀热在经络及骨节，表现为痛风石形成或关节变形。辨证：

痰湿浊毒，滞于经脉，附于骨节，治以通络化瘀，祛湿泄浊为主。方药：仙方活命饮合二妙丸加减。缓解稳定期，仍需继续服药预防复发，治以健脾利湿，解毒消肿，活血化瘀，方药：薏苡仁合桃红四物汤加减。刘尊荣等[18]把痛风性关节炎分为急性期、缓解期和恢复期。急性期起病急，治以清热解毒、通络止痛，基础方用生石膏、知母、白花蛇舌草、虎杖、大黄、青风藤、忍冬藤、土茯苓、土贝母、山慈菇、苦参、延胡索；缓解期治以清热利湿，活血化瘀，基础方用苍术、薏苡仁、防己、牛膝、黄柏、秦艽、忍冬藤、泽兰、川芎、穿山甲、莪术、土茯苓、土贝母、苦参；恢复期治以益肾健脾，豁痰化瘀，基础方用独活、桑寄生、牛膝、当归、生地黄、穿山甲、制胆南星、莪术、川芎、秦艽、防风、苍术、白术、鸡血藤。

3. 专方治疗

朱良春[19]创立"痛风方"，其治疗特点在于配用地鳖虫、地龙等虫类药，提出："痛风日久，绝非一般祛风除湿，散寒通络等草木之品所能奏效，必须借助血肉有情之虫类药，取其搜剔钻透，通闭解结之力。从而可促进湿浊泄化，溶解瘀结，推陈致新，增强疗效。"张文明[20]等用白虎桂枝汤加减组方治疗急性痛风性关节炎，药用生石膏、知母、桂枝、赤芍、虎杖、忍冬藤、牡丹皮、防己、苍术、甘草；发热重者加柴胡，重用生石膏；疼痛剧烈加延胡索；高血压头痛者加夏枯草、龙胆草；口干咽燥者加生地黄、玄参；大便秘结者加大黄。结果总有效率达97.06%。陈祖红[21]运用丹溪痛风加减方为基本方加减治疗痛风性关节炎55例，方药：苍术、黄柏、防己、威灵仙、制南星、泽泻、车前子、川芎、桃仁、红花、羌活、桂枝、土茯苓、萆薢等，随证加减。孙炳忠等[22]用二妙散合宣痹汤加减治疗急性痛风性关节炎，药用黄柏、防己、薏苡仁、金钱草、连翘、金银花、紫花地丁、白花蛇舌草、败酱草、防风、羌活、独活、牛膝、忍冬藤、桑枝、地龙、延胡索。西药对照组予秋水仙碱、别嘌呤醇常规治疗。治疗组优于对照组。黄江涛[23]用祛风宣痹汤治疗痛风性关节炎患者，药用土茯苓、萆薢、威灵仙、忍冬藤、丝瓜络、赤小豆、滑石、防己、秦艽、泽泻、地龙、栀子、薏苡仁、蚕沙等。治疗2周后，总有效率为88.5%。

4. 中成药治疗

钱卫东等[24]采用悉通颗粒（土茯苓、山慈菇、川芎、羌活、黄芩、车前子等）治疗痛风性关节炎，观察其疗效并与秋水仙碱对照，治疗时间相同，治疗结束试验组与对照组疗效相当，但治疗组不良反应远低于对照组。文绍敦[25]用酸脂清胶囊（大黄、姜黄、土茯苓等按比例配成）口服治疗痛风高尿酸伴高脂血症，通过对比治疗后发现酸脂清胶囊对痛风高尿酸血症具有明显的治疗效果，对血脂亦有良好的调节作用。邱侠等[26]观察痛风泰颗粒治疗急性痛风性关节炎的临床疗效，与双氯酚酸钠缓释片比较，治疗组关节局部红肿消失的时间快于对照组，治疗后血尿酸、白介素-1、C反应蛋白、血沉及不良反应较对照组明显下降（$P<0.05$），表明痛风泰颗粒不但能够改善关节症状，而且能够降低血尿酸，不良反应少。

5. 外治

陈延生[27]单纯采用中药（方药组成：防风、独活、当归、红花、白芷、延胡索、川芎、威灵仙、大黄、黄栀子、生地黄）外洗患处,治疗急性痛风性关节炎患者,总有效率为 94.53%。刘路明等[28]采用由黄柏、大黄、苦参、桃仁等二十味中药组成的痛风贴治疗急性痛风性关节炎,与对照组（双氯酚酸钠凝胶）比较,结果治疗组用药前后症状改善明显,临床积分显著下降,外用痛风贴具有显著的抗炎、消肿、止痛作用。黄旋珠等[29]以双柏膏外敷辅助治疗急性痛风性关节炎,发现双柏膏外敷辅助治疗可明显缩短急性痛风性关节炎病程,能更快改善患者症状。黄年斌等[30]采用双柏散（广东省第二中医院经验方）外敷治疗痛风性节炎,将大黄、侧柏叶、黄柏、泽兰、薄荷按比例制成散剂,将双柏散粉末倒入碗内,加入适量蜂蜜水调和成糊状。临用时以生理盐水棉球擦洗患处,总有效率达 96.00%。曾凡珍[31]等用消瘀散外敷治疗痛风性关节炎,基本方：蒲公英、土鳖虫、苏木、大黄、泽兰、当归、乳香、蒲黄、丹参、三七、没药、五灵脂、刘寄奴、老鹳草烘干研粉,用蜂蜜和陈醋将药调成糊状,均匀敷在经梅花针重叩出血加拔火罐后之患处,以纱布块覆盖,绷带或胶布缠绕固定,并定时用陈醋浇灌于纱布块上以保持药物湿润,隔日治疗一次,疗效满意。

6. 针灸治疗

张海江等[32]采用刺络放血疗法治疗急性痛风性关节炎 197 例。点刺定位：取患病关节上充盈、青紫或怒张之络脉,或病变附近相关腧穴或循经刺络,要求点刺准确,一针到位。放血标准：根据病变局部的红肿状态、疼痛程度和血尿酸值之高低来决定放血量,轻症约 10ml,重症 30～50ml,一般为 20ml 左右,效果显著。李兰等[33]采用梅花针结合拔罐治疗急性痛风性关节炎,与秋水仙碱组对比,针罐结合组有效率为 89.19%,秋水仙碱组有效率为 90.63%,表明两种方法对急性痛风性关节炎均有疗效,但针罐组不良反应更小,患者临床依从性更高。张沁春等[34]用针刺及灸法治疗急性痛风性关节炎,取穴：足三里、曲池、大椎、肾俞、膀胱俞、阴陵泉及患处阿是穴。艾灸疼痛部位 30 分钟,以患者耐受为度,7日为 1 个疗程。对照组口服秋水仙碱,结果：治疗组总有效率为 93%,对照组总有效率为 70%,针灸组明显高于对照组。李扬缜[35]采用刺络治疗痛风性关节炎,选用照海、太冲、丘墟、地五会、足临泣、解溪、委中、阿是穴及足背部瘀阻比较明显的络脉。每次选 2～3穴用三棱针快速点刺 1～2mm 深,出血 5～20ml 不等,若出血量<3ml,针后加拔罐,并留罐 15 分钟。结果：症状消失,血尿酸检查正常的病例数占治疗例数的 81.3%,关节肿胀减轻,疼痛缓解,血尿酸检查有改善（血尿酸下降超过 30%）占 15.6%,仅 1 例无效。李兆文等[36]将急性痛风性关节炎患者随机分为三组：小剂量刺血组、中剂量刺血组及西药对照组,刺血组于入选后第 1、4、7、10 天取患侧行间、太冲、太白、陷谷进行刺血治疗,小剂量组吸取 5ml 血液,中剂量组则吸取 10ml。西药对照组每日予吲哚美辛,别嘌呤醇。结果：统计学处理发现,中剂量刺血组与小剂量组、西药组比较,止痛效果、降尿酸效果最好,差异具有非常显著性意义,但降低血尿酸效果与西药组相比差异无统计学意义。

7. 其他治疗方法

痛风是与饮食、生活习惯等因素密切相关的疾病,食疗的防治作用不可忽视。可根据患者制订不同的饮食结构,在饮食中加入薏苡仁、土茯苓、牛膝等对痛风性关节炎具有清热利湿作用的中药进行调养，改变烹饪方法，减少煎炸食物的摄入，在一定程度上对痛风性关节炎的防治具有显著作用[37]。痛风系嘌呤代谢紊乱所引起的疾病，而富含嘌呤的食物即中医所讲之肥甘厚味之品。张春珍[38]将痛风性关节炎患者随机分为食疗组和对照组，食疗组在药物治疗基础上进行饮食治疗，通过限制嘌呤饮食达到减少外源性的核蛋白，减少尿酸生成并增加尿酸排泄。饮食治疗原则是一限三低（限制嘌呤、低热量、低脂肪、低蛋白饮食）、一多一禁（禁酒、多饮水）：低热量、低脂肪、低蛋白、限嘌呤。控制能量，减轻体重，做好患者饮食调查，评价当前平均每天能量摄入量和产能营养素的比例，按标准体重计算全天能量需要量，产能营养素比例分配。对照组中，血尿酸高于正常者口服别嘌醇或秋水仙碱，除禁止食用肾、肝、沙丁鱼、凤尾鱼、脑、鱼子、贝壳类、浓肉汤等富含嘌呤的食物外，其余食物不加控制。结果治疗组临床疗效显著优于对照组。

饮食不节、高嘌呤食物摄入过多等常与痛风性关节炎反复发作密切相关，所以除采取避免受凉受潮、过度疲劳、精神紧张、慎用影响尿酸排泄的药物及防止关节损伤等一般措施外，合理饮食、严格控制高嘌呤食物的摄入，也是预防痛风性关节炎复发的一个重要环节。邓棋卫等[39]根据痛风性关节炎不同的证型，分析其体质背景，制订了不同的心理调养和体质调养方案，认为湿热证者多性情急躁，应安慰并开导，建议听一些悠扬的轻音乐来缓解焦虑心情，多卧床休息，多饮水，饮食以清淡为主；寒湿证者多性情委靡，应鼓励振奋精神，适当运动以增强体质，注意保暖，可用热治疗仪理疗或热敷关节。

综上所述，中医因人治宜、因地治宜、因时治宜的整体观和养生观，形成了明显的特色和治疗系统，对痛风的防治提供了非常有意义的指导。通过调养体质、开展食疗、调畅情致、改变生活习惯等调护措施，可降低痛风性关节炎的发作次数，延长间歇期，防止病情加重，提高患者生活质量。

但也存在一定问题：首先，该病病名比较混杂，各种文献资料中病名不统一，有"痹证""白虎历节""痛风""脚气""腰痛""石淋""水肿""肾劳"等，给搜集、统计工作带来一定的不便；其次，大多数文献为自拟诊疗标准，缺乏统一公认的疗效评价标准，相对缺少按照循证医学要求进行前瞻设计的随机、对照临床试验，临床观察样本数过少或缺乏对照组，难以从统计学角度说明问题。

因此需进一步加大科研力度，对疗效评定进行量化、客观化，使之具有科学性、可比性、可靠性。因此我们需要借鉴循证医学和流行病学的理论与方法，统一诊疗标准，相互协作，采取多中心、大样本和随机的原则，对痛风性关节炎的治疗方案、治法、手段和药物等进行评估和研究，从而寻找到最佳的治疗方案、治法、手段和药物等，提高该病治愈率，造福人类。

参 考 文 献

[1] Harris CM, Lioyd DC, Lewis J. The prevalence and prophylaxis of gout in England. Clin Epidemiol, 1995, 48 (9): 1153-1158.

[2] Kramer HM, Curhan G. The association between gout and nephrolithiasis: The National Health and Nutrition Examination Survey, 1988-1994. Am J Kidney Dis, 2002, 40 (1): 37-42.

[3] 郭丽萍，王睿. 高尿酸血症的流行病学特点和药物应用. 中国药物应用与监测，2006，4: 24-27.

[4] 徐晓菲，姜宝法，张源潮，等. 山东沿海地区人群血尿酸水平极其在痛风筛检中的意义. 中国公共卫生，1999，15（3）：205-206.

[5] Ko YC，Wang FN，Tsai LY，et al. High prevalence of hyperuricemia in adolescent Taiwan aborigines. J Rheumatol，2002，29（4）：837-842.

[6] 杜蕙，陈顺乐，王员，等. 上海市黄浦区小区高尿酸血症与痛风流行病学调查. 中华风湿病学杂志，1998，2（2）：75-78.

[7] Yanlaanaka H，Kamatani N，Hakoda M，et al. Analysis of the genotypes for aldehyde dehydrogenase2 in Janpanese patients with primary gout. Adv Exp Med Biol，1994，370：53-56.

[8] 邵继红，徐耀初，莫宝庆. 高尿酸血症与痛风的分子流行病学研究进展. 国外医学·卫生学分册，2003，30（4）：238-242.

[9] 杨梅，李琳荣，王雪梅，等. 医史文献：痛风的临床文献研究. 山西中医学院学报，2007，8（6）：2.

[10] 田国庆. 中医辨证及治疗痛风研究近况. 医学研究通讯，1995，24（4）：18.

[11] 田财军. 痛风从内毒论治的临床研究. 山东中医药大学学报，2002，26（5）：369-371.

[12] 向年虎，陈永华. 略论食物不耐受与人体疾病的相关性. 亚太传统医药，2008，4（6）：24-26.

[13] 丘青中. 辨证治疗痛风性关节炎 67 例临床观察. 现代中西医结合杂志，2002，11（12）：1124.

[14] 方策，于志强. 分型辨治痛风性关节炎 112 例. 辽宁中医杂志，2000，27（2）：66.

[15] 黄秀珍，陶雨药. 辨证治疗痛风性关节炎 56 例临床观察. 湖南中医杂志，2003，9（2）：23-24.

[16] 张钟爱，钱伟. 从湿论治痛风病的体会. 江苏中医药，2006，27（4）：281.

[17] 谢幼红，王北. 周乃玉治疗痛风的经验. 北京中医，2006，25（6）：339.

[18] 刘尊荣，詹利霞，何世东. 痛风汤治疗痛风性关节炎 36 例. 福建中医药，2004，35（1）：28-29.

[19] 王亚平. 朱良春对丹溪痛风学说的发展创新. 中国中医药报，2006-7-24（005）.

[20] 张文明，陈孔亮. 白虎加桂枝汤治疗急性痛风性关节炎 34 例. 时珍国医国药，2001，12（7）：670.

[21] 陈祖红. 丹溪痛风加减方治疗痛风性关节炎 55 例. 陕西中医，2004，25（12）：1093-1095.

[22] 孙炳忠，汤大北. 二妙散合宣痹汤加减治疗急性痛风性关节炎 108 例临床观察. 中国实用医药，2008，3（21）：152-153.

[23] 黄江涛. 祛风宣痹汤治疗痛风性关节炎 52 例. 陕西中医，2007，28（8）：1013-1014.

[24] 钱卫东，钱小奇. 悉通颗粒治疗痛风性关节炎湿热证 60 例. 陕西中医，2007，28（12）：1579-1580.

[25] 文绍敦. 酸脂清胶囊治疗痛风高尿酸伴高脂血症 107 例. 陕西中医，2006，27（2）：180-181.

[26] 邱侠，张剑勇，于丽，等. 痛风泰颗粒剂对痛风兔 IL-1 I3、IL-8 的影响. 中医外医学研究，2009，7（8）：1-2.

[27] 陈延生. 中药外洗法治疗急性痛风性关节炎 128 例. 中医外治杂志，2008，17（5）：39-40.

[28] 刘路明，彭江云，马进，等. 痛风贴治疗急性痛风性关节炎的临床研究. 云南中医学院学报，2005，28（1）：55-57.

[29] 黄旋珠，曾算香，刘冬舟，等. 双柏膏外敷辅助治疗急性痛风性关节炎的疗效观察. 中医护理，2006，21（3）：38-39.

[30] 黄年斌，龙允杰，杨晓文. 双柏散外敷治疗急性期痛风关节炎 20 例临床观察. 中国中医急诊，2005，14（7）：629-630.

[31] 曾凡珍，王光平. 消癣散外敷治疗痛风性关节炎 220 例. 中医外治杂志，2009，9（3）：28.

[32] 张海江，向年虎，黄绍权，等. 刺络放血疗法治疗急性痛风性关节炎 197 例. 人民军医，2007，47（3）：157.

[33] 李兰，陈新，郑萍. 针罐结合治疗急性痛风性关节炎临床疗效观察. 中国民族民间医药杂志，2006，（54）：26-27.

[34] 张沁春，黄青林，梁雪芳. 针灸治疗急性痛风性关节炎 60 例临床观察. 上海针灸杂志，2005，22（6）：36.

[35] 李扬缜. 刺络治疗痛风性关节炎 32 例. 中国针灸，2006，26（2）：150.

[36] 李兆文，林石明，林俊山，等. 刺血疗法治疗急性痛风性关节炎 90 例对照研究. 中国针灸，2004，24（5）：311-313.

[37] 王淑荣，阐丽君. 浅谈痛风的食疗. 中医药信息，2009，26（1）：42-43.

[38] 张春珍. 关于嘌呤饮食对痛风性关节炎的治疗作用. 中国临床康复，2002，6（11）：1680.

[39] 邓棋卫，涂爱国. 痛风的辨证调养. 时珍国医国药，2008，19（6）：1037-1038.

[原载：世界中西医结合杂志，2012，7（7）：536-539]

痛风性关节炎中医证候分布规律探讨

朱婉华[1]　张爱红[1]　顾冬梅[1]　蒋　熙[2]　徐　蕾[3]　周正球[4]　陈普建[5]　高忠恩[6]　王小超[7]　陈志伟[8]

（1. 南通市良春中医药研究所，江苏省南通市经济技术开发区上海东路 68 号，226009；2. 南通市中医院；3. 南京市中医院；4. 常州市中医院；5. 南通市第四人民医院；6. 苏州市中医医院；7. 江苏省中西医结合医院；8. 苏州大学附属第一医院）

【摘要】目的：初步探讨痛风性关节炎患者中医证候的分布规律。方法：从江苏省 8 家医院收集痛风性关节炎患者 444 例资料，研究其中医证候在不同病程、年龄、地域、分期、血尿酸、血沉、C 反应蛋白等方面的分布规律。结果：444 例痛风性关节炎患者中湿热蕴结证 150 例，占 33.78%；瘀热阻滞证 131 例，占 29.50%；痰浊阻滞证 117 例，占 26.35%；肝肾阴虚证 46 例，占 10.36%。瘀热阻滞证和肝肾阴虚证病程长于湿热蕴结证和痰浊阻滞证（$P<0.05$）；年龄较轻者表现为湿热蕴结证，较长者主要表现为瘀热阻滞证（$P<0.05$）；急性期以湿热蕴结证为主，间歇期以痰浊阻滞证为主，慢性期以瘀热阻滞证为主（$P<0.05$）；各地域间及血尿酸、血沉、C 反应蛋白等方面证候构成差异均有统计学意义（$P<0.05$）。结论：痛风性关节炎中医证候分布情况与病程、年龄、地域、分期、炎性指标等因素具有相关性。

随着饮食结构中高脂肪、高蛋白成分增加，痛风的患病率逐年增高，且发病年龄有年轻化的趋势。流行病学调查发现痛风粗患病率为 0.035%[1]。近年来中医药防治痛风取得了较大进展，但关于痛风有关病因病机、辨证分型及证候分布规律等方面的研究尚不多。本研究从中医学角度出发，采用临床流行病学研究方法，初步探讨痛风性关节炎患者的中医证候分布规律，现将研究结果报告如下。

1　资料与方法

1.1　病例来源

468 例痛风性关节炎患者来源于 2009 年 4 月至 2011 年 4 月在南通良春风湿病医院、南通市中医院、常州市中医医院、苏州大学附属第一医院、苏州市中医医院、江苏省中西医结合医院、南京市中医院、南通市第四人民医院 8 家医院。

1.2 诊断标准

西医诊断标准：采用美国风湿病学会制订的痛风性关节炎诊断标准[2]。中医诊断标准：采用国家中医药管理局《中医病证诊断疗效标准》[3]。

1.3 纳入及排除标准

纳入标准：①符合以上诊断及辨证标准；②病程为早、中期；③近1周内未使用过治疗痛风性关节炎的中药（包括祛风除湿、清热消肿、通络止痛等中成药及汤剂）、西药（非甾体抗炎药、皮质激素类药、抗风湿慢作用药物）者；④年龄18～65岁的男性；⑤知情同意并签署知情同意书。

排除标准：①合并严重心、肺、肝、肾疾病者；②患者近3个月内曾参加其他临床试验；③精神病患者；④对试验药物过敏者；⑤晚期重度痛风性关节炎患者（关节炎重度畸形、僵硬、丧失劳动力或出现多处痛风石及肾损害）；⑥继发性高尿酸血症者；⑦不配合治疗或因其他原因研究者认为不宜纳入者，或参加本试验可能导致患者发生其他并发症者。

1.4 质量控制

根据南通市良春中医药研究所制订的工作手册、病例筛查表和病例观察表，对参与研究的分中心研究人员进行课题研究专业培训，经考核合格后方可参加研究。各分中心实验室均经计量机构资质认证合格。

1.5 研究方法

依据《中医病证诊断疗效标准》[3]中痛风性关节炎证候分型，将患者分为湿热蕴结证、瘀热阻滞证、痰浊阻滞证、肝肾阴虚证。参照中华医学会风湿病学分会2004年颁布的《原发性痛风诊治指南（草案）》[4]，将患者分为急性期、间歇期和慢性期。比较患者病程、年龄、地区、分期的中医证候分布情况及各实验室指标（尿酸、血沉、C反应蛋白）与中医证候的相关性。

1.6 统计学方法

采用SPSS16.0统计软件进行数据分析。中医证候分布规律采用描述性分析。计量资料采用 t 检验或秩和检验；计数资料采用卡方检验。

2 结果

2.1 一般情况

纳入研究病例468例，脱落24例。最后完成444例。年龄20～65岁，平均（48.30±10.67）岁；病程0～78.40个月，平均（57.17±5.40）个月。

2.2 中医证候分布情况

444例痛风性关节炎患者中湿热蕴结证150例，占33.78%；瘀热阻滞证131例，占29.50%；痰浊阻滞证117例，占26.35%；肝肾阴虚证46例，占10.36%。

2.3 不同证型患者病程比较

湿热蕴结证患者平均病程（47.90±38.72）个月，瘀热阻滞证患者平均病程（82.67±61.81）个月，痰浊阻滞证患者平均病程（42.58±30.33）个月，肝肾阴虚证患者平均病程（81.84±58.68）个月。不同证型患者病程比较，差异有统计学意义（ $P < 0.05$ ）。瘀热阻滞

证和肝肾阴虚证病程较长，湿热蕴结证和瘀热阻滞证病程较短，湿热蕴结证、瘀热阻滞证与痰浊阻滞证、肝肾阴虚证比较差异有统计学意义（$P < 0.01$），而湿热蕴结证与瘀热阻滞证比较、痰浊阻滞证与肝肾阴虚证比较差异无统计意义（$P > 0.05$）。

2.4　不同年龄患者中医证候分布比较

表 1 示，各年龄段证型构成差异有统计学意义（$P < 0.05$）。肝肾阴虚证与其他证型比较差异有统计学意义（$P < 0.01$），其他证型间比较差异无统计学意义（$P > 0.05$）。

表 1　不同年龄患者中医证候分布比较[例（%）]

年龄（岁）	例数	湿热蕴结	瘀热阻滞	痰浊阻滞	肝肾阴虚
20～29	26	11（42.31）	5（19.23）	10（38.46）	0
30～39	67	26（38.81）	17（25.37）	20（29.85）	4（5.97）
40～49	141	46（32.62）	41（29.08）	41（29.08）	13（9.22）
50～59	136	50（36.76）	41（30.15）	32（23.53）	13（9.56）
60～65	74	17（22.97）	27（36.49）	14（18.92）	16（21.62）
合计	444	150（33.78）	131（29.50）	117（26.35）	46（10.36）

2.5　不同地区患者中医证候分布比较

根据地域相近进行合并，形成南通、常州、南京、苏州四大地域，表 2 示，各地区证型构成差异有统计学意义（$P < 0.05$）。不同地区证型比较，湿热蕴结证、瘀热阻滞证地区差异无统计学意义（$P > 0.05$）；痰浊阻滞证地区差异有统计学意义（$P < 0.05$），苏州地区痰浊阻滞证高于其他地区（$P < 0.01$），其他地区比较差异无统计学意义（$P > 0.05$）；肝肾阴虚证地区差异有统计学意义（$P < 0.05$），南京地区痰浊阻滞证高于其他地区（$P < 0.01$），其他地区比较差异无统计学意义（$P > 0.05$）。

表 2　不同地区患者中医证候分布比较[例（%）]

地区	例数	湿热蕴结	瘀热阻滞	痰浊阻滞	肝肾阴虚
南通	198	66（33.33）	60（30.30）	52（26.26）	20（10.10）
常州	56	26（46.43）	19（33.93）	9（16.07）	2（3.57）
苏州	91	30（32.97）	24（26.37）	35（38.46）	2（2.20）
南京	99	28（28.28）	28（28.28）	21（21.21）	22（22.22）
合计	444	150（33.78）	131（29.50）	117（26.35）	46（10.36）

2.6　不同分期患者中医证候分布比较

表 3 示，各期中医证候构成差异有统计学意义（$P < 0.05$）。不同分期证型比较，湿热蕴结证分期有统计学意义（$P < 0.05$），急性期与其他期比较差异均有统计学意义（$P < 0.01$），间歇期与慢性期比较差异无统计学意义（$P > 0.05$），表明湿热蕴结证急性期所占比例高于其他期；瘀热阻滞证分期差异有统计学意义（$P < 0.05$），慢性期与其他期比较差异均有统计学意义（$P < 0.01$），急性期与间歇期比较差异无统计学意义（$P > 0.05$），表明瘀热阻滞证慢性期所占比例高于其他期；痰浊阻滞证分期差异有统计学意义（$P < 0.05$），间歇期与

急性期比较差异有统计学意义（$P<0.01$），而慢性期为 0，表明痰浊阻滞证间歇期所占比例高；肝肾阴虚证分期差异有统计学意义（$P<0.05$），慢性期与急性期比较差异有统计学意义（$P<0.01$），其他期比较差异无统计学意义（$P>0.05$），表明肝肾阴虚证慢性期所占比例高于急性期。

表 3　不同分期患者中医证候分布比较[例（%）]

分期	例数	湿热蕴结	瘀热阻滞	痰浊阻滞	肝肾阴虚
急性期	152	98（64.47）	21（13.82）	26（17.11）	7（4.61）
间歇期	149	23（15.44）	20（13.42）	91（61.07）	15（10.07）
慢性期	143	29（20.28）	90（62.94）	0	24（16.78）
合计	444	150（33.78）	131（29.50）	117（26.35）	46（10.36）

2.7　不同证型患者实验室指标比较

表 4 示，尿酸、血沉中医证候组间差异有统计学意义（$P<0.05$）；不同证型尿酸两两比较，肝肾阴虚证与痰浊阻滞证比较差异有统计学意义（$P<0.01$），其他证型比较差异无统计学意义（$P>0.05$），表明肝肾阴虚证血尿酸值高于痰浊阻滞证。不同证型 C 反应蛋白两两比较，湿热蕴结证与其他证型差异均有统计学意义（$P<0.01$），其他证型比较差异无统计学意义（$P>0.05$），表明湿热蕴结证血沉值高于其他证候。

表 4　不同证型患者实验室指标比较（$\bar{x}\pm s$）

实验室指标	湿热蕴结	瘀热阻滞	痰浊阻滞	肝肾阴虚
尿酸（μmol/L）	494.46±92.05	504.43±90.71	493.47±81.69	535.26±115.04
血沉（mm/h）	29.91±20.64	14.61±13.34	13.46±12.00	10.31±8.28
C 反应蛋白（mg/L）	21.52±9.25	11.30±8.01	13.80±7.65	12.76±10.23

3　讨论

西医学认为痛风性关节炎是一种代谢紊乱性疾病，由于体内嘌呤合成过速、尿酸生成过多或尿酸排泄减少，过多尿酸沉积在骨关节，从而引起痛风性关节炎[5]。中医学认为痛风性关节炎是脾虚失运，湿浊内阻。脾虚为本，湿浊为标。若嗜食膏粱厚味、醇酒肥甘，或过度劳累、情志所伤则进一步内耗正气，损伤脾胃，使脾虚日益加剧、脾运日趋减弱。久而久之湿浊为患，留滞体内，流注骨节，气血闭阻，所以作痛[6]。

本研究结果显示，临床分期与中医证候构成上差异有显著性，湿热蕴结证主要集中在急性期，痰浊阻滞证间歇期居多，瘀热阻滞证、肝肾阴虚证则在慢性期居多，表明痛风性关节炎与中医证候所表现的疾病分期可能有一定关系。

瘀热阻滞证的病程相对较长，与其他 3 个证候相比，差异具有显著性，基本上反映了痛风性关节炎证候不断变化、发展的特点。本病以青中年发病居多，急性期或慢性期急性发作阶段证候表现主要以湿（痰）浊、热毒互结为主，随着病程和年龄的增加，瘀热阻滞证所占的构成比不断增加。

尿酸水平诊断痛风性关节炎虽不具特异性，但本次研究痛风性关节炎患者平均尿酸水平高于正常患者，提示血尿酸增高与痛风性关节炎诊断有关联，肝肾阴虚证明显高于其他3个证候，表明肝脾肾虚证的患者，疏泄、运化、排泄等升清降浊功能失调，是产生血尿酸值高的内在因素。血沉、C反应蛋白作为痛风性关节炎急性反应物，在痛风性关节炎急性反应期增高，湿热蕴结证此三个实验室检测值高于其他3个证候，说明湿浊、热毒、痰瘀既是痛风性关节炎急性发作的致病因素，又是疾病的代谢产物。此结果为运用泄浊化瘀、调益脾肾的方法治疗痛风性关节炎提供了客观基础。

参 考 文 献

[1] 姜宝法. 山东沿海地区痛风和高尿酸血症的流行病学调查. 中国公共卫生，1999，15（3）：2051.

[2] Wallace SL，Robinson H，Masi AT，et al. Preliminary criteria for the classification of the acute arturitis of primary gout. Arthritis Rheum，1977，20（3）：895-900.

[3] 国家中医药管理局. 中医病证诊断疗效标准. 南京：南京大学出版社，1994：50-51.

[4] 中华医学会风湿病学分会. 原发性痛风治疗指南（草案）. 中华风湿病杂志，2004，8（3）：178-181.

[5] 刘燊亿，胡悦. 胡荫奇治疗痛风经验. 辽宁中医药，2011，38（10）：1961-1962.

[6] 汪文娟，蔡征. 痛风性关节炎证治之管见——附68例舌苔分析图. 江苏中医，2001，22（6）：14-15.

[原载：中医药通报，2012（3）：46-59]

国医大师朱良春匡正对痛风病机的认识

蒋恬 顾冬梅 常宇 指导：朱良春 朱婉华

痛风是指体内嘌呤代谢紊乱导致尿酸盐结晶沉积，血尿酸增高，而出现关节红肿、疼痛、变形等的一种疾病。中医学多以驱除外邪、清热化湿解毒、活血止痛为治，但远期疗效不甚理想，易反复发作，且有久用损伤脾胃的弊端。国医大师朱良春认为对痛风的病理机制应重新审视，痛风的发病主要责之"浊瘀"，而不是"湿热"，现在的治疗往往着重清热利湿，而忽视对脾肾功能的调养，使得主要病因"浊瘀"不能从根本上化解，从而导致久治不愈，容易反复。

国医大师朱良春教授曾于1989年提出"浊瘀痹"病名，并创立贯穿于痛风治疗全程的"泄浊化瘀、调益脾肾"治疗大法，尤其补充了中医学治痛风易忽略的调益脾肾治则。据此思路研制的"痛风颗粒"，其实验研究和临床观察均证实疗效显著。

一、命名——创立"浊瘀痹"中医病名

痛风是西医的病名，而非中医病名。中医临床必须以中医理论为指导，中、西医病名只能并存和相互对照，而不能并用，更不能以西医病名取代中医病名。中医病名代表中医对疾病最本质的认识，有利于把握疾病的全局和全过程的一般规律，有利于临床施治，临床上对常见风湿病病种都有相对应的中医病名，如类风湿关节炎称为"尪痹"、强直性脊柱炎称为"大偻"，骨关节炎称为"骨痹"、干燥综合征称为"燥痹"、系统性红斑狼疮称

为"阴阳毒"……唯独嘌呤代谢性紊乱所致的痛风性关节炎中西医病名同为"痛风"。这不是简单的命名问题，而是对疾病本质的认识问题。

经查阅中外关于痛风的历史资料发现，一般国人认为痛风病名最早源于我国，而据英国医学图书馆文献资料考证，早在公元前 2000 年，埃及人就描述了痛风，约 2500 年前西医鼻祖希波克拉底就对痛风做了详尽的描述：痛风炎症会在 40 天内消退；痛风活跃在春季和秋季；太监不痛风，也变成秃头；一个女人不会患痛风，除非她的月经停止。而中医真正在文献里出现痛风专题论述是元代朱丹溪所著的《格致余论》[1]"……彼痛风者，大率因血受热已自沸腾，其后或涉冷水，或立湿地，或扇取凉，或卧当风。寒凉外抟，热血得寒，污浊凝涩，所以作痛。夜则痛甚，行于阴也"，距今 666 年。故说"痛风"西医提出更早，当是西医的病名。

中医学在历代文献中提到的痛风是广义的痹证，包括白虎、历节等。而西医学之痛风则是指嘌呤代谢紊乱引起高尿酸血症的"痛风性关节炎"及其并发症，病名虽同，概念则异。朱丹溪在《丹溪手镜》中，将痹列为十一，痛风列为十三，清楚表明两者非同一病证。《中医大辞典》中"痛风"的名词解释亦明确指出并不是现代医学代谢性疾病"痛风"，仅是突出了疼痛的特点。如中西医病名均采用"痛风"，则易混淆，不利于临床治疗与研究。国医大师朱良春提出的"浊瘀痹"新病名，概括了痛风"浊毒瘀滞"的病机本质，既有别于西医，又统一于中医痹证范畴，补充了《内经》《金匮要略》中有关痹证的分类不足，提出浊、瘀、痰内邪互为因果致痹的论点，更是对《内经》"风寒湿三气杂至合而为痹"、外邪致痹理论的继承发展[2]。

二、病机——浊瘀内阻是主因，脾肾不足是根源

对于痛风的病机，历代医家多囿于外邪或兼夹郁火致病之说，而朱老却有着独特的认识。他认为此病决不仅仅是简单的热痹，或热毒瘀滞而致。其背后更深的原因是痰湿阻滞血脉之中，难以泄化，与血相结而为浊瘀，这也是朱老将痛风命名为"浊瘀痹"的原因。

朱老认为[2]，痛风多以中老年、形体丰腴，或有饮酒史、喜进膏粱肥甘之品、关节疼痛以夜半为甚、结石，或溃流脂液为特征。这都说明该病正是因浊瘀滞留于经脉，则骨节肿痛、结节畸形，甚则溃破，渗溢脂膏；或郁闭化热，聚而成毒，损及脾肾为痛风的发病机理。凡此皆浊瘀内阻使然，实非风邪作祟。浊瘀是内因，是主因。受寒、受湿、饮食等因素只是体内病变前提下的诱发因素。

朱婉华教授进一步解释，浊与清对立而统一，浊是病理现象，浊能生痰、生热、生火，而火热都能转变为毒，就会出现各种复杂的症状。在痛风证治中，浊毒是导致关节肿痛、溃流脂浊，甚则后期出现关格的致病因素，而尿酸盐就相当于人体的浊毒。

三、治则——泄浊化瘀，调益脾肾贯穿治疗始终

针对此病机，治疗主要采用泄浊化瘀、推陈致新，调益脾肾、正本清源，善用虫药，协同增效，这是朱老多年临证体悟的宝贵经验。

朱婉华教授带领团队成员，根据朱良春"泄浊化瘀、调益脾肾"的治疗大法，研制了

医院制剂"痛风颗粒"，选用土茯苓、萆薢、蚕沙、威灵仙等泄降浊毒，通利关节；鬼箭羽、赤芍、益母草、泽兰等活血化瘀，利水泄下。至于调益之法，乃调整、促进之义，而不同于单纯的补益，况且补益不当，而产生助热上火、蕴湿生痰、阻遏气机等弊端，更致浊瘀难化。故用苍术、何首乌等运脾益肾，燥湿解毒。主药土茯苓，不但有利湿化浊的功效，古代医籍中记载还有治梅毒之用。薏苡仁健脾利湿，兼能化痰浊；蚕沙祛风湿，止痹痛，兼有和胃化浊瘀之功。诸药相伍，共奏激浊扬清、化瘀通络、调益脾肾之功。临床应用 18 年，疗效满意。

朱良春认为，在痛风发病的过程中，湿浊痰瘀是贯穿始终的病理产物。浊毒瘀结内生，与脾肾二脏清浊代谢紊乱有关，脾肾功能失健，其运转输布和气化蒸发失常，水谷精微可化生湿浊、痰饮、瘀血等，停积体内，阻碍气血运行，浊瘀又可损及脏腑的生理功能。如此互为因果，形成恶性循环。脾肾不足、功能失调是发病的基础，是痛风反复发作缠绵难愈的内在因素，调益脾肾，正本清源，可以恢复和激发机体整体的功能，以杜绝和防止痰湿浊瘀的产生，从而抑制和减少尿酸的生成。

朱老是我国著名的虫类药学家，善用虫类药治疗疑难病，虫类药通闭解结功效显著，运用泄浊化瘀药与虫类药配伍，能明显改善症状，提高疗效。关节灼热、焮红肿痛者，配以羚羊角粉或水牛角、广地龙清热通络；关节剧痛、痛不可近者，伍以全蝎、蜈蚣搜风定痛；关节肿大、僵硬畸形者，参以穿山甲、蜣螂虫开瘀破结；伴有结节，痛风石者，投以僵蚕、牡蛎化痰软坚；腰背酸楚、骨节冷痛者，用以鹿角霜、蜂房温经散寒。在痛风浊毒痰瘀胶固，气血凝滞不宣，经络闭塞阶段，配伍虫蚁搜剔钻透、化痰开瘀之品，往往能出奇制胜。

四、疗效——分期辨治常获佳效，不易复发

朱老强调，痛风在自然的病程中有各期的临床特点，如急性期毒热浊瘀突出，炎性反应明显。慢性期痰浊瘀阻与脾肾失调胶结，以虚实夹杂为多见。间歇期虽处于轻微关节症状的缓解状态，但仍存在肝脾肾不足、浊瘀未清、正虚邪恋之征象。

实质上这正是痛风三期不同阶段所反映"邪盛""正虚"消长演变出现的证候变化，浊毒瘀滞、脾肾失调始终是痛风致病的主线。痛风虽表现为局部痹痛，关节病变为主，实际上是脏腑功能失调、升降失常、气血失和的全身性疾病。

朱婉华教授在朱老的指导下，2007 年承担国家"十一五"科技支撑计划"痛风性关节炎中医综合治疗方案"课题，朱良春风湿病医院组织江苏省内 8 家医院完成 480 例临床观察，该方案采取分期治疗的方法，以"泄浊化瘀、调益脾肾"为主要治法，贯穿痛风性关节炎治疗全过程：急性期以痛风颗粒加新癀片具有明显降低血尿酸水平、消肿止痛、改善关节功能的作用；间歇期采用痛风颗粒能够维持体内血尿酸的正常水平，防止痛风反复发作；慢性期合用浓缩益肾蠲痹丸具有蠲痹消石的功效。"十一五"期间，朱婉华教授又组织国家中医药管理局痛风协作组 5 家医院（南通良春中医医院、云南省中医院、上海中医药大学附属岳阳中西医结合医院、浙江省中西医结合医院、湖南中医药大学第一附属医院）采用上述治疗方案完成 205 例临床验证，其临床疗效满意，且较为巩固，不易复发，得到

行业内及评审专家的认可。很多反复发作、进展很快的病患通过此法病情都得到彻底解决，不再复发。

痛风结石是痛风治疗的难点，国内外尚无良策，而采用泄浊化瘀、调益脾肾的治疗大法，对早中期患者痛风石直径不超过 5mm 者能消散，对晚期患者结石较多者能控制进展。

目前，对痛风的诊治仅仅关注急性发作期，而对缓解期和慢性期，伴发高血压、高血脂、糖尿病、痛风结石、肾功能损害等均无较好的解决方法。国医大师朱良春教授提出浊瘀是该病的病理产物，脾肾二脏的调摄是杜绝痛风发病和并发症发生的根本，这为痛风的治疗提供了安全、可靠、便于推广的临床路径和与时俱进的中医新病名，希望人们重新认识痛风病名病机，纠正对痛风的治疗思路。

参 考 文 献

[1] 朱丹溪. 格致余论. 北京：人民卫生出版社影印，1956：38.
[2] 王亚平. 朱良春对丹溪痛风学说的发展创新. 中国中医药报，2006-7-24.

（原载：中国中医药报·农村与社区版，2013-10-17）

朱良春治疗痛风经验应用体会

高红勤 指导：朱良春 朱婉华 朱胜华

因参加国家中医药管理局"第二批全国优秀临床人才研修项目"学习，笔者有幸跟随首批国医大师朱良春教授学习，侍诊朱老左右 1 年，耳闻目睹，获益匪浅。朱老擅治疑难病证，尤以善用虫类药和善治痹证著称，首倡辨证论治与辨病论治相结合。2011 年，蒙朱老之女朱婉华院长相邀，参加南通良春中医医院国家中医药管理局"十一五"重点专科建设项目"痛风中医临床路径管理试点工作"，朱院长更将先生经验悉数相传，精心指导。2 年来，笔者以朱老经验治疗痛风患者数十人，均获良效。现举验案三则介绍如下。

一、典 型 病 例

【案例一】

患者，男，36 岁，已婚，工人，2011 年 6 月 30 日初诊。1 周前右膝关节痛，服别嘌醇后膝痛除，近 4 天右大趾跖趾关节肿痛，活动受限，艰于行走。2003 年 8 月患痛风，反复发作，此次为第二次发病，平时服别嘌醇。每日抽烟 1 包，饮黄酒 1 斤，口味喜咸。查：血压 160/130mmHg，心率 84 次/分、律齐，右足第一趾跖关节红肿压痛明显，舌红，苔黄厚腻，脉弦滑。血沉 11mm/h，C 反应蛋白 29.7mg/L，血尿酸 267.8μmol/L，ALT 69.6U/L，TG 2.53mmol/L，心电图 ST-T 改变。超声示：脂肪肝、胆囊多发性结石。辨证：湿热蕴结，浊瘀痹阻。治宜清热泄浊、化瘀通络。以朱老经验方出入：土茯苓 40g，草薢 30g，薏苡仁 20g，泽兰、泽泻各 30g，当归 10g，桃仁 10g，红花 10g，豨莶草 30g，徐长卿 15g，威灵仙 30g，鸡血藤 20g，乌梢蛇 10g，地龙 10g，秦艽 10g，汉防己 10g，炒延胡索 20g，炙蜈蚣 2 条，炙全蝎 3g，虎杖 20g。3 剂，每日 1 剂，水煎服。依那普利 5mg，每日 1 次。戒烟酒，清淡低嘌呤饮食，适当多饮水。

2011 年 7 月 7 日二诊：关节红肿退，足痛减轻，能正常行走，舌红，苔黄腻，脉弦。血压 140/104mmHg，守方去泽兰、红花、乌梢蛇、炙蜈蚣、炙全蝎，继服 3 剂。西药加苯磺酸氨氯地平 2.5mg，每日 1 次。

2011 年 7 月 14 日三诊：足痛除，小腿酸，晨起腰背痛，眠差，血压 136/100mmHg，舌红，苔黄腻、左边腻苔化，脉弦。上方去徐长卿、鸡血藤、地龙、炒延胡索，加丝瓜络 10g、木瓜 10g、牛膝 10g。继服 14 剂，西药改苯磺酸氨氯地平 5mg，每日 1 次。药后症平，随访 1 年半，未复发。

【病例二】

患者，男，70 岁，已婚，退休，2011 年 10 月 8 日初诊。患者左足踝关节、第一跖趾关节红肿疼痛 4 天，活动受限，服痛风舒、苯溴马隆、季德胜蛇药不效。有高血压、高尿酸血症史，近半年痛风反复发作，平时服用苯溴马隆以促进尿酸排泄。刻下：血压 160/80mmHg，左足第一趾跖关节、踝关节红肿压痛明显，活动受限。查血沉 49mm/h，C 反应蛋白 24.1mg/L，尿酸 222.9μmol/L，舌红，苔薄白，脉弦细。此乃湿热蕴结，浊瘀痹阻。治宜清热泄浊、蠲痹通络。以朱老经验方出入：土茯苓 40g，萆薢 30g，薏苡仁 20g，泽兰、泽泻各 30g，当归 10g，桃仁 10g，红花 10g，豨莶草 30g，徐长卿 15g，秦艽 10g，威灵仙 30g，鸡血藤 20g，乌梢蛇 10g，地龙 10g，炒延胡索 20g，炙蜈蚣 2 条，炙全蝎 3g。2 剂，每日 1 剂，水煎服。2011 年 10 月 10 日，患者托人转告诸恙均消失，已与家人外出旅游。

【病例三】

患者，男，55 岁，已婚，管理人员，2012 年 11 月 12 日初诊。患者双踝、左第一跖趾关节阵痛 10 余年，骨科诊为痛风，服双氯芬酸钠、秋水仙碱能缓解，停药又作，每月少则 3～4 次，甚则持续不解。有高血压病史 8 年，服卡维地络 10mg，每日 1 次。日饮黄酒 1 斤半，抽烟 2 包。刻下：血压 130/92mmHg，心率 76 次/分、早搏频，左足第一跖趾关节轻度红肿压痛。心电图示：频发，三联律。心脏彩超示：肥厚型心肌病（室间隔 17mm），二尖瓣轻度反流。肝、胆、胰、脾、肾超声正常。肝功能、血脂、血糖基本正常，尿酸 673.1μmol/L，C 反应蛋白 33.1mg/L，白细胞 $9.36×10^9$/L，中性粒细胞 0.76。舌红、大片瘀斑，苔薄黄，脉细代。西医诊断：痛风、高血压、肥厚型心肌病、室性早搏。中医诊断：痹证，辨证为浊瘀痹阻。拟泄浊化瘀、蠲痹通络为法。以朱老经验方出入：土茯苓 40g，萆薢 30g，薏苡仁 20g，泽兰、泽泻各 30g，当归 10g，桃仁 10g，红花 10g，豨莶草 30g，徐长卿 15g，威灵仙 30g，鸡血藤 20g，乌梢蛇 10g，地龙 10g，赤芍 10g，土鳖虫 10g，丹参 20g。7 剂，每日 1 剂，水煎服。继服卡维地络，加服碳酸氢钠 1.0g，每日 3 次。嘱戒烟酒，低嘌呤饮食，适当多饮水。

2012 年 12 月 17 日二诊：关节痛消失，痛风近一月未再发作。舌嫩红、中裂、大片瘀斑，苔薄淡黄，脉弦细。守方去徐长卿、乌梢蛇，加生地黄 10g、山萸肉 10g，继服 7 剂。之后守方加减间断服用两月余，随访至 2013 年 3 月，痛风未发。

二、讨　论

痛风是长期嘌呤代谢障碍，血尿酸升高，尿酸盐结晶沉积在关节滑膜、滑囊、软骨及其他组织，引起组织损伤的一组疾病，临床表现为高尿酸血症、急性关节炎反复发作、痛风石形成、慢性关节炎和关节畸形，常累及肾脏引起慢性间质性肾炎和尿酸肾结石形成，也是导致冠心病和脑血栓的独立危险因素[1]。

一般认为，痛风常以反复发作的痛风性关节炎为主要临床表现，属中医"痹证""痛风""白虎历节"等范畴[2]。朱老结合长期观察，根据临床特征将痛风命名为"浊瘀痹"，指出痛风"症似风而本非风"，受寒湿虽是其诱因之一，然非主因，湿浊瘀滞内阻才是其主要病机，且湿浊之邪生之于内，患者多为形体丰腴痰湿之体，并有嗜酒、喜啖肉食之好，导致脏腑功能失调，升清降浊无权，痰湿滞阻于血脉之中，难以泄化，与血相结为浊瘀，滞留于经脉而发病。若郁闭化热，聚而成毒，损及脾肾，初则腰痛、尿血，久则壅塞三焦，而成"关格"危候。故治应以泄化浊瘀为原则[3]。朱老常以土茯苓泄浊解毒、健胃燥湿、通利关节，萆薢分清泄浊，祛风湿，善治风湿顽痹，此两味为主药，可使血尿酸降低，关节肿痛缓解；威灵仙通络止痛，溶解尿酸；泽兰、桃仁、红花、当归、鸡血藤活血化瘀，推陈致新；豨莶草直入至阴，导其湿热，平肝化瘀，通其经络；薏苡仁、泽泻泄浊利尿，排泄尿酸；徐长卿善于祛风止痛、解毒消肿、和血通络。朱老强调，痹证日久，邪气久羁，深入经隧骨骱，气血凝滞不行，湿痰瘀浊胶固，经络闭塞不通，非草木之品所能宣透，必借虫蚁之类搜剔窜透，方能使浊去凝开，经行络畅，邪除正复[4]。故以乌梢蛇、地龙等虫类搜剔钻透、通闭散结、蠲痹定痛，促进湿浊泄化，溶解瘀结，增强疗效。诸药相伍，每使浊毒得以泄化，瘀结得以清除。临证根据寒热虚实、疼痛和湿浊瘀滞程度，随证配伍，每能应手取效，不但可明显改善症状，且可降低血尿酸水平，可谓标本兼治之剂。

上述三例痛风病机均为湿热蕴结，浊瘀痹阻，故治予清热泄浊、化瘀通络，均以朱老经验方出入治疗，并在短期内获效。其中病例一、病例二为急性发作，湿热之象较甚，疼痛较剧，行走不便，故予秦艽或再加汉防己、虎杖清热利络、泄浊解毒，全蝎、蜈蚣开瘀定痛。

病例三系慢性痛风，发病已 10 余年，服双氯芬酸钠、秋水仙碱能缓解，停药又作，并伴有高血压、肥厚型心肌病、心律失常，舌见大片瘀斑，故加赤芍、丹参加强活血祛瘀、养心宁神之力。二诊时关节痛止，舌质嫩红、中裂，此乃阴分损伤，故去性温之徐长卿，加生地黄、山萸肉滋阴增液，之后随证出入，间断服用善后。

朱老治疗痛风之经验方不但可治痛风，也可治高尿酸血症。予曾以此治疗两例服用别嘌醇、苯溴马隆不效之高尿酸血症患者，服药 2 个月后血尿酸均降至正常范围。唯虫类药价格较贵，可根据病情权衡择用，尽量减轻患者经济负担，也有利于患者坚持服药。

临床上，痛风患者常伴高血压、高血脂、动脉硬化、冠心病和 2 型糖尿病，如上述三例患者均有高血压，故在治疗痛风的同时，必须控制血压及其他症状。值得注意的是，常用降压药噻嗪类利尿剂、呋塞米可干扰尿酸排泄，诱发痛风，故应尽量避免使用。目前认为痛风是诱发心血管病的独立危险因素，所以积极控制高尿酸血症对预防心血管病发生有重要意义[1]。

　　另外，酗酒较饮食对高尿酸血症影响更大。乙醇代谢使血乳酸浓度升高，后者可抑制肾脏排泄尿酸，乙醇能促进腺嘌呤核苷酸加速分解，酒类可提供嘌呤原料，从而使尿酸升高。病例一和病例三患者即因长年嗜酒，致痛风反复发作。故朱老强调治疗痛风和高尿酸血症，除药物外，宜戒烟酒，低嘌呤饮食，多饮水，生活规律，适当控制体质量，平时坚持适量运动，保持良好心态，并持之以恒，方能预防复发。

参 考 文 献

[1] 陈灏珠，林果为. 实用内科学. 第 13 版. 北京：人民卫生出版社，2009：2766-2770.

[2] 熊曼琪，邓兆智. 内分泌专病与风湿病中医临床诊治. 第 2 版. 北京：人民卫生出版社，2005：451.

[3] 朱良春. 中国百年百名中医临床家丛书·朱良春. 北京：中国中医药出版社，2001：49-50.

[4] 朱良春. 朱良春医论集. 北京：人民卫生出版社，2009：180.

[原载：中医药信息杂志，2014（8）：37-38]

泄浊化瘀、调益脾肾法治疗痛风性关节炎伴下肢坏疽验案

朱婉华　张侠福　顾冬梅　何　峰　戴　栋

　　痛风性关节炎引起下肢溃疡（坏疽）是临床外科常见病、多发病，具有病程长、溃疡经久难以愈合，或虽收口每因损伤而诱发，少数尚有癌变可能等特点。该合并症临床疗效较差，现代医学治疗多集中在防止创面感染和对创面进行保护，如抗感染、外科清创术、植皮术，甚至截肢等，总体疗效不理想，对耐药、二重感染、创面条件不适于清创、植皮等问题亦缺乏有效应对措施。我们采用整体辨病与局部辨证相结合、内服与外治相结合的治疗方法治愈痛风性关节炎伴下肢坏疽患者 1 例，且患者创面愈合无瘢痕形成。现报告如下。

一、病 例 介 绍

　　患者，男，67 岁，2013 年 10 月 10 日初诊。主诉：四肢多关节反复红肿热痛 8 年，加重 1 个月。患者 8 年前出现四肢多关节红肿热痛，血尿酸升高，诊断为"痛风性关节炎"，予别嘌呤醇及双氯芬酸钠缓释片治疗，疼痛缓解后自行停药。后症情反复，双足踝逐渐出现数枚大小不等痛风石，疼痛剧烈，间断服用止痛药治疗。1 年前双足踝痛风石破溃，溃疡面未能得到控制，经久不愈，并出现下肢皮肤紫暗发黑，1 个月前双足红肿热痛加重，局部皮肤紫黑，破溃处流出暗红色恶臭液体，医院建议截肢，患者拒绝，而转求中医药治疗。刻诊：双足红肿热痛伴皮肤紫暗发黑，局部可见 5 个大小不等的溃疡面，最大 8cm×6cm，最小 6cm×5cm，侵及肌层，可见及筋骨，伴暗红色恶臭液体流出，纳少，夜寐不佳，二便调，舌淡红紫，舌苔黄厚腻，脉细弦，趺阳脉细沉。体温 37.3℃，神清，精神委靡，面色无华，心肺及腹部未见明显异常，双侧近端指间、腕及足趾关节多发痛风石，压痛（++），

局部扪之有灼热感，活动不利。中医诊断：浊瘀痹（脾肾亏虚，浊瘀胶凝）；西医诊断：急性痛风性关节炎，双下肢坏疽伴感染。予低嘌呤饮食，以哌拉西林钠、他唑巴坦钠抗感染，清创消毒隔日1次。中医以调益脾肾，泄浊化瘀为大法，予中药汤剂、浓缩益肾蠲痹丸、痛风颗粒口服，生肌膏配合协定15号外敷；丹参川芎嗪注射液、参附注射液静脉滴注。中药汤剂以痛风汤加减：土茯苓30g，粉萆薢30g，桂枝10g，生石膏15g，徐长卿15g，牛膝12g，补骨脂30g，黄芪80g，泽兰30g，泽泻30g，炮附片14g，干姜3g，细辛10g，生半夏15g（加生姜3片先煎半小时），乌梢蛇15g，水蛭6g，鬼箭羽30g，盐知母10g，胆南星30g，金银花30g，玄参30g，虎杖30g，当归15g，牛膝15g，薏苡仁45g，盐黄柏15g，凤凰衣8g，3剂，餐前温服。

2013年10月16日二诊：患者双足红肿热痛，局部可见5个大小不等的溃疡面，脓性分泌物减少。纳少，夜寐不佳，二便调，舌淡红衬紫，苔黄厚腻，脉细弦。查血常规基本正常，血沉65mm/h，血尿酸595μmol/L，C反应蛋白45.2mg/L。患者双下肢痛风结石因破溃后经久不愈，致使双侧足踝处大面积溃疡面，深达肌层，伴脓性分泌物，可能进而发生菌血症及败血症而危及生命，故治疗上密切观察患者病情变化，并及时给予局部清创消毒，积极抗感染治疗。中药守方7剂，其他治疗同前。嘱患者清淡饮食，肢体适当活动，防止血栓形成。

2013年10月24日三诊：患者双足红肿热痛已明显改善，皮肤紫暗发黑，局部溃疡面周围附有白膜，局部破溃处已有新生肉芽长出，无脓性分泌物，溃疡面积较入院时有所缩小，最大7cm×5cm。纳可寐安，二便调，舌淡红衬紫，舌苔黄厚腻，脉细弦。分析患者经治疗后症情明显改善，药已有效，中药汤剂继续上方治疗，其他治疗同前。

2013年10月27日四诊：患者双足肿痛明显好转，唯感神疲乏力，舌淡苔白腻，边有齿痕，脉细弦。溃疡面周围逐渐新生肉芽，小溃疡面基本愈合，血沉53mm/h，血尿酸479μmol/L，C反应蛋白33.2mg/L，肝功能正常。患者症状及辅助检查均较前明显好转，但创口愈合缓慢，综合脉症，考虑兼有阳气亏虚之象，故取阳和汤之义，以益气温阳、祛腐生肌为法，处方：土茯苓30g，粉萆薢30g，桂枝10g，生石膏15g，徐长卿15g，牛膝12g，补骨脂30g，黄芪100g，泽兰20g，泽泻20g，水蛭6g，乌梢蛇15g，炮附片14g，干姜3g，细辛15g，生半夏22g（加生姜3片先煎半小时），鬼箭羽30g，胆南星20g，盐知母10g，金银花30g，玄参30g，虎杖30g，当归20g，怀牛膝15g，薏苡仁45g，盐黄柏15g，凤凰衣8g，鹿角胶（烊化）8g，7剂，常法煎服。停用参附注射液，其他治疗同前。

2013年11月3日五诊：患者双下肢破溃面积渐缩小，足背部溃疡面愈合，肿痛已消，舌淡、苔白腻，脉细弦。查局部可见4个大小不等的溃疡面，最大6cm×5cm，最小3cm×4cm，无脓性分泌物。血常规正常，血沉28mm/h，尿酸408μmol/L，C反应蛋白12.4mg/L。予停哌拉西林钠、他唑巴坦钠及丹参川芎嗪注射液，口服中成药同前，中药继服四诊方7剂。

2013年11月14日六诊：患者症情逐渐平稳，双下肢溃疡面渐收口，已愈合两个，纳可寐安，二便自调，舌淡、苔白，脉细弦。患者症情好转，带药出院门诊治疗。中药汤剂继服四诊方。继续浓缩益肾蠲痹丸、痛风颗粒口服治疗。2014年1月12日电话回访，下肢溃疡完全愈合，局部肿痛缓解，生活自理。

二、讨　论

《灵枢·痛疽》曰："寒邪客于经络之中，则血涩，血涩则不通。"明代龚廷贤在《万病回春》中指出："一切痛风肢体痛者，痛属火，肿属湿，庬所以高粱之人多食煎、炒、炙、酒肉，热物蒸脏腑，所以患痛风，恶疮痛疽者最多"[1]。总结痛风性关节炎伴下肢坏疽的病因病机为痰湿阻滞于血脉之中，难以泄化，与血相结而为浊瘀，滞留经脉，则骨节肿痛、结节畸形，甚则溃破溢脂，聚久成毒，损及脾肾内脏。凡此皆浊瘀内阻使然，实非风邪作祟。故倡立"浊瘀痹"新病名，提出泄浊化瘀、调益脾肾的治疗法则。泄浊化瘀，推陈致新，可以解除痹痛，改善人体内环境，促进血液循环，排泄和降低尿酸；调益脾肾，正本清源，可以恢复和激发机体整体的功能，杜绝和防止痰湿浊瘀的产生，从而抑制和减少尿酸的生成[2]。本案痛风性关节炎患者患病多年，风寒、湿热、浊瘀胶结凝固，化腐致损，虚、浊、瘀、腐并见，致使邪毒损络，腐溃发黑，久不收口。从骨、脾主四肢肌肉的理论出发，以调益脾肾、泄浊化瘀为大法，选方以痛风汤和四逆汤、阳和汤、四妙勇安汤为主。用药配伍体现：①主以泄浊化瘀、调益脾肾治其本，以土鳖虫、地龙、鹿角胶、生水蛭、乌梢蛇等动物药应用，取益肾蠲痹、搜剔钻透、通闭解结之功，可促进湿浊泄化，溶解瘀结，推陈致新，增强疗效；②使用附子、细辛、干姜、半夏辛温有毒之品，辛温走窜，走而不守，结合黄芪、当归可以补益气血、温通经脉、活血祛腐；③选以复方、大方配伍，以土茯苓、虎杖、黄柏、知母等苦寒药清泄下焦湿热浊毒，并牵制辛温毒副作用，且此类药含有大量鞣酸，可促进机体伤口愈合。全方既可调益脾肾治一身之本，又可泄浊化瘀治有形之邪，寓扶正祛邪于一方，故而取效快捷。

参 考 文 献

[1] 龚廷贤. 万病回春. 北京：中国中医药出版社，1999：371.
[2] 朱婉华，顾冬梅，蒋恬. 浊瘀痹：痛风中医病名探讨. 中医杂志，2011，52（17）：1521-1522.

[原载：中医杂志，2015，56（13）：1169-1170]

从浊瘀内阻、脾肾失调重新认识痛风

蒋　恬　顾冬梅　江汉荣　朱婉华

痛风是尿酸盐沉积所导致的晶体性关节炎，属代谢性疾病，常伴发糖尿病、高血压、高血脂、心脑血管病等。古代文献对痛风的记载认为其与风、湿、痰、火有关，现今中医大多认为本病主要责之于湿热蕴结，治疗多以清热利湿、活血止痛为主。近年来，随着国内外对痛风研究的不断深入，发现痛风的发病机制与炎症反应和免疫机制密切相关，而国医大师朱良春教授于20世纪80年代提出的痛风多缘于"浊瘀内阻、脾肾失调"的观念与之不谋而合。本文将从"浊瘀论"的新视角重新认识痛风，为痛风的预防和治疗提供新思路。

一、浊瘀内阻与炎症反应

中医学对痛风的认识，历代医家多囿于外邪或兼有郁火致病之说，从"三气合痹"论治，虽用有效，但易反复，后续出现难以深入的困境。朱良春教授从痛风的特征性创立浊瘀致痹的论点，认为痛风虽"症似风而本非风"，受寒受湿等因素是其诱因，浊瘀才是主因、内因。湿（痰）浊是由外湿与内湿形成的。湿浊困遏，不得泄化，主要与机体、脏腑功能失调有关。若湿浊逆留、积滞血脉之中则化为浊瘀，浊瘀流注经脉则关节肿胀、疼痛，屈伸不利。浊瘀蓄积，化腐成毒，则结节形成，骨节畸形，溃流脂液，甚则损及脾肾，壅塞三焦，呈现"关格"危候[1]。

痛风的主要病理生化基础为高尿酸血症，当血液中尿酸浓度超饱和，即可析出尿酸盐结晶，并可在几乎人体所有组织中沉积，唯中枢神经系统（因血脑屏障作用）例外。尿酸盐晶体是一种强烈的炎症刺激因子，当机体内部环境发生改变时，尿酸盐结晶会与部分血清蛋白结合成自由晶体，并释放转移到关节部位，发生红、肿、热、痛的炎症反应[2]，其主要机制环节是尿酸盐晶体与单核/巨噬细胞的相互反应，进而趋化中性粒细胞，并发生爆发式级联扩增反应，一方面它们通过激活细胞，激发细胞的吞噬反应、溶酶体融合、呼吸爆发及炎症介质的释放；另一方面尿酸盐晶体与膜糖蛋白交联直接激活吞噬细胞内的任何一种前炎症信号通道[3]。因此，痛风的发生过程中尿酸盐晶体诱导的炎症反应发挥了重要作用。

我们认为浊（毒）瘀相似于痛风的尿酸盐结晶，浊瘀积聚于体内，每因体质刚柔之别可以出现从阴从阳的转化，其不外两端：浊瘀热化，多见关节灼热，肤红剧痛，痛不可近，往往病势急，症状重，每呈热、毒、浊、瘀之征象，炎症反应明显，常见于急性痛风性关节炎或慢性期急性发作；浊瘀寒化，一般关节肿胀，经久难消，疼痛绵绵，肤色暗淡，局部不温，相对病势症状较轻，病程较长，寒、痰、浊、瘀的征象显露，炎症反应缓和，可见于痛风慢性期。无论痛风是在急性期或慢性期，其根本皆由浊瘀内阻使然。由此可见，浊瘀内阻是痛风炎症反应的病理基础，而炎症反应则是浊瘀内阻外在征象表现。

二、脾肾失调与免疫反应

诸多研究认为，参与痛风发病的主要免疫机制为固有免疫，表现为早期快速应答，无免疫记忆及长期免疫保护，这与痛风急性发作的自限性及反复发作的临床特征相吻合。机体细胞在衰老死亡过程中释放出尿酸盐结晶，引起炎症和细胞凋亡，从而形成内源性危险信号相关分子模式（danger associated molecular patterns，DAMPs），机体固有免疫通过模式识别受体（pattern recognition receptor，PRR）识别病原体相关分子模式（PAMPs）和危险信号相关分子模式（DAMPs），并通过这两种模式启动机体的固有免疫反应，最终经过一系列信号转导而促使炎症反应的发生[4]。另外，Ng 等[5]研究发现尿酸盐结晶可与树突状细胞表面的脂质直接相互作用，诱导获得性免疫反应。因此，尿酸盐结晶诱导的免疫反应在痛风的发生过程中扮演着重要的角色。

在痛风的发病过程中，湿、浊、痰、瘀是始终贯穿的病理产物。朱婉华教授认为，当今之人，嗜食肥甘，四体不勤，神思过用，湿热浊毒故多内郁。而浊毒瘀结，与脾肾二脏清浊代谢紊乱有关。脾主运化，肾主气化，脾肾失调，其输散运转与气化蒸发失常，水谷精微则转化成湿浊、痰饮、瘀血等致病物质。反之，痰湿浊瘀内阻又可损及脏腑的生理功能，如此互为因果，相互作用，形成恶性循环[6]。脾肾功能失调主要出现在正气不足、浊瘀未清，无明显症状的间歇期和正气亏虚、浊毒内干、正虚邪恋证的肾脏病变期。因此，脾肾不足、功能失调是痛风的发病基础。脾肾二脏与机体免疫状态密切相关。肾藏精为先天之本，是免疫功能的发源地、生命活动的原动力。脾生精为后天之本、气血生化之源，是免疫功能的基础，能直接影响免疫活性物质的产生与后天免疫功能的强弱。

痛风以"浊瘀痹"为名，可以代表特定的病机变化，对疾病的界定更为清晰，有利于在研究中与现代医学含义的痛风相互参照。从浊瘀论探讨痛风炎症反应与浊瘀内阻、免疫反应与脾肾失调的内在联系，重新认识到痛风反复发作难以治愈不仅仅是机体代谢功能障碍，同时存在着自身免疫功能的降低，这为难治性痛风辨证论治提供了新的思路。

参 考 文 献

[1] 朱婉华，顾冬梅，蒋恬. 浊瘀痹——痛风中医病名探讨. 中医杂志，2011，52（17）：1521-1522.

[2] Woodward OM, Kottgen A, Coresh J, et al. Identification of a urate transporter, ABCG2, with a common functional polymorphism causing gout. Proc Natl Acad Sci USA, 2009, 106（25）：10338-10342.

[3] 伍沪生. 痛风与晶体性关节炎. 北京：人民卫生出版社，2014：61-62.

[4] Shi Y, Evans JE, Rock KL. Molecular indentification of a danger signal that alerts the immune system to dying cells. Nature, 2003, 425（6957）：516-521.

[5] Ng G, Sharma K, Ward SM, et al. Recepter-independent, direct membrane binding leads to cell-surface lipid sorting and Syk kinase activation in dendritic cells. Immunity, 2008, 29（5）：807-818.

[6] 王亚平. 朱良春对丹溪痛风学说的发展创新. 中国中医药报，2006-07-24.

[原载：南京中医药大学学报，2016，32（1）：4-5]

益肾蠲痹法治疗痛风漏诊脊柱关节病案例分析

顾冬梅　蒋　恬　江汉荣　朱婉华

脊柱关节病（spondyloarthritis，SpA）是一组慢性炎症性风湿性疾病，与HLA-B27等位基因相关，其典型表现为炎性腰背痛伴或不伴外周关节炎，因其起病隐袭，临床表现多样化，往往容易误诊、漏诊。笔者跟师朱婉华教授门诊抄方学习，偶遇因痛风病史而漏诊未分化脊柱关节病1例，现将诊疗经过总结如下。

一、病 例 资 料

时某，男，60岁，江苏连云港人。因反复四肢多关节肿痛10余年于2016年2月24日就诊。

患者有痛风病史10年，反复双足足趾关节红肿热痛，未正规治疗，发作时在当地诊所予静脉输液。自 2014 年年底始，双踝关节肿痛发作频繁，多处就诊疗效欠佳。2015 年 9 月至南京某三甲中医院就诊，予"塞来昔布胶囊、非布司他片"口服，血尿酸降至正常范围（190μmol/L 左右），关节疼痛虽有所减轻，但仍持续肿痛，主要累及双髋、膝、踝及双手多指关节。2016 年 2 月 20 日，因双膝关节肿痛影响步行，服药无法控制，至某医院就诊，查 RF 24.7IU/L（参考值 0～12IU/L），尿酸 165.0μmol/L，血沉 85mm/h，X 线"腰椎退变、双膝关节退变"，B 超"双侧膝关节髌上滑囊内积液"，予抽取关节腔积液，并予青霉素静脉滴注治疗 1 周，未效，晨僵约半小时，活动后减轻，畏寒明显，得温觉舒。既往体健，否认银屑病、炎症性肠病病史。

　　体格检查：轮椅推入诊室，右手第二掌指关节轻度肿胀，压痛（+），握拳欠灵活，双膝、双踝关节肿胀（++），压痛（++），局部扪之灼热感，肤色未变，浮髌试验（+），腰椎棘突压痛（±），转侧尚利，双直腿抬高试验（±），双"4"字征因膝关节肿痛未能配合。

　　处置：检查骶髂关节 CT、血沉、C 反应蛋白、HLA-B27。CT 提示"骶髂关节退变、髂骨骨质密度减低，双侧股骨头密度欠均匀，双侧髋关节积液，L₅ 椎管崩裂"，血沉 102mm/h，C 反应蛋白 147.5mg/L，HLA-B27 38.4U/L（参考值 0～35U/L），初步考虑"未分化脊柱关节病、痛风性关节炎"，收住入院。

　　治以补肾壮督、温阳通络、泄浊化瘀。处方：①蠲痹汤（院内协定方）加青风藤 30g，穿山龙 50g，骨碎补 30g，补骨脂 30g，拳参 30g，忍冬藤 30g，生黄芪 30g，泽兰 30g，泽泻 30g，川桂枝 10g，制川乌 10g，水牛角 30g，生白芍 30g，制南星 30g，土茯苓 30g，萆薢 30g，凤凰衣 7g，莪术 7g。②浓缩益肾蠲痹丸（院内制剂，苏药制字 Z04000448）每次 1 包，每日 3 次；金龙胶囊每次 4 粒，每日 3 次；新癀片每次 3 粒，每日 3 次口服，辅以针灸、中药熏蒸、康复功能锻炼，并进一步完善相关检查，排除其他风湿病。入院第二天检查 IgG 20.0g/L，RF、CCP、CIC、ENA 系列正常。治疗过程中关节肿痛症状时轻时重，并出现发热、皮疹等排病反应，治疗第七天开始关节肿胀、疼痛逐步减轻，住院 25 天，复查血沉 75mm/h，C 反应蛋白 35.2mg/L，关节肿胀缓解，疼痛较入院时明显减轻，病情好转而予出院，门诊随访治疗。2016 年 5 月 26 日复查血沉 10mm/h，C 反应蛋白 3.2mg/L，无明显关节肿胀，无晨僵，双膝关节时有酸痛感，病情平稳，继续坚持服药治疗。

二、讨　论

　　痛风性关节炎为单钠尿酸盐沉积导致的晶体性关节病，其典型表现为夜间发作的剧烈关节肿胀疼痛，局部皮肤红热，通常能够自行缓解，多见于第一跖趾关节，其次为跗骨关节、踝关节，较少累及髋、膝关节。本案患者虽然有痛风性关节炎病史 10 年，但自 2014 年底开始关节肿痛发作频繁，累及髋、膝、踝和手指关节，疼痛持续不能缓解，经南京某三甲中医院予以"塞来昔布、非布司他"抗炎止痛、降尿酸治疗，血尿酸降至 190μmol/L 左右，共治疗 5 个多月，膝踝关节肿痛亦未得到控制，应当引起重视，考虑诊断痛风性关节炎是否正确？

　　我的老师朱婉华教授接诊该患者后，根据其近一年多来关节炎症发作的部位、性质的改变，双膝关节持续肿胀，伴关节腔积液，考虑其存在脊柱关节病可能，进一步检查

HLA-B27 和骶髂关节 CT，结果提示 HLA-B27 阳性，骶髂关节 CT 有异常征象，虽然无明确的骶髂关节炎表现[1]，但有研究表明髋关节积液是强直性脊柱炎早期病变[1]，而且 HLA-B27 检测对诊断脊柱关节病，尤其是强直性脊柱炎有着重要的作用，HLA-B27 阳性是预测有脊柱关节病部分不典型临床表现患者是否会发展为强直性脊柱炎的一个很好的指标[2]。结合患者有下肢为主的炎性外周关节滑膜炎，否认有银屑病、炎症性肠病，有手指关节炎，综合考虑诊断为"未分化脊柱关节病"。

老师认为本病病变部位以脊柱、腰骶为主，属中医"肾痹""督痹"范畴。肾主藏精，精生髓，髓居于骨中，骨骼得以髓的充养而坚固有力。肾虚则肾精虚少，骨髓化源不足，不能充养骨骼，同时肾虚阳气卫外不固，风寒湿邪乘虚而入，因此在治疗上以益肾蠲痹为大法，辅以泄浊化瘀，方中蠲痹汤为院内协定方，由乌梢蛇、炙蜂房、鸡血藤等九味药组成，搜风钻剔，开痹通络；青风藤、穿山龙两药相伍，蠲痹通络，调节免疫，拳参配伍忍冬藤清热通络、消肿解毒，能降低血沉、C 反应蛋白等炎性反应物，老师常将这四味药作为所有风湿免疫病的基础用药；骨碎补配补骨脂，补肾强骨、祛风湿、除痹痛；生黄芪、泽兰、泽泻祛湿消肿；川桂枝、制川乌配伍水牛角、生白芍寒温并用，清热开痹；制南星透骨走络、涤痰化瘀，为止骨痛要药；萆薢配伍土茯苓是老师治疗痛风必用对药，两药相伍，泄化浊毒，可快速消除症状，降低血尿酸指标；凤凰衣、莪术化瘀生新护胃；全方共奏补肾壮督、温阳通络、泄浊化瘀之功。配伍成药制剂浓缩益肾蠲痹丸和金龙胶囊，为益肾蠲痹法 C 方案，调节免疫，补肾培元，对多种难治性风湿免疫病均有较好的治疗效果[3]。新癀片主要成分为肿节风、三七、人工牛黄，能迅速消退关节急性炎症反应，辅以中药熏蒸、针灸及康复功能锻炼，经治疗 25 天，症状逐渐缓解，病情好转。

脊柱关节病的发病率越来越高，尤其是强直性脊柱炎，很大一部分患者常不典型起病，从患者出现症状到符合放射学诊断标准通常需要 6～7 年[4]，从而错过了早期干预治疗的最佳时机。临床需仔细甄别，若能早期诊断，早期药物干预，配合功能锻炼和物理治疗，完全可以达到治愈或控制其发展的目的。老师在临床上遇到青壮年男性，受凉后出现症状，以颈、脊背为主，或不明原因的胸背及胸骨柄周围疼痛；周身不适，夜间明显，活动后有好转，休息不减轻者；跟腱附着点痛；膝关节肿痛；不明原因的单髋或双髋痛；颈背部疼痛；下腰部不适等，都会做一下骨盆体格检查，如"4"字试验，并检查骶髂关节 CT，往往会有意想不到的发现。

参 考 文 献

[1] 王远梅，佘文利，冉小军，等. 强直性脊柱炎髋关节病变 20 例 MRI 早期表现分析. 中国误诊学杂志，2010，10（6）：1453-1454.

[2] 姚玮. HLA-B27 检测在脊柱关节炎诊断中的应用价值. 国际检验医学杂志，2014，35（19）：2602-2603.

[3] 朱婉华，顾冬梅，蒋恬，等. 益肾蠲痹法对放弃 MTX、SSZ 治疗的强直性脊柱炎疗效观察. 世界中西医结合杂志，2011，6（8）：683-687.

[4] 张永辉，黄桂成. 强直性脊柱炎早期诊断的研究进展. 甘肃中医，2004，17（6）：6-8.

[原载：中国中医基础医学杂志，2017，23（9）：1326-1327]

附录1 痛风常用西药简介

一、秋水仙碱

【英文名】

Colcemide

【规格】

白色片剂，0.5mg×20 片/盒。

【适应证】

对急性痛风有选择性的消炎作用，用于痛风性关节炎的急性发作，预防复发性痛风性关节炎的急性发作。起效快，国内报道急性期有效率达 86.8%。对一般疼痛、炎症和慢性痛风无效；亦可抑制细胞的有丝分裂，有一定抗肿瘤作用。

【用法用量】

（1）治疗急性痛风：口服首剂 1mg，以后 1～2 小时 0.5mg，直至症状缓解或出现腹泻或呕吐等不良反应。达到治疗量一般为 3～5mg，24 小时内不宜超过 6mg。并在症状缓解后 48 小时内不需服用，停服 72 小时后每日服用 0.5～1mg 维持量，服用 7 天停药。

（2）预防痛风急性发作：每日或隔日 0.5～1mg，分次服用，疗程酌定，如出现不良反应应随时停药。

（3）在应用别嘌醇或促尿酸排泄药物治疗慢性痛风时，亦可同时给予本品以预防发作。

【不良反应】

与剂量大小有明显相关性，口服较静脉注射安全性高。

（1）胃肠道症状：腹痛、腹泻、恶心、呕吐及食欲不振为常见的早期不良反应，发生率可达 80%，严重者可造成脱水及电解质紊乱等表现。长期服用者可出现严重的出血性胃肠炎或吸收不良综合征，可引起可逆性维生素 B_{12} 吸收不良，并可致麻痹性肠梗阻。

（2）肌肉、周围神经病变：有近端肌无力和（或）血清肌酸磷酸激酶增高。在肌细胞受损同时可出现周围神经轴突性多神经病变，表现为麻木、刺痛和无力。肌神经病变并不多见，往往在预防痛风而长期服用者和有轻度肾功能不全者出现。

（3）骨髓抑制：出现血小板减少，中性粒细胞下降，甚至再生障碍性贫血，有时可危及生命。

（4）休克、肾脏损害：表现为少尿、血尿、抽搐及意识障碍，死亡率高，多见于老年人，可出现蛋白尿现象，一般不会引起肾衰竭。

（5）致畸：文献报道 2 例 Down 综合征婴儿的父亲均为因家族性地中海热而有长期服用秋水仙碱史者。

（6）肝脏损害：可引起肝功能异常，严重者可发生黄疸。

（7）其他不良反应：包括脱发、皮肤过敏、精神抑郁、发热，老年人易发生积蓄中毒等，偶有外周神经炎、手指发麻、全身疼痛无力、关节痛。

【药物相互作用及注意事项】

（1）使中枢神经抑制药和拟交感神经药的作用增强。

（2）与高血压药合用，可降低后者的抗高血压疗效。

（3）噻嗪类利尿药与秋水仙碱同时应用，会影响其抗痛风疗效。

（4）在使用秋水仙碱治疗急性痛风性关节炎时，应避免与别嘌醇同用，因为在急性发作期，别嘌醇促使尿酸结晶溶解会加重疼痛症状，应在平稳期服用别嘌醇等药物控制尿酸水平。

（5）女性患者在服药期间及停药以后数周内不得妊娠。

（6）用药期间应定期检查血常规及肝、肾功能。

（7）静脉滴注时漏于血管外可引起局部坏死。

（8）本品可干扰尿 17-羟皮质酮测定值，使血清 ALT 及 AST 增高，尿血红蛋白试验出现假阳性。

（9）胃肠反应是严重中毒的前驱症状，症状出现时即行停药。

（10）克拉霉素对细胞色素 P450 酶 CYP3A4 和糖蛋白转运系统有抑制作用，抑制秋水仙碱在肝脏代谢，提高了秋水仙碱的生物利用度，增加了秋水仙碱的毒性。

【禁忌证】

骨髓造血功能不全，严重心脏病、肾功能不全及胃肠道疾患者慎用、禁用本品。

本品可致畸胎，孕妇及哺乳期妇女禁用。

【老年用药】

对老年人应减少剂量。因为本品的中毒量常与其体内蓄积剂量有关，当肾排泄功能下降时容易造成蓄积中毒。本品又需经肠肝循环解毒，肝功能不良时解毒能力下降，亦易促使毒性加重。

【解除不良反应】

（1）最好的方法是不用，选择替代性的药物如芬必得、或者双氯芬酸钠，或者天然成分的消炎药——天然虾青素。

（2）非用不可的时候尽量少剂量，短期使用，注意只是在急性期使用，缓解期千万不要使用。

（3）敏感体质，或有药物性白细胞减少症、高血压、糖尿病在用其他药物的患者坚决不用。

【抗肿瘤作用】

适应证：对乳腺癌疗效显著，对子宫颈癌、食管癌、肺癌可能也有一定疗效。部分患者的肿瘤缩小，有利于手术切除。

用量用法：静脉滴注，每次 2～4ml（1～2mg），加 5%葡萄糖溶液 50ml，缓慢滴注，每日1 次，1 个疗程 40～80ml。静脉注射：每次 2ml。用 25%葡萄糖溶液或等渗盐水 40ml，稀释后缓注。动脉滴注（通过动脉插管）：用量同静脉滴注。

二、别　嘌　醇

【别名】

别嘌呤醇、阿罗嘌呤、塞洛力、羟吡唑嘧啶。

【拉丁名】

Allopurinol

【英文别名】

Allopurinol Tablets

【规格】

片剂：100mg、300mg。

【适应证】

（1）原发性和继发性高尿酸血症，尤其是尿酸生成过多而引起的高尿酸血症。

（2）反复发作或慢性痛风者。

（3）痛风石。

（4）尿酸性肾结石和（或）尿酸性肾病。

（5）有肾功能不全的高尿酸血症。

（6）重症癫痫的辅助治疗。

【用法用量】

1. 成人常用量口服

（1）治疗痛风，每次 0.1g，每日 2～3 次；或 0.3g，每日 1 次；为了减少急性痛风发作，开始用 0.1g/d，以后逐渐增加，直到血清尿酸浓度接近 360μmol/L，最大用量不宜超过 0.3g/d。肾功能不全时用量：肌酐清除率 10～20ml/min 时，用量为 0.2g/d；3～10ml/min 时，为 0.1g/d；<3ml/min 时，则每隔 24 小时以上给药 0.1g。

（2）治疗尿酸性肾结石用量稍增加，为 0.1～0.2g，每日 1～3 次；或每次 0.3g，每日 1 次。

（3）严重痛风每日可用至 0.6g。小儿每日 8mg/kg。维持量成人每次 0.1g，每日 3 次。

（4）治疗继发性高尿酸血症：一般 0.1～0.6g，每日 3 次。伴有白血病者，初始剂量 0.2g，每日 3 次；维持量 0.1g，每日 3 次。

（5）治疗重症癫痫：在使用原抗癫痫药物治疗的基础上，每日午后加服本品 0.3g（10 岁以下小儿每日 0.15g）。

2. 小儿常用量

限用于恶性肿瘤的继发性高尿酸血症，6 岁以内 50mg，每日 3 次；6～10 岁 0.1g，每日 3 次，或 0.3g，每日 1 次。给药 48 小时后，根据患者反应调整用量。

3. 补充说明

（1）全天药量可一次服，也可分次服，每次量不要超过 300mg，每天量超过 300mg 时须分次服用。

（2）须根据血清尿酸浓度调整用量。

（3）当治疗从排尿酸药换成本品时，排尿酸药的用量应在数周内逐渐减少，本品用量逐渐加多，直到能维持正常血清尿酸浓度。

【不良反应】

（1）皮疹：常为斑丘疹、皮肤瘙痒或荨麻疹，发生率为 3%～9%。重症还可能发生其他过敏性反应，如大疱性或剥脱性皮炎、紫癜性病变、多形性红斑等。一旦出现皮肤病变，应即停药；药疹是一种过敏反应，它的发生率与用药剂量无显著关系，但大剂量用药者，药疹常较重。短者数天，长者数月后才出现。全身过敏性血管炎过敏反应常见，有时诱发全身性脉管炎可导致死亡，此种反应通常发生在用药数周之后（较少在治疗后立即出现），表现为各种皮疹、发热、非局限性淋巴结病和嗜酸粒细胞增多；皮肤反应可发展至大疱性或中毒性剥脱性皮炎。

（2）胃肠道反应：腹泻、恶心、呕吐、胃痛或阵发性腹痛等，发生率为1%～3%。

（3）肝肾损害：暂时性转氨酶升高，眼及皮肤黄染、中毒性肝炎、肝细胞坏死，能导致不可逆的肝脏中毒，应及早发现，及时停药。国外曾报道数例患者在服用本品期间发生原因未明的突然死亡（多为剂量过大）。肾损害包括间质性肾炎、肾衰竭、黑色尿，可能生成肾结石。脏器损害即使经过适当治疗，恢复也较缓慢，且预后不定。

（4）神经血液系统：手脚麻木感、刺痛或疼痛、乏力等末梢神经炎症状，以及白细胞减少、粒细胞缺乏症、贫血、血小板减少、全血细胞减少、偶见骨髓抑制，发生率<1%。

（5）其他：有脱发、发热、淋巴结肿大、齿龈出血、口腔溃疡，偶可引起寒颤、高热、腺体肿大，在治疗期间可出现糖耐量减低或糖尿病，有报告发生白内障者。因为别嘌醇可阻止黄嘌呤转为尿酸，使尿中黄嘌呤浓度增加，黄嘌呤在酸性尿中溶解度很低，所以长期接受别嘌醇治疗，可致黄嘌呤肾石症和肾功能不全。

【毒副作用】

有人发现，在用别嘌醇的患者中转氨酶及转肽酶升高者占5%～10%，但发生真正药物性肝损害者极少，多数患者转氨酶增高是其他病因引起的。这些疾病有：

（1）痛风肝脏损害，除转氨酶升高外，肝脏活检发现，患者肝间质炎症，肝细胞混浊水肿，中心小叶脂肪浸润、沉积，周围毛细血管胶原化等。

（2）肥胖痛风者多，大量饮酒者多，这些人多有脂肪肝，脂肪肝常是痛风患者转氨酶增高的一个重要因素。

（3）痛风同时兼有慢性肝炎等病者也并非少见，这些肝病也是患者肝功能异常的原因。所以痛风患者服别嘌醇后转氨酶增高时，在停服别嘌醇1个月后复查肝功能，如果转氨酶正常或明显降低，说明肝功能异常可能是药物所致，应更换降尿酸药；如停药后转氨酶并不下降，可能肝功能改变与本药并无关联，应另找原因。

有人对一千多例服别嘌醇的痛风患者观察总结，血液中单项白细胞减少者占3%左右，远低于国外报道的9%～15%，这可能是与国内患者用药量小有关，全血细胞减少发生率不足0.9%，而且都发生在用药量每天超过600mg的患者，这些患者在停药后1～3个月，血细胞全部恢复正常。其后有5例又重新接受小剂量（每日200mg）别嘌醇治疗，均未再出现血细胞减少，证明该药的骨髓抑制与用药剂量有一定关系。

为了减少别嘌醇的毒副作用，每个接受该药治疗的患者必须进行血常规、肝功能及肾功能等项目的药前检测和药后的定期复查对照发现不良反应要立即停药，并及时治疗。

【禁忌】

对本品过敏、严重肝肾功能不全和明显血细胞低下者禁用本品。孕妇及哺乳期妇女禁用，儿童用药剂量应酌情调整。老年人应谨慎用药，并应减少一日用量。

下列情况应慎用：

（1）特发性血色病（idiopathic hemochromatosio），本品可使肝内铁含量增多。

（2）肾功能不全时本品排泄受阻，致使体内蓄积，不良反应增加，应适当减少用量。

对本品有过敏史或目前正在急性痛风期的患者，有肝、肾病史及孕妇慎用或忌用。老年人由于肾功能衰减宜用较小剂量。

【注意事项】

（1）应饭后服药以减少对胃的刺激。服药期间应多饮水，并使尿呈中性或碱性以利于尿酸排出。与 6 巯嘌呤（6MP）合用时，可使后者分解代谢减慢而增加毒性，不与氧化钙、维生素 C、磷酸钾（钠）同服，肾功能不全的患者减量使用。

（2）本品不能控制痛风性关节炎的急性炎症症状，不能作为抗炎药使用，通常在痛风性关节炎的急性炎症症状消失后（一般在发作后 2 周左右）开始应用。服用初期诱发痛风，开始 4～8 周内可与小剂量秋水仙碱合用。由于别嘌醇是减少嘌呤合成的药物，同时采用防止 DNA、RNA 等核酸氧化分解的强抗氧化剂如虾青素（ASTA）、花青素等，可显著减少痛风缓解期的嘌呤、尿酸产生，这样可以大大减少别嘌呤醇的用量和不良反应。

（3）本品必须由小剂量开始，逐渐递增至有效量维持正常血尿酸和尿尿酸水平，以后逐渐减量，用最小有效量维持较长时间。

（4）与排尿酸药合用可加强疗效；不宜与铁剂同服。

（5）用药前及用药期间要定期检查血尿酸及 24 小时尿尿酸水平，以此作为调整药物剂量的依据。

【药物相互作用】

（1）饮酒，以及氯噻酮、依他尼酸、呋塞米、美托拉宗、吡嗪酰胺或噻嗪类利尿药等均可增加血清中尿酸含量。对高血压或肾功能差的患者，与噻嗪类利尿剂及依他尼酸、丁脲胺等合用可拮抗本品的抗痛风作用。与噻嗪类利尿药同用时，有发生肾衰竭及出现过敏的报道。

（2）与铁剂同时服用可致铁在组织内过量积蓄。

（3）本品可抑制香豆素类抗凝药的代谢。

（4）本品与茶碱等黄嘌呤类药物同用，可使茶碱的清除率显著减少，血药浓度明显增高。也可使本品的作用减弱。

（5）与氨苄西林同用时，皮疹的发生率增多，尤其是在高尿酸血症患者。

（6）本品与磺酰脲类口服降糖药合用，可延长磺酰脲类半衰期，增强其作用。

（7）本品与维生素 C、氯化钙、磷酸钾（或钠）合用可增加肾脏中黄嘌呤结晶的形成。

（8）本品与卡托普利合用偶可引起阿斯综合征。与硫唑嘌呤或巯嘌呤同用时，后者可因酶的氧化受阻效应更显著，用量一般要减少 1/4～1/3。

（9）与环磷酰胺同用时，对骨髓的抑制可更明显。

（10）与尿酸化药同用时，可增加肾结石形成的可能。氢氧化白蛋白使别嘌醇吸收减少，两者同时应用则血清尿酸增多。

三、苯溴马隆

【商品名】

尤诺、立加利仙、尔同舒、步利仙、痛风利仙等。

【英文名】

Benzbromarone Tablets

【规格】

白色片或胶囊剂。50mg×10 片/盒。

【适应证】

单纯原发性高尿酸血症及痛风性关节炎非发作期（间歇期及痛风结节肿等）。

【用法用量】

成人常用量由小剂量开始，一日 25mg（半片），无不良反应可逐渐递增至一日 100mg（2 片）。早餐后服用，同时加服碳酸氢钠，一日 3g。用药 1～3 周检查血清尿酸浓度，在后续治疗中，成人和 14 岁以上的年轻人每日 50～100mg（1～2 片）。

【不良反应】

（1）胃肠反应：有时会出现肠胃不适感，如恶心、呕吐、胃内饱胀感和腹泻等现象。

（2）肝肾作用：加重了肝病（细胞溶解性肝炎），这种病有一些是急性发作，比较难以控制；可引起肾结石和肾绞痛或肾功能损害。

（3）诱发关节炎急性发作。

（4）皮肤反应：麻疹（风疹），变态性的局部皮肤湿疹（皮疹），个别出现眼结膜发炎（结膜炎），颜面发红，红斑，光过敏症。

（5）其他如心窝部不适感、短时间的阳痿，头疼和尿意频增感均较罕见。

【注意事项】

（1）必须在痛风性关节炎的急性症状控制后方能应用本品。为了避免治疗初期痛风急性发作，建议在给药最初几天合用秋水仙碱或抗炎药。在开始治疗时有大量尿酸随尿排出，因此在此时的用药量要小（起始剂量）。

（2）治疗期间需大量饮水以增加尿量（治疗初期饮水量不得少于 1.5～2L），以免在排泄的尿中由于尿酸过多导致尿酸结晶。

（3）定期测量尿液的酸碱度，为促进尿液碱化，可酌情给予碳酸氢钠或枸橼酸合剂，并注意酸碱平衡。患者尿液的 pH 应调节在 6.5～6.8。

（4）对肾功能下降，血肌酐＞130μmol/L 者仍然有效，但必须保持每日尿量在 2000ml 以上。定期检测肾功能及血和尿尿酸的变化。

（5）在痛风缓解期可以和抑制内源性尿酸产生的药物如阻止核酸（DNA、RNA）氧化分解为嘌呤、尿酸的虾青素、花青素一起服用；抑制嘌呤合成的别嘌醇合用，这样可以大大减少苯溴马隆用量，并将尿酸降到预定目标 417μmol/L 以下。减少苯溴马隆的不良反应。

【禁忌证】

（1）对本品过敏者。

（2）中至重度肾功能损害者（GFR＜20ml/min）及患有肾结石的患者。

【特殊人群用药】

（1）妊娠期的患者禁用。

（2）目前尚不清楚苯溴马隆是否会进入母乳之中，哺乳期患者禁用。

（3）本品对儿童用药的安全性和有效性尚未研究，故不推荐儿童使用。

（4）老年人一般生理机能下降，所以要减量用药或遵医嘱。

【药物相互作用】

水杨酸盐、抗结核药吡嗪酰胺、磺吡酮均可拮抗本品的作用。

【药物过量】

现已知不会出现中毒现象。当大量服用本品以后，应该采取治疗措施，防止在体内进一步吸收，使其加速排出体外。

四、丙　磺　舒

【规格】

0.25g/片或 0.5g/片。

【化学名】

对-[（二丙氨基）磺酰基]苯甲酸。

【异名】

羧苯磺胺等。

【英文名】

Probenecid Tablets。

【适应证】

（1）高尿酸血症伴慢性痛风性关节炎及痛风石，但必须：①GFR＜50～60ml/min；②无肾结石或肾结石史；③非酸性尿；④不服用水杨酸类药物者。

（2）作为抗生素治疗的辅助用药，与青霉素、氨苄西林、苯唑西林、邻氯西林、萘夫西林等抗生素同用时，可抑制这些抗生素的排出，提高血药浓度并能维持较长时间。

【用法用量】

（1）治疗慢性痛风及高尿酸血症：成人服 0.25g，每天 2 次，一周后可增至一次 0.5g，每天 3 次。

（2）用于增强青霉素类的作用：成人 0.5g，每 6 小时 1 次。2～14 岁或体重在 50kg 以下儿童，首剂按体重 0.025g/kg 或按体表面积 $0.7g/m^2$，以后每次 0.01g/kg 或 $0.3g/m^2$ 计算，一日 4 次。

【不良反应】

（1）胃肠道症状如恶心或呕吐等，见于约 5% 的服用者。偶可引起消化性溃疡。

（2）能促进肾结石形成，应保证尿 pH 在 6.0～6.5。大量饮水并同服碱化尿液的药物，以防肾结石。

（3）本品与磺胺出现交叉过敏反应，包括皮疹、皮肤瘙痒及发热等，但少见。

（4）偶引起白细胞减少、骨髓抑制及肝坏死等少见不良反应。治疗初期可使痛风发作加重。

【禁忌证】

（1）对本品及磺胺类药过敏者。

（2）肾功能不全者。

（3）伴有肿瘤的高尿酸血症者，或使用细胞毒的抗癌药、放射治疗患者，均不宜使用本品，因本品可引起急性肾病。

【注意事项】

（1）肝肾功能不全、活动性消化性溃疡或病史及肾结石等慎用。治疗痛风性关节炎，如患者有轻度肾功能不全，而 24 小时尿酸排泄量又未超过 700mg，一般每天剂量不超过 2g。

（2）痛风性关节炎急性发作症状尚未控制时不用本品；如在本品治疗期间有急性发作，可继续应用原来的用量，同时给予秋水仙碱或其他非甾体抗炎药治疗。

（3）服用本品时应保持摄入足量水分（每日 2500ml 左右），防止形成肾结石，必要时同时服用碱化尿液的药物。

（4）用本品期间不宜服水杨酸类制剂。

（5）定期检测血和尿 pH、肝肾功能、血尿酸和尿尿酸等。根据临床表现、血和尿尿酸水平调整药物用量，原则上以最小有效量维持较长时间。

【特殊人群用药】

（1）本品能通过胎盘出现于脐血中，孕妇及哺乳期妇女禁用。

（2）2 岁以下儿童禁用。

（3）老年患者因肾功能减退，用量酌减。

【药物相互作用】

（1）饮酒，氯噻酮、依他尼酸、呋塞米、吡嗪酰胺及噻嗪类等利尿药可增加血清尿酸浓度，本品与这些药同用时需注意调整用量，以控制高尿酸血症。

（2）阿司匹林或其他水杨酸盐可抑制本品的排尿酸作用。

（3）与各类青霉素、头孢菌素同用时，后者的血药浓度增高，并维持较长时间，毒性因而加大，尤其是对肾脏的毒性。

（4）增强口服降糖药、甲氨蝶呤、利福平、磺胺药、吲哚美辛、氨苯砜、萘普生等多种药物的血药浓度及毒性。

（5）与呋喃妥因同用时，由于肾小管分泌作用受到抑制，使呋喃妥因在尿中抗感染的疗效减低。

五、磺 吡 酮

【英文名】

Sulfinpyrazone。

【别名】

硫氧唑酮、苯磺唑酮、苯磺保泰松。

【产品规格】

0.1g/片或 0.2g/片。

【功效用途】

（1）与阿司匹林作用相似，可抑制血小板的释放反应和聚集作用，但比较弱。此外，还能抑制血小板的黏附作用。

（2）多用于缺血性心脏病，临床观察表明它能显著减少新近发生心肌梗死患者在第 1 年内的心性死亡率（猝死，死于心肌梗死及心力衰竭）。也用于脑血管疾病，可明显降低短暂性脑缺血的发作次数。还用于防止瓣膜性心脏病的动脉栓塞并发症及预防手术后静脉血栓形成的反复发作（使患者已缩短的血小板寿命恢复正常），如与抗凝剂合用时作用增强。在预防血液透析患者的血栓发生方面也有效。

【用法用量】

（1）用于心脑血管疾病：口服 0.2g，每天 3 次。也可与阿司匹林合用。

（2）抗痛风：成人口服每次 0.1～0.2g，每日 2 次，剂量可递增至 0.4～0.8g/d，时间可用至 1 周。维持量：每次 0.1～0.4g，每日 2 次。

【副作用及注意事项】

（1）关节炎控制后 2 周，始可使用本品。

（2）与食物同服或同服碳酸氢钠可减少药物对胃肠刺激及减少尿酸在泌尿道沉着。

（3）10%～15% 的患者服后有胃肠道反应，为消化道刺激症状，偶见溃疡发生。

（4）个别患者用药期间可引起肾衰竭，肾功能不全者慎用。

（5）常见报道发生血小板和粒细胞减少。

【药物相互作用】

（1）不可与阿司匹林及其他水杨酸盐同服。因可增强香豆素类抗凝药的作用，合用时需减少后者的剂量。

（2）可降低青霉素、甲苯磺丁脲的清除率，后者的血药浓度被增高并延长其作用持续时间。

六、拉 布 立 酶

【别名】

Fasturtec。

【英文名】

Elitek、Rasburicase。

【通用名】

重组尿酸氧化酶。

【规格】

本品为 1.5mg/ml 瓶装粉针剂。

【功用主治】

用于治疗和预防具有高危肿瘤溶解综合征的血液恶性肿瘤患者的急性高尿酸血症，尤其适用于化疗引起的高尿酸血症患者，进而预防急性肾衰竭。本品应在化疗前或化疗早期使用。

【用法用量】

推荐剂量为 0.2mg/（kg·d），可用 0.9% 氯化钠注射液 50ml 配制，于 30 分钟内静脉滴注。常规疗程为 5～7 天。

【不良反应】

常见有发热、恶心、呕吐和皮疹，发生率分别为 6.8%、1.7%、1.4% 和 1.4%。其他少见有腹泻（0.9%）、头痛（0.9%）、过敏（0.6%）。

【注意事项】

（1）本品用药不影响化疗药物的用药时间和化疗方案。但输注本品的输注管不应与输注化疗药物的同用，以预防可能的药间的不相容性。如不能使用不同的输液管，则应在输注化疗药物和本品之间使用氯化钠溶液洗净。

（2）本品禁用于对尿酸氧化酶或辅料过敏者。G-6-PD 缺乏及其他细胞代谢异常者易出现贫血，故也禁用本品。有特应性变态反应史患者慎用本品。

（3）尚未见有关本品的代谢研究，但认为本品与其他药物未必会发生相互作用。本品为一种蛋白质，因而可能诱导抗体产生。再次给药后可能增加过敏反应或使临床作用受到限制。但大多数患者在接受一个疗程本品治疗后，在以后的化疗中可以换用别嘌醇。Piu 等在 121 例患者中检测到 14%患者出现抗体，但 Goldman 等在 23 例患者中进行的研究则未见患者出现抗体。

【特殊人群用药】

尚无有关本品对孕妇影响的资料，也未见有关动物试验报道。本品不宜用于孕妇和哺乳期妇女。

七、碳 酸 氢 钠

【别名】

重碳酸钠、小苏打、酸式碳酸钠、重曹、烷碱、焙碱。

【英文名】

Bicarbonate Sodium。

【剂型】

片剂：0.3g、0.5g；注射剂：0.5g（10ml）、5g（100ml），12.5g（250ml）。

【适应证】

口服：①用于胃酸过多症，碱化尿液（可防止服用磺胺类药物后的尿结晶或尿闭）；②提高氨基糖苷类等抗生素治疗泌尿道感染的疗效；③促进尿酸排泄，有利于尿酸结石的防治；④亦可促进弱酸性药物的排泄，故可用做这些药物中毒时的辅助治疗剂。

静脉滴注：直接增加机体的碱储备，使体内氢离子浓度降低。用于严重代谢性酸中毒的治疗，也用于高钾血症、各种原因引起的伴有酸中毒症状的休克、早期脑栓塞及严重哮喘持续状态经其他药物治疗无效者。

其他：一定浓度的溶液用做生物碱、汞、铁及有机磷酸酯类药物（美曲膦酯除外）中毒后的洗胃液。4%溶液冲洗阴道或坐浴，使阴道呈碱性，可抑制真菌繁殖，治疗真菌性阴道炎。5%溶液滴耳以软化耵聍等。

【用法用量】

（1）作为抗酸剂，成人于饭前口服 0.5～1g，每天 3 次。

（2）纠正酸中毒，可用 5%注射剂，成人每次 100～200ml，小儿 5ml/kg，静脉输注。

（3）治疗真菌性阴道炎可用 4%溶液阴道冲洗或坐浴。

（4）软化耵聍可用 5%溶液滴耳，每天 3～4 次。

（5）与磺胺药合用碱化尿液时可与磺胺药等量同服。

【禁忌证】

（1）严重溃疡病患者禁用，以防引起胃穿孔。

（2）充血性心力衰竭和肾衰竭的酸中毒者不宜使用本品。

（3）由于迅速的碱化作用，对低钙血症患者可能会产生阵发性抽搐，而对缺钾患者则可能产生低钾血症。对这些患者应避免静脉给予本品。

（4）勿长期以碳酸氢钠治疗。由于呕吐、胃肠抽液、应用利尿剂而致大量氯离子丧失者，以及心脏病、高血压、肾功能不良、消化性溃疡患者禁用。

【不良反应】

（1）胃肠道反应：嗳气、胃扩张、肠胃胀气。

（2）代谢方面的反应：代谢性碱中毒、电解质失衡-钠潴留（肺水肿）、低钙血症（手足搐搦）、低钾血症。

（3）新生儿快速静脉滴注可致高钠血症、脑脊液压力降低、颅内出血。

（4）其他可有：奶-碱综合征，静脉滴注外渗可致严重的组织损伤（化学性蜂窝织炎），还有脱水、肾结石或结晶、损害肾功能等。

（5）碳酸氢钠注射液的不良反应

1）大量注射时可出现心律失常、肌肉痉挛、疼痛、异常疲倦虚弱等，主要由于代谢性碱中毒引起低钾血症所致。

2）剂量偏大或存在肾功能不全时，可出现水肿、精神症状、肌肉疼痛或抽搐、呼吸减慢、口内异味、异常疲倦虚弱等。主要由代谢性碱中毒所致。

3）长期应用时可引起尿频、尿急、持续性头痛、食欲减退、恶心呕吐、异常疲倦虚弱等。

【注意事项】

（1）慎用：①少尿或无尿（因能增加钠负荷）时；②钠潴留并有水肿时，如肝硬化、充血性心力衰竭、肾功能不全、妊娠高血压综合征；③高血压（因钠负荷增加可能加重原发性高血压）；④孕妇。

（2）药物对儿童的影响：6 岁以下儿童使用制酸剂应慎重，因小儿对症状的主诉不清楚，易延误病情。

（3）药物对哺乳的影响：本药可经乳汁分泌，但对婴儿的影响尚无资料。

（4）药物对检验值或诊断的影响：对胃酸分泌试验或血、尿 pH 测定结果有明显影响。

（5）用药前后及用药时应当检查或监测：①动脉血气分析或二氧化碳结合力；②测定血清碳酸氢根离子浓度及血清钠、钾、氯、钙浓度；③肾功能；④尿 pH。

（6）口服本药后 1～2 小时内不宜服用任何药物。

（7）本药疗程不宜过长，以免发生代谢性碱中毒和钠大量潴留。

（8）治疗轻至中度代谢性酸中毒时，宜口服给药；而治疗重度代谢性酸中毒（如严重肾脏病、循环衰竭、心肺复苏、体外循环及严重的原发性乳酸性酸中毒、糖尿病酮症酸中毒等）时，则应静脉内用药。

（9）本药在治疗溃疡病时常与其他碱性药物合用，也常与解痉药合用。

（10）因本药所致的腹胀、腹痛会影响疾病诊断，故阑尾炎或有类似症状而未确诊者及消化道出血原因不明者，不作口服用药。

（11）口服用药还应注意下列问题：①本药制酸作用迅速、强烈而短暂，胃溃疡的人不能口服，一般一次不要超过 2g；②成人每天最大用量，60 岁以下者为 16.6g（200mmol 钠），60 岁以上者为 8.3g（100mmol 钠）；③除非特殊原因，否则作制酸药应用最大剂量时一般不超过 2 周，长期大量使用可能引起碱血症；④用作制酸药不宜单用，应于餐后 1～3 小时及睡前服用。

（12）下列情况不作静脉内用药：①代谢性或呼吸性碱中毒；②呕吐或持续胃肠引流；③低钙血症。

（13）静脉用药还应注意下列问题：①静脉应用的浓度范围为 1.5%（等渗）～8.4%；②应从小剂量开始，根据血 pH、碳酸氢根浓度变化决定追加剂量；③短时期大量静脉输注可致严重碱中毒、低钾血症和低钙血症。当高渗溶液用量超过每分钟 10ml 时，可导致高钠血症、脑脊液压力下降甚至颅内出血，此在新生儿及 2 岁以下小儿更易发生。故以 5% 浓度的溶液输注时，速度不能超过每分钟 8mmol 钠。但在心肺复苏时，因存在致命的酸中毒，应快速静脉输注。

（14）由于可能产生沉淀或分解反应，本药不宜与重酒石酸间羟胺、四环素、庆大霉素、肾上腺素、多巴酚丁胺、苯妥英钠、钙盐等同瓶静脉滴注。

【药物相互作用】

（1）本药能显著提高磺胺类药及乙酰化代谢产物的溶解度，避免或减少磺胺结晶的形成。

（2）本药可增加左旋多巴的口服吸收率。

（3）与氨基糖苷类药物合用时可因尿 pH 升高，而使氨基糖苷类药物药效增强。

（4）与肾上腺皮质激素（尤其是具有较强盐皮质激素作用者）、促肾上腺皮质激素、雄激素合用时，易发生高钠血症和水肿。

（5）与苯丙胺、奎尼丁合用，使后两者经肾脏排泄减少，易蓄积中毒。

（6）本药可使尿液碱化，影响肾脏对麻黄碱的排泄，故合用时后者剂量应减小。

（7）与排钾利尿药合用，增加发生低氯性碱中毒的危险性。

（8）与含钙药物、大量牛奶或奶制品同时服用，可致乳-碱综合征。

（9）与抗凝药（如华法林和 M-胆碱酯酶药等）或 H_2 受体拮抗剂（如西咪替丁、雷尼替丁等）合用，后两者的吸收减少。

（10）与胃蛋白酶合剂、维生素 C 等酸性药物合用可降低各自疗效，故不宜合用。

（11）与抗毒蕈碱药合用时，后者的吸收减少，疗效减弱。

（12）与口服四环素、口服铁剂同用时，可因胃液 pH 升高，而致它们吸收减少。

（13）本药可增加肾脏对弱酸性药物（如苯巴比妥、水杨酸制剂等）的排泄，从而降低了后者的血清浓度。

（14）钠负荷增加使肾脏排泄锂增多，故本药与锂制剂合用时，锂制剂的用量应酌情调整。

（15）本药碱化尿液后能抑制乌洛托品转化成甲醛，从而抑制其治疗作用，故不宜与乌洛托品合用。

【其他常用制剂】

大黄碳酸氢钠（rnei and sodium bicabronate）每粒含大黄 0.15g，碳酸氢钠 0.15g，薄荷油。口服，一次 1～3 片，一天 3 次，用于食欲缺乏、胃酸过多，偶见轻度恶心。

【注意事项】

按推荐剂量服用，过量服用反而抑制胃液分泌，甚至引起恶心、呕吐、腹泻。老年人、婴幼儿、孕妇、哺乳期妇女使用安全性尚不明确。本品不能与肠溶片同时服用。

八、其他碱性药

（一）碱性合剂

【成分】

枸橼酸 40g、枸橼酸钠 60g、枸橼酸钾 66g、橙皮浸膏 6g、糖、水等混合成 600ml 液体。

【用法】

口服 10ml，每日 3 次。

【不良反应】

少见。

（二）乙酰唑胺

【别名】

醋唑磺胺、醋氮酰胺。

【用法】

碱化尿液口服 0.25～0.5g，每日 1 次。

【不良反应】

（1）可引起四肢和面部麻木、嗜睡等症状；长期使用可引起低钾、高氯。

（2）偶有肾绞痛、肾结石、尿中磺胺结晶，痛风患者慎用。

（3）与磺胺有交叉过敏反应，丙磺舒过敏者禁用。

（4）可升高血糖。

【药理】

本品通过抑制近曲小管内的碳酸酐酶，使 H^+ 产生减少，H^+ 和 Na^+ 交换变慢，减少 Na^+ 重吸收，使 Na^+、H_2O 及重碳酸盐排除增加，从而促排尿、碱化尿液。但是本品利尿及碱化尿液作用均较弱。

附录2 常见食物嘌呤含量

【说明】

（1）每百克食物嘌呤含量表数据有多个来源，在参阅国内、外多部不同的专著时，可以发现不同国家、地区和不同时期有关食物嘌呤含量的数据不尽一致，有的出入还相当大。这主要由于不同地区、不同时期其测定的方法、条件不同，选择的食物的品种、产地、成熟程度、水分含量也不同，这些因素都会影响食物中的嘌呤含量。

事实上，目前获得详尽的有关所有食物嘌呤的精确含量及其对尿酸的影响还是十分困难，但即使是有限的资料，如能合理应用仍具一定的参考价值。

（2）对于痛风患者而言，掌握食物嘌呤含量，避免高嘌呤类食物的摄入，合理选用低嘌呤食物，对于疾病的康复至关重要。下面是嘌呤含量等级及食用的指导意见，可供参考。

1）＞150mg／100g，不宜选用。

2）50～150mg／100g，急性期不宜选用。

3）＜50mg／100g，适宜选用。

（3）常见食物嘌呤含量表（每100g食物嘌呤含量）

谷薯类及其制品							
种类	嘌呤（mg）	种类	嘌呤（mg）	种类	嘌呤（mg）	种类	嘌呤（mg）
甘薯	2.4	玉米	9.4	通心粉	16.5	糙米	22.4
荸荠	2.6	高粱	9.7	面粉	17.1	麦片	24.4
马铃薯	3.6	芋头	10.1	糯米	17.7	薏米	25
树薯粉	6	米粉	11.1	白米	18.1	燕麦	25
小米	7.3	小麦	12.1	面条	19.8	大豆	27
冬粉	7.8	淀粉	14.8	面线	19.8	米糠	54
蔬菜类							
种类	嘌呤（mg）	种类	嘌呤（mg）	种类	嘌呤（mg）	种类	嘌呤（mg）
冬瓜	2.8	胡萝卜	8.9	莴仔菜	15.2	九层塔	33.9
南瓜	2.8	圆白菜	9.7	蒿子青蒿	16.3	大蒜	38.2
洋葱	3.5	榨菜	10.2	韭黄	16.8	大葱	38.2
番茄	4.2	萝卜干	11	空心菜	17.5	海藻	44.2
姜	5.3	苦瓜	11.3	芥兰菜	18.5	笋干	53.6
葫芦	7.2	丝瓜	11.4	韭菜花	19.5	金针菇	60.9
萝卜	7.5	荠菜	12.4	芫荽	20	海带	96.6
胡瓜	8.2	芥菜	12.4	雪里蕻	24.4	紫菜	274
酸菜类	8.6	芹菜	12.4	菜花	24.9		
腌菜类	8.6	白菜	12.6	韭菜	25		

续表

蔬菜类

种类	嘌呤（mg）	种类	嘌呤（mg）	种类	嘌呤（mg）	种类	嘌呤（mg）
苋菜	8.7	青葱	13	鲍鱼菇	26.7		
葱头	8.7	菠菜	13.3	蘑菇	28.4		
青椒	8.7	辣椒	14.2	生竹笋	29		
蒜头	8.7	茄子	14.3	油菜	30.2		
黑木耳	8.8	小黄瓜	14.6	茼蒿菜	33.4		

豆类及豆制品

种类	嘌呤（mg）	种类	嘌呤（mg）	种类	嘌呤（mg）	种类	嘌呤（mg）
去根豆芽菜	14.6	红豆	53.2	熏干	63.6	黑豆	137.4
豆浆	27.7	豆腐	55.5	豆干	66.5	豆芽	166
敏豆	29.2	杂豆	57	绿豆	75.1		
四季豆	29.7	花豆	57	豌豆	75.7		
皇帝豆	32.2	菜豆	58.2	黄豆	116.5		

肉类

种类	嘌呤（mg）	种类	嘌呤（mg）	种类	嘌呤（mg）	种类	嘌呤（mg）
猪血	11.8	兔肉	107.6	鹿肉	138	马肉	200
猪皮	29.8	羊肉	111.5	鸡胗	138.4	猪大小肠	262.2
火腿	55	鸭肠	121	鸭肉	138.4	猪脾	270.6
猪心	65.3	猪瘦肉	122.5	猪肺	138.7	鸡肝	293.5
猪脑	66.3	鸡心	125	鸡腿肉	140.3	鸭肝	301.5
牛肚	79	猪肚	132.4	鸭心	146.9	熏羊脾	773
鸽子	80	猪肾	132.6	鹅肉	165	小牛颈肉	1260
牛肉	83.7	鸭胗	137.4	猪肝	169.5		
猪肉	83.7	鸡胸肉	137.4	牛肝	169.5		

水产类

种类	嘌呤（mg）	种类	嘌呤（mg）	种类	嘌呤（mg）	种类	嘌呤（mg）
海参	4.2	鳗鱼	113.1	鲨鱼	166.8	蛙鱼	297
海蜇皮	9.3	蚬子	114	虱目鱼	180	蛤蜊	316
桂鱼	24	大比目鱼	125	乌鱼	183.2	沙丁鱼	345
金枪鱼	60	刀鱼	134.9	鲭鱼	194	秋刀鱼	355.4
鱼丸	63.2	鲫鱼	137.1	吴郭鱼	199.4	皮刀鱼	355.4
鲑鱼	70	鲤鱼	137.1	鲢鱼	202.4	凤尾鱼	363
鲈鱼	70	虾	137.7	四破鱼	217.5	扁鱼干	366.7
鲨鱼皮	73.2	草鱼	140.3	鱿鱼	226.2	青鱼鲱鱼	378
螃蟹	81.6	黑鲳鱼	140.3	鲳鱼	238	干贝	390
乌贼	89.8	红魽	140.3	白鲳鱼	238.1	白带鱼	391.6
鳝鱼	92.8	黑鳝	140.6	牡蛎	239	带鱼	391.6
鳕鱼	109	吞拿鱼	142	生蚝	239	蚌蛤	436.3

续表

水产类							
种类	嘌呤（mg）	种类	嘌呤（mg）	种类	嘌呤（mg）	种类	嘌呤（mg）
旗鱼	109.8	鱼子酱	144	鳅鱼泥鳅	247.3	熏鲱鱼	840
鱼翅	110.6	海鳗	159.5	三文鱼	250	小鱼干	1538.9
鲍鱼	112.4	草虾	162	吻仔鱼	284.2	白带鱼皮	3509

蛋/奶/糕点类							
种类	嘌呤（mg）	种类	嘌呤（mg）	种类	嘌呤（mg）	种类	嘌呤（mg）
牛奶	1.4	鸭蛋黄	3.2	皮蛋黄	6.6	黑麦薄脆	60
皮蛋白	2	鸭蛋白	3.4	脱脂奶粉	15.7		
鸡蛋黄	2.6	鸡蛋白	3.7	干酪	32		

水果类							
种类	嘌呤（mg）	种类	嘌呤（mg）	种类	嘌呤（mg）	种类	嘌呤（mg）
杏子	0.1	鸭梨	1.1	芒果	2	小番茄	7.6
石榴	0.8	西瓜	1.1	橙子	3	大樱桃	17
凤梨	0.9	香蕉	1.2	橘子	3	草莓	21
菠萝	0.9	桃子	1.3	柠檬	3.4	无花果	64
葡萄	0.9	琵琶	1.3	哈密瓜	4		
苹果	0.9	杨桃	1.4	李子	4.2		
梨子	1.1	木瓜	1.6	番石榴	4.8		

硬果/干果类							
种类	嘌呤（mg）	种类	嘌呤（mg）	种类	嘌呤（mg）	种类	嘌呤（mg）
葡萄干	5.4	龙眼干	8.6	栗子	34.6	白芝麻	89.5
红枣	6	桂圆干	8.6	莲子	40.9	花生	96.3
黑枣	8.3	瓜子	24.2	黑芝麻	57	干葵花籽	143
核桃	8.4	杏仁	31.7	腰果	80.5		

药材/调味及其他							
种类	嘌呤（mg）	种类	嘌呤（mg）	种类	嘌呤（mg）	种类	嘌呤（mg）
蜂蜜	1.2	番茄酱	3	酱油	25	白术	98.9
米醋	1.5	冬瓜糖	7.1	枸杞	31.7	香菇	214.5
糯米醋	1.5	高鲜味精	12.3	味噌	34.3	酵母粉	559.1
果酱	1.9	啤酒	14	银耳	98.9		

注：高嘌呤食物：＞150mg/100g；中嘌呤食物：50～150mg/100g；低嘌呤食物：＜50mg/100g。

薪火传承的篇章，继承创新的典范

——《痛风（浊瘀痹）诊疗与康复手册》读后感

不久前，收到朱婉华教授寄来的新著，未曾展卷，只看书名，就引起了我的浓厚兴趣："痛风"，是古今中西医共同使用过的病名，两者的共性和区别何在？学术界至今聚讼纷纭。"瘀浊痹"，是国医大师朱良春近年来提出的一个新的概念，借以取代中医痛风的病名，这简单的三个字，既是病机的概括，又是证候的表达，无疑十分精炼和准确。然而，要取得当代中医界的共识，又谈何容易！"诊疗与康复手册"，通常是为临床医生提供的某种疾病的指南，其权威性、严谨性、全面性、实用性和参考价值，都应当是一流的，必须得到中西医同行专家的赞同、广大临床医生的认可。这种种难题，作者是如何突破和解决的呢？带着诸多疑问，我翻开书页，走进了书中的各个篇章。

这本全面总结痛风病的著作，其实仅 20 余万字，共分四章，篇幅不大，结构紧凑，逻辑严谨，文字生动。

在第一章中，作者首先把我们带进了古代的埃及、巴比伦、希腊、罗马、中国，从东西方历史的源头上，顺流而下，追溯痛风留下的足迹。这种在西方宫廷中盛行的富贵病，被称作"王者之疾"，《圣经》中最早记载了亚撒（Asia）皇帝患有痛风，圣罗马皇帝查尔斯五世、其子菲利普二世均患痛风，并因病致残。在法国和英国的皇家历史上，有多位皇帝患有痛风，或死于痛风。西方许多世界名人，如培根、马丁·路德、牛顿、达尔文、富兰克林都是痛风患者。我国古代一些名人也患有这种由"风痹证"引起的"足疾"。如唐太宗时期的太子少师李纲、李白、刘禹锡，清代书画家高凤翰等。"初唐四杰"之一的卢照邻，为痛风所困，辞官归隐山中，最后经不起疼痛的折磨，竟投河而死。元朝开国皇帝忽必烈饮酒过量，饱受痛风之苦，晚年无法行走和骑马领兵上阵。

西医鼻祖、古希腊医生希波克拉底称痛风为"不能步行的病"，认为痛风是富者的关节炎，风湿是贫者的关节炎。古罗马名医盖伦的一句名言："痛风是酒神和维纳斯的女儿"，脍炙人口，流传后世，长达千余年。直到 17 世纪，英国著名内科医生赛登哈姆才第一次把痛风作为单个疾病从风湿病的混合体中划分出来，并加以命名。18 世纪，瑞典、英国的几位化学家、医学家发现痛风的关键是尿酸生成过多。19 世纪中叶，英国医生 Garrod Alfied 出版了第一部痛风专著，他被誉为"现代痛风之父"。

中医最早的经典著作《黄帝内经》认为："高粱厚味，足生大丁"，对痛风病因的认识，与古代西方几乎完全一致。医圣张仲景提供了数十首治疗痹证的方剂，其中也包括了治疗痛风可供选择的方剂。中医的痛风之名，最早出现在金元时期名医李东垣的《东垣十书》和朱丹溪的《丹溪心法》中，有时称作"白虎历节风"，在病因上，归结为内因血热、血虚，外为风、寒、湿所侵，与广义的痹证混杂在一起，至今没有严格地分别开。这就严重地影响了中医药对痛风病的治疗效果。

　　有鉴于此，国医大师朱良春经过数十年的临床实践和理论探索，在 1989 年率先提出"浊瘀痹"新病名，以代替中医"痛风"的旧病名。朱老著文指出："中医之痛风是广义的痹证，而西医学之痛风，则是指嘌呤代谢紊乱引起高尿酸血症的'痛风性关节炎'及其并发症，所以，病名相同，概念则异""从病因来看，受寒受湿是诱因之一，但不是主因，湿浊瘀滞内阻，才是主要原因"。朱老"浊瘀痹"新病名的创立，既有别于西医，又统一于中医学痹证的范畴，补充了《黄帝内经》《金匮要略》中有关痹证的分类不足，提出痰、浊、瘀，内邪互为因果致痹的论点，是对《黄帝内经》"风寒湿三气杂至合而为痹"、外邪致痹理论的继承发展，并进一步引伸发挥了《黄帝内经》"高粱厚味，足生大丁"的观点，使痛风理论和实践更符合当代临床实际。在本章中，作者还简述了痛风的流行病学概况，痛风对人类健康的危害，痛风的生理病理，以及中医学对痛风病因病机的认识。

　　第二章详尽介绍了痛风的检查与诊断技术、中医诊断标准、痛风的鉴别诊断。

　　第三章是本书篇幅最大、内容最丰富的"痛风临床治疗"部分。西方医学在痛风病治疗的历史上，有三个药物具有里程碑意义。第一个是 13 世纪即开始正式用于急性痛风性关节炎的秋水仙碱，但直到 1820 年秋水仙碱才能准确定量。第二个是 1950 年开始使用的第一个促尿酸排泄的药物丙磺舒，目前使用最多的是苯溴马隆。第三个是 1961 年发明的抑制尿酸生成的药物别嘌醇。作者在本章中，主要介绍了中医治疗痛风的各种方法：首先，围绕着"浊瘀"致病的病理实质，重点阐述了朱老所创立的"泄浊化瘀、调益脾肾"的治疗大法。其次，精选了国医大师朱老、路志正老及其弟子、国内名家治疗痛风的丰富经验。尔后，在辨证论治的大前提下，采取分型论治、分期论治的原则，列举了几百首方剂、上百种中药、数家名医的医案的治疗效果，条分缕析，繁而有序。"中医特色疗法"部分，则全面展示了中医外治、针灸、食疗和康复指导等方面的防治知识。

　　第四章遴选了朱老及其弟子关于"浊瘀痹"论治的部分论文，既有理论探索，又有经验介绍，还有实验研究、临床观察等。

　　纵观全书，感到作者学术视野开阔，论述科学严谨，资料全面丰富，不仅是一部中西医临床结合的杰作，而且是我国第一部全面阐述和介绍中医治疗痛风的专著。

　　国医大师朱良春是我十分景仰、敬佩的中医前辈，在 8 年前出版的拙著《我是铁杆中医》中，我曾经写到："他是继张锡纯之后，当代最不保守、最有创意的临床家。他创造性地使用大量动物药，使用某些毒性很大的药，在许多疑难病症的治疗方面，取得突破性的进展。从这个艺高胆大的中医前辈的著作中，我学到了一种精神，学到了很多实用的治疗经验。"该书中的"泄化浊瘀汤"，就是朱老为治疗痛风病独创的名方，我在临床中经常使用，感到疗效卓著，然后收载在自己的著作中，介绍给其他医生，然而，我对该方的理解并不到位。朱婉华教授主编的这本著作，围绕着这首治疗痛风的核心处方及其制剂，进行了详尽的解析、严格的实验、系统的临床观察，在理论与实践的结合方面，在中西医临床结合方面，都接近完美，令人信服。朱婉华教授毕业于西医院校，又尽得其父真传，她利用自己兼具中西两种医学知识的优势，主持多项国家级、省部级科研课题，不辞劳苦，长期带领她的团队，不断继承、总结、研究、开发朱老的临床经验和学术成果，这本手册，就是她们多年努力的心血和结晶之一，堪称薪火传承的篇章、继承创新的典范！

湖南中医药大学　彭坚